"十四五"职业教育国家规划教材

国家卫生健康委员会"十三五"规划教材

全国高等职业教育教材

供护理、助产专业用

营养与膳食

第4版

U0284776

主　编　季兰芳

副主编　林　杰　贺　生　吴亚飞

编　者（按姓氏笔画排序）

卢惠萍（金华职业技术学院）

刘　英（承德医学院附属医院）

李　研（西安交通大学第一附属医院）

杨　芳（聊城市人民医院）

吴亚飞（渭南职业技术学院）

吴晓娜（四川大学华西第二医院）

邵培双（哈尔滨医科大学附属第五医院）

林　杰（黑龙江护理高等专科学校）

季兰芳（金华职业技术学院）

金如燕（金华市中心医院）

贺　生（四川护理职业学院）

莫敏玲（上海济光职业技术学院）

殷忠义（义乌市中医医院）

奚锦芝（云南省大理护理职业学院）

谢　虹（蚌埠医学院护理学院）

人民卫生出版社

图书在版编目（CIP）数据

营养与膳食 / 季兰芳主编 . —4 版 . —北京：人
民卫生出版社，2019
ISBN 978–7–117–27785–3

Ⅰ. ①营… Ⅱ. ①季… Ⅲ. ①膳食营养 – 高等职业教
育 – 教材 Ⅳ. ①R151.3

中国版本图书馆 CIP 数据核字（2019）第 002254 号

人卫智网	www.ipmph.com	医学教育、学术、考试、健康，购书智慧智能综合服务平台
人卫官网	www.pmph.com	人卫官方资讯发布平台

营养与膳食
第 4 版

主　　编：季兰芳
出版发行：人民卫生出版社（中继线 010-59780011）
地　　址：北京市朝阳区潘家园南里 19 号
邮　　编：100021
E - mail：pmph @ pmph.com
购书热线：010-59787592　010-59787584　010-65264830
印　　刷：人卫印务（北京）有限公司
经　　销：新华书店
开　　本：850×1168　1/16　　印张：10　　插页：8
字　　数：316 千字
版　　次：2000 年 10 月第 1 版　　2019 年 1 月第 4 版
　　　　　2024 年 5 月第 4 版第 8 次印刷（总第 57 次印刷）
标准书号：ISBN 978-7-117-27785-3
定　　价：38.00 元

打击盗版举报电话：010-59787491　E-mail：WQ @ pmph.com
　（凡属印装质量问题请与本社市场营销中心联系退换）

高等职业教育三年制护理、助产专业全国规划教材源于原国家教育委员会"面向 21 世纪高等教育教学内容和课程体系改革"项目子课题研究,是由原卫生部教材办公室依据课题研究成果规划并组织全国高等医药院校专家编写的"面向 21 世纪课程教材"。本套教材是我国高等职业教育护理类专业第一套规划教材,第一轮于 1999 年出版,2005 年和 2012 年分别启动第二轮和第三轮修订工作。其中《妇产科护理学》等核心课程教材列选"普通高等教育'十五''十一五'国家级规划教材"和"'十二五''十三五''十四五'职业教育国家规划教材",为我国护理、助产专业人才培养做出卓越的贡献!

根据教育部和国家卫生健康委员会关于新时代职业教育和护理服务业人才培养相关文件精神要求,在全国卫生职业教育教学指导委员会指导下,组建了新一届教材建设评审委员会启动第四轮修订工作。新一轮修订以习近平新时代中国特色社会主义思想为指引,全面落实党的二十大精神进教材相关要求,坚持立德树人,对接新时代健康中国建设对护理、助产专业人才培养需求。

本轮修订的重点:

1. **秉承三基五性** 对医学生而言,院校学习阶段的学习是一个打基础的过程。本轮教材修订工作秉承人民卫生出版社国家规划教材建设"三基五性"优良传统,在基本知识、基本理论、基本技能三个方面进一步强化夯实医学生基础。整套教材从顶层设计到选材用材均强调思想性、科学性、先进性、启发性、适用性。在思想性方面尤其突出新时代育人导向,各教材全面融入社会主义核心价值观,体现"敬佑生命、救死扶伤、甘于奉献、大爱无疆"的卫生与健康工作者精神,将政治素养和医德医技培养贯穿修订、编写及教材使用全过程。

2. **强化医教协同** 本套教材评审委员会和编写团队进一步增加了临床一线护理专家,更加注重吸收护理业发展的新知识、新技术、新方法以及产教融合新成果。评委会在全国卫生职业教育教学指导委员会指导下,在加强顶层设计的同时注重指导各修订教材对接最新专业教学标准、职业标准和岗位规范要求,更新包括疾病临床治疗、慢病管理、社区护理、中医护理、母婴护理、老年护理、长期照护、康复促进、安宁疗护以及助产等在内的护士执业资格考试所要求的全部内容,力求使院校教育、毕业后教育和继续教育在内容上相互衔接,凸显本套教材的协同性、权威性和实用性。

3. **注重人文实践** 护理工作的服务对象是人,护理学本质上是一门人学,而且是一门实践性很强的科学。第四轮修订坚持以学生为本,以人的健康为中心,注重人文实践。各教材围绕护理、助产专业人才培养目标,将知识、技能与情感、态度、价值观的培养有机结合,引导学生将教材中学到的理论、方法去观察病情、发现问题、解决问题,在加深学生对理论的认知、理解和增强解决未来临床实际问题的能力的同时,更加注重启发学生从心灵深处自悟、陶冶灵魂,从根本上领悟做人之道。

4. **体现融合创新** 当前以信息技术、人工智能和新材料等为代表的新一轮科技革命迅猛发展,包括护理学在内的多个学科呈深度交叉融合。本套教材的修订与时俱进,主动适应大数据、云计算和移动通讯等新技术新手段新方法在卫生健康和职业教育领域的广泛应用,体现卫生健康及职业教育与新技术的融合成果,创新教材呈献形式。除传统的纸质教材外,本套教材融合了数字资源,所选素材主题鲜明、内容实用、形式活泼,拉近学生与理论课和临床实践的距离。通过扫描教材随文二维码,线上与线下的联动,激发学生学习兴趣和求知欲,增强教材的育人育才效果。

全套教材包括主教材、配套教材及数字融合资源,分职业基础模块、职业技能模块、人文社科模块、能力拓展模块、临床实践模块5个模块,共47种教材,其中修订39种,新编8种,供护理、助产2个专业选用。

教 材 目 录

序号	教材名称	版次	所供专业	配套教材
1	人体形态与结构	第 2 版	护理、助产	√
2	生物化学	第 2 版	护理、助产	√
3	生理学	第 2 版	护理、助产	√
4	病原生物与免疫学	第 4 版	护理、助产	√
5	病理学与病理生理学	第 4 版	护理、助产	√
6	正常人体结构	第 4 版	护理、助产	√
7	正常人体功能	第 4 版	护理、助产	
8	疾病学基础	第 2 版	护理、助产	
9	护用药理学	第 4 版	护理、助产	√
10	护理学导论	第 4 版	护理、助产	
11	健康评估	第 4 版	护理、助产	√
12	基础护理学	第 4 版	护理、助产	√
13	内科护理学	第 4 版	护理、助产	√
14	外科护理学	第 4 版	护理、助产	√
15	儿科护理学	第 4 版	护理、助产	√
16	妇产科护理学	第 4 版	护理	
17	眼耳鼻咽喉口腔科护理学	第 4 版	护理、助产	√
18	母婴护理学	第 3 版	护理	
19	儿童护理学	第 3 版	护理	
20	成人护理学（上册）	第 3 版	护理	
21	成人护理学（下册）	第 3 版	护理	
22	老年护理学	第 4 版	护理、助产	
23	中医护理学	第 4 版	护理、助产	√
24	营养与膳食	第 4 版	护理、助产	
25	社区护理学	第 4 版	护理、助产	
26	康复护理学基础	第 2 版	护理、助产	
27	精神科护理学	第 4 版	护理、助产	
28	急危重症护理学	第 4 版	护理、助产	

序号	教材名称	版次	所供专业	配套教材
29	妇科护理学	第2版	助产	√
30	助产学	第2版	助产	
31	优生优育与母婴保健	第2版	助产	
32	护理心理学基础	第3版	护理、助产	
33	护理伦理与法律法规	第2版	护理、助产	
34	护理礼仪与人际沟通	第2版	护理、助产	
35	护理管理学基础	第2版	护理、助产	
36	护理研究基础	第2版	护理、助产	
37	传染病护理	第2版	护理、助产	√
38	护理综合实训	第2版	护理、助产	
39	助产综合实训	第2版	助产	
40	急救护理学	第1版	护理、助产	
41	预防医学概论	第1版	护理、助产	
42	护理美学基础	第1版	护理	
43	数理基础	第1版	助产、护理	
44	化学基础	第1版	助产、护理	
45	信息技术与文献检索	第1版	助产、护理	
46	职业规划与就业指导	第1版	助产、护理	
47	老年健康照护与促进	第1版	护理、助产	

数字内容编者名单

主　编　季兰芳

副主编　卢惠萍　李　研　吴亚飞

编　者（按姓氏笔画排序）

于　倩（金华职业技术学院）

王学英（金华市中心医院）

卢惠萍（金华职业技术学院）

刘　英（承德医学院附属医院）

刘琬一（黑龙江护理高等专科学校）

严　洁（兰溪市社会福利院）

李　研（西安交通大学第一附属医院）

李珊珊（四川护理职业学院）

杨　芳（聊城市人民医院）

吴亚飞（渭南职业技术学院）

吴晓娜（四川大学华西第二医院）

陈如意（金华职业技术学院）

陈桂园（金华职业技术学院）

邵培双（哈尔滨医科大学附属第五医院）

林　杰（黑龙江护理高等专科学校）

季兰芳（金华职业技术学院）

金如燕（金华市中心医院）

郑淑凤（金华市人民医院）

贺　生（四川护理职业学院）

莫敏玲（上海济光职业技术学院）

殷忠义（义乌市中医医院）

奚锦芝（云南省大理护理职业学院）

谢　虹（蚌埠医学院护理学院）

谢兰珍（金华市中心医院）

魏艳艳（河南护理职业学院）

主编简介与寄语

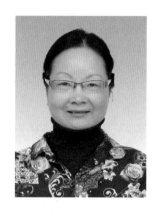

季兰芳 教授,国家注册营养师,国家一级公共营养师。浙江省高职高专专业带头人。金华职业技术学院学术委员会委员。担任浙江省医学会肠外肠内营养分会护理学组委员,金华医学会临床营养分会委员。具有临床护理工作经历 3 年,从事教学工作 34 年,主要承担营养与膳食、临床营养、基础护理、护理综合实训等教学工作。主编《营养与膳食》《临床营养护理》《膳食营养与食品安全》等多部教材,其中 3 部教材分别被评为"十二五"职业教育国家规划教材、浙江省"十一五"重点教材、浙江省"十二五"优秀教材。中国医学教育慕课联盟 2016 年扶持建设慕课——《护理综合实训》课程负责人,中国医学教育慕课联盟 2016 年平台合作课程——《护理技能综合训练》系列公开课课程负责人。作为第一主要成员参与国家自然科学基金研究 1 项,主持完成地厅级课题 6 项,获省市级教科研优秀成果奖 2 项;发表论文 30 余篇,获省市级自然科学学术奖及自然科学优秀论文奖 6 篇。

寄语:

好学以明智,健康而致远。食物是人类生存的基础,营养是人体健康的保证。希望广大同学通过本课程的学习,建立健康的生活方式,合理膳食,科学运动。在增强自身健康素养的同时为全民大健康做出应有的贡献。

前　言

合理膳食、适量运动、戒烟限酒、心理平衡是世界卫生组织颁布的四大健康基石。全民健康,健康教育先行,营养教育作为健康教育的一个分支和重要组成部分已成为传播营养知识、树立健康生活方式、增强人民体质、提高生命质量、促进疾病康复的有力手段。自从2000年以来,营养与膳食已被列为高等院校护理专业学生的必修课程,护士在营养健康教育方面起到了生力军的作用。为了认真落实党的二十大精神,我们根据高等职业教育护理、助产专业的人才培养目标编写了本教材。

营养与膳食课程内容的设置以实际工作过程为基础,兼顾注册营养师水平评价考试对知识、技能和态度的要求来构建相关知识体系,重于培养职业能力。全书设有营养学基础、膳食结构与平衡膳食、营养调查与评价、特定人群营养与膳食指导、医院常用膳食与营养支持、常见病膳食营养防治、膳食营养与肿瘤防治七大知识内容及体格测量与评价、医院见习临床营养支持、糖尿病患者的食谱编制等实践指导项目。采用学习目标、情景导入、知识描述(穿插知识链接、课堂讨论等特色栏目)、思考题这一编写体例,文中附有章首课件、图片微课、微视频、思路解析、扫一扫,测一测等数字资源的二维码,为广大师生创设了"教、学、做、评"于一体的教学环境。书后附有各类人群能量和营养素的推荐摄入量、常用食物营养成分表,便于学生的自学与应用。

我们组建了多学科联动、行业精英加盟的编写团队。所有编者都是具有副高职称以上教学经验丰富的一线教师,护理、营养、预防医学等多学科合作,充分汲取了各自领域的优势,为开发贴近护理工作实际的工学结合的教材奠定了坚实的基础。

本教材设有丰富的数字资源,包括制作精良的章首课件,有关营养知识、营养测评、临床营养支持等操作的微课、微视频、精美的食物、食谱图片;每章都附有思考题相对应的思路解析及扫一扫、测一测。我们吸纳了护理综合实训、基础护理学、急危重症护理等人卫慕课的5名主讲教师参与到营养与膳食微课、微视频的制作。在数字资源的采集与制作过程中,编委们亲力亲为,力求原创,为此付出了艰辛的劳动。同时也得到了金华职业技术学院李春燕、马美蓉老师、金华市第二医院营养科吕春梅主任的大力支持。在此,一并致以衷心地感谢!

本教材为全国高等职业教育教材,适用于护理、助产专业学生的营养教育;也可作为参加注册营养师、注册营养技师水平评价考试的参考教材。教材以日常生活或临床情景为导入、深入浅出,也适合于医务人员继续教育及广大公民营养知识普及时选用。

限于编者的能力与水平,加之编写时间的仓促,书中难免存有疏漏或不足之处,恳请广大读者和专家不吝赐正! 我们将不断完善,力求完美。谨致谢意!

季兰芳

2023年10月

教学大纲
(参考)

目 录

第一章 营养学基础

01章 PPT

 学习**目标**

1. 掌握营养、营养素、合理营养与平衡膳食的基本概念,膳食营养素参考摄入量指标的涵义,人体必需的各种营养素的营养学意义、缺乏与过量的危害及膳食防治,三大产能营养素的产能系数和人体能量的来源与支出途径。

2. 熟悉食物、膳食的概念,各种营养素的营养价值评价、食物来源和推荐摄入量,能量的营养评价。

3. 了解各营养素的理化特性与分类、各种营养素在体内的代谢过程,常见营养缺乏性疾病的高危人群分布和可能发病机制。

4. 能对各种营养素的质量和体内营养状况进行评价,能对营养缺乏性疾病进行早期识别,依据中国居民膳食指南能正确指导不同人群进行合理膳食。

5. 具有严谨的科学态度,明确学习营养与膳食的目的和意义,正确认识各种营养素对人体健康的影响,培养具有关心爱护病人的职业素养。

人类为了生存需要不断从外界环境中摄取食物,以获得维持生命活动必需的营养素和能量。古语曰"民以食为天",说明了人类对食物的依存关系。合理的食物构成能增进健康、预防疾病、促进康复,如人体营养失衡、摄入有害物质则会导致机体抵抗力下降、处于亚健康、发生疾病。因此,食物必须含有正常机体生命活动所需的物质,人体摄取、消化、吸收和利用食物中的营养物质的过程称为营养。

情景**导入**

素食是指禁止食用禽畜肉类、奶类、蛋类、鱼虾贝水产类等动物性食物的饮食方式。现代社会中,素食者越来越多,素食人群也趋年轻化。

请问:

1. 你是否赞同素食?说明理由。

2. 素食的利弊与误区有哪些?

第一节 营养学的基本概念

一、营养与膳食

(一) 营养

营养(nutrition)就是人体同化外界环境物质的生物学过程。是指机体为了生存而从外界摄取食物或养分,以满足自身生理所需的必要的生物学过程。这是一个极其复杂的生物学过程,而不能简单地理解为常说的营养物质,它包含人体摄取、消化、吸收和利用食物中营养素来维持生命活动的整个过程。

(二) 营养素

营养素(nutrient)就是具有营养作用的物质。是指食物中含有正常机体生命活动所需的物质。它存在于天然食物之中,必须是构成机体的成分,或能为机体提供能量,或能维持机体正常的生理功能。目前已知人体必需的营养素有 40 余种,见表 1-1。

表 1-1　人体必需的营养素及其他膳食成分

必需的营养素	宏量营养素	蛋白质、脂肪、碳水化合物
	常量元素	钙、磷、钾、钠、镁、硫、氯
	微量元素	铁、碘、锌、硒、铜、铬、锰、钼、钴等
	维生素	维生素 A、维生素 B_1、维生素 B_2、维生素 B_6、维生素 B_{12}、维生素 C 维生素 D、维生素 E、维生素 K、叶酸、生物素、泛酸、烟酸、胆碱
其他膳食成分		膳食纤维、番茄红素、植物固醇、原花青素、姜黄素、大豆异黄酮、叶黄素、花色苷、氨基葡萄糖等

来源:中国营养学会.中国居民膳食指南(2016).北京:人民卫生出版社,2016

(三) 平衡膳食

膳食(diet,meals)又称为饮食、饭食,是指机体每天摄入各类食物的总称。由多种食物构成,不但含有足够的能量和人体必需的营养素,而且还保持各种营养素之间平衡的膳食就称为平衡膳食(balanced diet)。

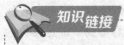

知识链接

平衡膳食模式

膳食模式是指膳食中各类食物品种、数量、比例和消费的频率。平衡膳食模式,指一段时间内膳食组成中食物种类和比例可以最大限度地满足不同年龄、不同能量水平的健康人群的营养和健康需求。是中国营养学会膳食指南修订专家委员会根据营养科学原理和中国居民膳食营养素参考摄入量所设计。这个模式能最大程度地满足不同年龄阶段、不同能量水平的健康人群的营养与健康需要。

(四) 合理营养

合理营养(rational nutrition)是指通过平衡膳食达到机体最佳营养状况的生物学过程。平衡膳食是机体达到合理营养的唯一方式,合理营养对人的健康有着十分重要影响,合理营养与平衡膳食简称为合理膳食。

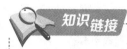

(五) 营养学

营养学(nutriology)是研究人体营养过程及影响因素的规律,以及改善生存质量的措施,探讨人类营养与健康关系的一门综合性学科。

二、膳食营养素参考摄入量

膳食营养素参考摄入量(dietary reference intakes,DRIs)是为了保证人体合理摄入营养素,避免缺乏和过量,在推荐膳食营养素供给量的基础上发展起来的每日平均膳食营养素摄入量的一组参考值。

(一) 平均需要量

平均需要量(estimated average requirement,EAR)是指某一特定性别、年龄、生理状况群体中个体对某营养素需要量的平均值。按照这个标准摄取某一营养素,根据某些指标判断可以满足某一特定性别、年龄及生理状况群体中的 50% 个体需要量的摄入水平,不能满足群体中另外 50% 个体对该营养素的需要。EAR 是制定推荐摄入量(RNI)的基础。

(二) 推荐摄入量

推荐摄入量(reference nutrition intake,RNI)是指可以满足某一特定性别、年龄及生理状况群体中绝大多数个体(97%~98%)需要量的某种营养素摄入水平。长期以 RNI 水平摄入某一营养素,可以满足机体对该营养素的需要,维持组织中有适当的营养素储备和机体健康。RNI 相当于传统使用的 RDA。

(三) 适宜摄入量

适宜摄入量(adequate intake,AI)是通过观察或实验获得的健康群体某种营养素的摄入量。AI 的主要用途是作为个体营养素摄入量的目标,AI 和 RNI 的相似之处是两者都可以作为目标群体中个体营养素摄入量的目标,可以满足该群体中几乎所有个体的需要。但需注意的是,AI 的准确性远不如RNI,且很可能高于 RNI,因此,使用 AI 作为推荐标准时要比使用 RNI 更加小心。

(四) 可耐受最高摄入量

可耐受最高摄入量(tolerable upper intake lever,UL)是指平均每日摄入营养素的最高限量。"可耐受"是指这一摄入水平在生物学上一般是可以耐受的。对一般人群而言,摄入量达到 UL 水平对几乎所有个体均不至于损害健康,但不表示达到此摄入水平对健康是有益的。

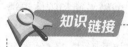

(贺 生)

第二节　人体必需的营养素

人体所需蛋白质、脂肪和碳水化合物三大宏量营养素在体内代谢过程中可产生能量,被称为"产能营养素"。它们是人体必需的营养素,具有重要的生理作用。

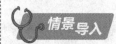

某 10 个月龄患儿,母乳喂养至 4 个月后,家人开始以米粉为主进行辅食添加,很少有鱼和肉类食品。近 3 个月来患儿出现反复腹泻,大便稀水样或蛋花样,并且明显消瘦,生长缓慢。

请问:

1. 该患儿可能患的是何种疾病?

2. 患儿入院后还需进一步做哪些检查? 在治疗中如何做好膳食指导?

一、蛋白质

蛋白质(protein)是一切生命的物质基础,动植物的每一个细胞都由蛋白质构成。它是由碳、氢、氧、氮、硫等元素组成的有机化合物,约为体重的 16%。体内所有蛋白质都在不断更新,包括合成和分解两部分,人体每日更新其总量的 1%~2%。

(一)营养学意义

蛋白质是细胞组分中含量最为丰富、功能最多的高分子物质,几乎没有一项生命活动能离开蛋白质。

1. 是构成机体的重要成分　蛋白质是构成人体细胞、组织、器官结构的主要物质,人体细胞中除水分外,蛋白质约占细胞内物质的 80%。组织、器官的生长发育,机体各种损伤修补,消耗性疾病的恢复,以及人体内细胞和组织的更新,都需要合成大量的蛋白质。

蛋白质也是构成多种具有重要生理功能的物质,包括蛋白类酶、蛋白类激素、血红蛋白、肌纤凝蛋白、肌钙蛋白、肌动蛋白、抗体和核蛋白及蛋白类细胞因子等。

2. 为机体提供能量　蛋白质在体内可被代谢分解,释放出能量。1g 蛋白质在体内分解约产生 16.7kJ(4kcal)能量。但只有在体内的碳水化合物、脂肪代谢不足以供给能量所需时,蛋白质才分解。因此,供给能量并非蛋白质的主要功能。

3. 维持生命活动和调节生理功能　蛋白质是酶、激素、抗体、核蛋白等生命活性物质的组成成分,而这些物质对维持生命、调节生理功能有重要的作用。此外,蛋白质对维持体内酸碱平衡和胶体渗透压、调节水分在体内的分布、遗传信息的传递、物质的转运也具有重要作用。

4. 提供必需氨基酸和氮源　氨基酸是组成蛋白质的基本单位,以肽键相连接并形成一定的空间结构。自然界中的氨基酸有 300 多种,但构成人体蛋白质的氨基酸有 21 种。

(1)必需氨基酸:必需氨基酸(essential amino acid,EAA)是指人体不能合成或合成速度过慢不能满足机体需要,必须从食物中获取的氨基酸。

在成人体内有缬氨酸、异亮氨酸、亮氨酸、苯丙氨酸、甲硫氨酸、苏氨酸、色氨酸和赖氨酸不能合成或合成速度过慢,必须从食物中获取,婴儿还有组氨酸。

(2)条件必需氨基酸:人体内的半胱氨酸和酪氨酸分别由甲硫氨酸和苯丙氨酸转化而来,如果膳食中能提供足量的这两种氨基酸,则人体对甲硫氨酸和苯丙氨酸这两种必需氨基酸的需求量可减少 30% 和 50%。这类氨基酸称为条件必需氨基酸(conditionally essential amino acid),又称为半必需氨基酸(semi-essential amino acid)。

(3)非必需氨基酸:除上述氨基酸以外的其余氨基酸,机体可以利用一些前体物质可以自身合成的氨基酸称为非必需氨基酸(nonessential amino acid)。但并非机体不需要,非必需氨基酸的作用是为机体提供氮源。牛磺酸在中枢神经系统和视觉系统发育中起着关键作用,精氨酸能增强免疫功能。

(二)营养价值的评价

营养学上,蛋白质的质量评价主要从食物中蛋白质的含量、必需氨基酸的含量和比值、蛋白质的消化率和蛋白质的利用率四个方面进行评价。

1. 蛋白质的含量　不同食物的蛋白质含量差异较大,动物性食物蛋白质含量一般较高,而除大豆以外的其他植物性食物蛋白质含量都较低,蔬菜、水果类蛋白质含量较低。一般根据食物的含氮量来计算蛋白质的含量,常用凯氏定氮法先测定食物中氮的含量,再换算为蛋白质的含量。

计算方法为:食物中的蛋白质含量 = 食物被测定的含氮量 × 6.25。

值得注意的是,食物中蛋白质含量高不一定等于质量高,当然如果含量不高,再好的蛋白质其营养价值也会受到限制。

2. 必需氨基酸的含量和比值　食物蛋白质中的必需氨基酸的含量和比值是评价食物蛋白质营养价值的质的指标。食物蛋白质必需氨基酸含量及比值越接近人体需要的模式,就越容易被人体吸收利用,该蛋白质则称为优质蛋白,如蛋、奶、水产品和肉类及大豆中的蛋白质。在各类膳食蛋白质中,按照人体氨基酸含量和比值,其中含量相对不足的氨基酸为"限制氨基酸",其含量最低的称为第一限制氨基酸,以此类推为第二限制氨基酸、第三限制氨基酸等。

将两种或两种以上的食物蛋白质混合食用,其中所含的氨基酸可以取长补短相互补充,从而提高蛋白质的营养价值,这种作用称为蛋白质的互补作用。

3. 蛋白质的消化率　食物蛋白质在机体内被消化酶分解和吸收的程度称为蛋白质的消化率(protein digestibility)。在测定和计算时,用吸收的氮量与摄入总氮量表示,分为表观消化率(apparent digestibility)和真实消化率(true digestibility)。

$$蛋白质表观消化率 = \frac{摄入氮 - 粪氮}{摄入氮} \times 100\%$$

$$蛋白质真消化率 = \frac{摄入氮 - (粪氮 - 粪代谢)}{摄入氮} \times 100\%$$

在评价蛋白质消化率时一般多采用表观消化率,消化率越高则被机体吸收利用的可能性越大,其营养价值也越高;反之,其营养价值则越低。常用食物的蛋白质消化率见表1-2。

表1-2　常用食物的蛋白质消化率

食物	真消化率(%)	食物	真消化率(%)	食物	真消化率(%)
鸡蛋	97 ± 3	大米	88 ± 4	大豆粉	87 ± 7
牛奶	95 ± 3	面粉	96 ± 4	菜豆	78
肉、鱼	94 ± 3	燕麦	86 ± 7	花生酱	88
玉米	85 ± 6	小米	79	混合饮食	96

4. 蛋白质的利用率　常用来评价蛋白质利用率的有生物价、净利用率、功效比值和氨基酸评分。

(1) 生物价值:蛋白质机体被吸收后在体内储留的氮与被吸收的氮的比值称为生物价值,简称生物价(biological value, BV)。它反映食物蛋白质吸收后在体内真正被利用的程度。计算公式为:

$$BV = \frac{储留氮}{吸收氮} \times 100$$

吸收氮 = 摄入氮 - (粪氮 - 粪代谢氮)

储留氮 = 吸收氮 - (尿氮 - 尿内源性氮)

常见食物蛋白质生物价:鸡蛋为94、牛奶为85、鱼为83、牛肉为76、猪肉为74、大米为74、小麦为67。

(2) 蛋白质的净利用率:食物中蛋白质被机体利用的情况称为蛋白质的净利用率(net protein utilization,NPU)。包括了食物蛋白质消化和利用两个方面,因此较常用来评定食物蛋白质的营养价值。

$$蛋白质净利用率 = \frac{储留氮}{摄入氮} \times 100\%$$

$$= 生物价 \times 消化率 \times 100\%$$

(3) 蛋白质功效比值:摄入单位重量的蛋白质所增加的体重称为蛋白质功效比值(protein efficiency ratio,PER)。

$$蛋白质功效比值 = \frac{动物体重增加量(g)}{摄入食物中蛋白质(g)}$$

(4) 氨基酸评分:被测食物蛋白质的第一限制性氨基酸与推荐的等量理想氨基酸或参考蛋白质同种氨基酸含量的比值称为氨基酸评分(amino acid score,AAS),也称为蛋白质化学评分。常用的有赖氨酸、含硫氨基酸、苏氨酸和色氨酸。计算公式:

$$AAS = \frac{被测食物蛋白质每克氮或蛋白质氨基酸含量(mg)}{参考蛋白质每克氮或蛋白质氨基酸含量(mg)} \times 100$$

常见膳食食物中蛋白质的利用指标见表1-3。

表1-3 几种常见食物的蛋白质利用指标

食物	BV	NPU(%)	PER	AAS
全鸡蛋	94	84	3.29	1.06
全牛奶	87	82	3.09	0.98
鱼	83	81	4.55	1.00
牛肉	74	73	2.30	1.00
大豆	73	66	2.32	0.63
土豆	67	60	—	0.48
大米	63	63	2.16	0.59
精制面粉	52	51	0.60	0.34

(三)膳食参考摄入量

测定人体蛋白质和氨基酸平均需要量的方法主要包括氮平衡法、要因加算法和稳定性放射性核素技术法。氮平衡是研究蛋白质需要量最常用的方法,指氮的摄入量和排出量的关系,常用语描述体内蛋白质的营养状况。人体的氮平衡有:①零氮平衡:摄入氮=排出氮;②正氮平衡:摄入氮>排出氮;③负氮平衡:摄入氮<排出氮。

中国营养学会于2013年将蛋白质推荐摄入量(RNI)与平均需要量(EAR)进行了修订。建议成人蛋白质的EAR为0.88g/(kg·d),RNI为0.98g/(kg·d),取整数后为EAR为0.9g/(kg·d),RNI为1g/(kg·d)。根据18~50岁成年男性和女性代表值可以推算出每日蛋白质的RNI为男性65g,女性55g。蛋白质供给能量占总能量的百分比,成人占10%~12%,儿童、青少年为12%~14%。

(四)食物来源

蛋白质的食物来源可分为植物性和动物性两大类。植物性蛋白质中,谷类含蛋白质8%左右,摄入量大,也是膳食蛋白质的主要来源。豆类含丰富的蛋白质,特别大豆含量高达35%~40%,是植物蛋白质中的优质来源。蛋类含蛋白质 11%~14%,乳类(牛奶)一般含蛋白质 3%~3.5%,是人体优质蛋白质的重要来源。肉类包括禽、畜和鱼的肌肉,新鲜肌肉含蛋白质 15%~22%,一般而言,动物蛋白质的营养价值优于植物蛋白质。

图片:富含蛋白质的食物

(五) 缺乏与过量的危害

人体蛋白质的营养状况可通过膳食蛋白质摄入量、体格测量和生化检验来进行判断,缺乏与过量均会对机体产生危害。

1. 缺乏的危害　长期摄入蛋白质不足、消化吸收不良和需要量增加会导致机体出现负氮平衡,引起组织细胞的分解、萎缩和凋亡,从而导致器官结构和功能受到影响。蛋白质缺乏临床表现为疲倦、体重减轻、贫血、免疫和应急能力下降、血浆蛋白含量下降,尤其是清蛋白降低,并出现营养性水肿。蛋白质缺乏在成人和儿童中都有发生,但处于生长阶段的儿童更为敏感,易患蛋白质 - 能量营养不良 (protein-energy malnutrition,PEM)。

PEM 是由于长期缺乏能量和(或)蛋白质所致的一种以体重下降、能量代谢异常、血浆蛋白减少和免疫功能低下为特点的全身性消耗性病症。

(1) 临床分型:依据临床表现的不同,PEM 分为消瘦型、水肿型和混合型三种类型。①消瘦型是由于能量严重不足引起,消瘦为其特征,表现为身材矮小、体重低下(常位于其标准体重的 60% 以下)、皮下脂肪减少、肌肉松弛;皮肤干枯、多皱,失去弹性和光泽,呈老人脸、骨瘦如柴貌;头发纤细而无光泽、干、脆,易脱落;精神萎靡或烦躁不安;各系统器官功能低下,易出现体弱、乏力、低血压、低体温、腹泻等症状,无水肿,血浆总蛋白和清蛋白正常。②水肿型是由于蛋白质严重缺乏引起,周身水肿为其特征,水肿为凹陷性,皮下脂肪不减,甚至增多,外观虚胖,表情淡漠,伴有毛发稀疏、干、脆、枯黄,指甲薄脆,有横沟,皮肤干燥,肝肿大,肌肉萎缩,肌张力低下,甚至不能站立或行走。血浆总蛋白和清蛋白明显降低;③混合型是介于上述两型之间,病人体重有明显下降且伴有水肿。

(2) 营养评价:借助于临床表现、体格测量以及适当的实验室检查,可对营养不良病人做出科学的评价(表 1-4, 表 1-5),其中体格测量是评估营养不良的最为简易方法。

表 1-4　不同状态儿童营养不良的形态指标与意义

体型	指标	同龄同性别			意义
		$<\bar{X}-3s$	$<\bar{X}-2s$	$<\bar{X}-s$	
体重低下	体重	重度	中度	轻度	反映过去和(或)现在有慢性和(或)急性营养不良
生长迟缓	身高	重度	中度	轻度	反映过去或长期慢性营养不良
消瘦	体重/身高	重度	中度	轻度	反映近期急性营养不良

表 1-5　婴幼儿营养不良分度标准

体征	Ⅰ(轻)度	Ⅱ(中)度	Ⅲ(重)度
体重低于正常均值	15%~25%	25%~40%	40% 以上
腹部皮褶厚度	0.8~0.4cm	0.4cm 以下	消失
肌张力	基本正常	减低、肌肉松弛	减低、肌肉萎缩
精神状态	基本正常	不稳定、易疲乏烦躁不安	精神萎靡、反应低下抑制与烦躁交替

(3) 蛋白质缺乏的膳食防治:①合理喂养,大力提倡母乳喂养,对母乳不足或不宜母乳喂养者应及时给予指导,选用正规奶粉,采用混合喂养或人工喂养并及时添加辅助食品;纠正儿童偏食、挑食、吃零食的不良习惯,小学生早餐要吃饱,午餐应保证供给足够的能量和蛋白质;②轻度或慢性营养不良干预,可进行膳食干预,在饮食调整中应根据病人的实际消化能力和病情逐步增加,不能操之过急,一旦摄食过度,机体便会出现消化不良、腹泻等症状。轻症可从每日 250~330kJ/kg 开始,中、重度可参考原来的饮食情况,从每日 165~230kJ/kg 开始,逐步少量增加;若消化吸收能力较好,可逐渐加到每日

500~727kJ/kg，并按实际体重计算热能。食品除乳制品外，可给予豆浆、蛋类、肝泥等高蛋白食物。蛋白质摄入量从每日 1.5~2.0g/kg 开始，逐步增加到 3.0~4.5g/kg，过早给予高蛋白食物，可引起腹胀和肝大。另外，食物中还应含有丰富的维生素和微量元素。

防治传染病和先天畸形，按时进行预防接种，对患有唇裂、腭裂及幽门狭窄等先天畸形者应及时手术治疗。推广应用生长发育监测图，定期测量体重，并将体重值标在生长发育监测图上，如发现体重增长缓慢或不增，应尽快查明原因，予以纠正。

2. 过量的危害　蛋白质尤其是动物性蛋白摄入过多会对人体产生危害。蛋白质大量分解产生的氨基酸可引起氨基酸中毒；代谢产物中的含硫氨基酸过多，会加速骨骼中钙的丢失，易产生骨质疏松；酸性代谢产物会增加肝、肾的负担，造成肝、肾肥大。大量的蛋白质堆积会导致机体脱水、脱钙、痛风，对水和无机盐代谢不利而引起泌尿系统结石和便秘。

二、脂类

脂类（lipids）是脂肪和类脂的总称，为人体必需产能的宏量营养素之一，是一类不溶于水而易溶于有机溶剂的非极性化合物。脂肪由一分子甘油和三分子脂肪酸构成，故又称甘油三酯。类脂包括磷脂、糖脂、固醇类、脂蛋白等。

（一）营养学意义

1. 是构成机体的重要成分　脂肪广泛存在于人体内，是人体最重要的成分，主要分布在皮下、腹腔大网膜及肠系膜处。脂类也是人体细胞的重要组成成分，对维持细胞结构和功能有重要作用。磷脂是生物膜脂质双层的基本骨架，是脑和神经组织的结构脂；胆固醇是合成维生素、胆汁酸和固醇类激素的前体。

2. 为机体提供和储存能量　脂肪是人体重要的能量来源，每克脂肪在体内氧化可产生 9kcal（37.56kJ）的能量，是产能最高的营养素。当人体摄入能量过多而不能及时被利用时，就转变为脂肪储存于体内。

3. 维持体温和保护内脏器官等生理功能　脂肪是热的不良导体，可阻止体热的散发，维持体温正常和恒定。体脂也能防止和缓冲因震动而造成的对脏器、组织、关节的损害，发挥对器官的保护作用。磷脂有维持生物膜的功能、胆固醇能防止神经冲动扩散、胆固醇酯在体内运输代谢等。

4. 提供必需脂肪酸　必需脂肪酸（essential fat acid，EFA）是指人体需要而不能自身合成，必需依赖食物提供的脂肪酸。如亚油酸和 α- 亚麻酸。

5. 促进脂溶性维生素的吸收　长期脂肪摄入不足或消化吸收功能障碍，可造成脂溶性维生素缺乏。

6. 促进食欲，增加饱腹感　油脂烹调食物可以改变食物的感官性状和口感，促进食欲；脂肪进入十二指肠后，刺激产生肠抑胃素，使胃的排空延迟，增加饱腹感。

（二）营养价值的评价

膳食脂类的营养价值主要取决于其消化吸收的程度、所含有必需脂肪酸的种类和数量及脂溶性维生素的含量等。

1. 脂肪的消化率　脂肪的消化率越高，其营养价值也越高。食物脂肪的消化率与其熔点密切相关，而熔点主要取决于脂肪酸碳链长度和饱和程度。含不饱和脂肪酸和短链脂肪酸越多的脂肪，熔点越低，越容易消化。一般植物油的消化率要高于动物脂肪。

2. 必需脂肪酸的含量　脂肪中的必需脂肪酸含量越高，其营养价值也越高。植物油中的必需脂肪酸含量高于动物脂肪。

3. 膳食脂肪提供的各种脂肪酸的比例　机体对饱和脂肪酸、单不饱和脂肪酸和多不饱和脂肪酸的需要不仅要有一定的数量，而且各种脂肪酸之间还要有适当的比例。目前推荐的比值为 1:1:1，ω-3 与 ω-6 脂肪酸摄入比为 1:（4~6）。一般植物油中不饱和脂肪酸的含量高于动物脂肪。

4. 脂溶性维生素的含量　食物脂肪是各类脂溶性维生素 A、维生素 D、维生素 E、维生素 K 的食物来源，一般脂溶性维生素含量高的脂肪营养价值也高。

0102

微课：膳食
脂肪营养价
值评价

（三）脂类的推荐摄入量

我国营养学会推荐的脂肪摄入量为：脂肪提供的能量占每日摄入总能量的 20%~30%；初生至 6 个月龄婴儿脂肪提供的能量占每日摄入总能量的 45%~50%；7~12 个月龄婴儿为 35%~40%；幼儿为 30%~35%；儿童及青少年为 25%~30%。

（四）食物来源

脂类的主要来源是动物性食物、植物种子和坚果（表 1-6）。

图片：富含脂类的食物

表 1-6　脂类的主要食物来源

脂类		主要食物来源
饱和脂肪酸		动物脂肪（猪油、牛油、羊油）（40%~60%）；黄油；棕榈油；椰子油（93%~94%）
单不饱和脂肪酸（油酸）		橄榄油、茶树油（80%）；花生油、芝麻油（40%）；动物脂肪（30%~50%）
多不饱和脂肪酸	亚油酸	普遍存在于植物油中，在葵花籽油、豆油和芝麻油、玉米胚芽油中较多
	亚麻酸	菜籽油、豆油、羊油、紫苏油
	EPA、DHA	鱼贝类
磷脂		蛋黄、肝脏、大豆、麦胚、花生
胆固醇		动物脑、肝、肾、肠等内脏和皮；蛋类；鱼籽、蟹籽；蛤贝类；肉类；奶类

（五）缺乏与过量的危害

人体脂类营养状况可以通过体格测量（体质指数、腰围、体脂含量）和血脂测定等进行评价。

1. 缺乏的危害　主要为必需脂肪酸摄入不足的表现，可出现生长发育迟缓、生殖障碍、皮肤受损等，还可引起肝脏、肾脏和视觉功能障碍。

2. 过量的危害　脂肪摄入增多主要引起肥胖、冠心病、高血压、动脉粥样硬化、糖尿病和某些肿瘤的发生。不饱和脂肪酸，如 DHA、EPA 有降低血脂，保护机体避免发生心脑血管疾病的作用。但不饱和脂肪酸，尤其是多不饱和脂肪酸含有较多的不饱和键容易在体内氧化产生过氧化物和氧化物，对机体产生不利影响。

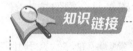知识链接

脂肪与肥胖

体内脂肪组织根据颜色的不同，又分为白色脂肪和褐色脂肪两类，两者在体内的分布、形态和功能方面都存在着许多差异。白色脂肪堆积在皮下，负责储存多余能量；棕色脂肪负责分解引发肥胖的白色脂肪，将后者转化成二氧化碳、水和能量，它可以加快人体新陈代谢，促进白色脂肪消耗，从而减少脂肪以达到减肥作用。正常情况下，体内保持有一定量的脂肪沉积，可以帮助维持人体体温的稳定，提供机体需要的能量，参与机体的各项代谢活动等。从理论上讲，正常人体脂肪组织所储存的能量在不进食的状态下，可以维持生命 40~50d。但如果体内的脂肪沉积量超过一定的幅度，当大量的脂肪沉积在皮下脂肪层内，人体的体重就会增加，体形也会发生变化，此时肥胖就发生了。

三、碳水化合物

碳水化合物（carbohydrates，CHO），也称糖类，是自然界最丰富的能量物质。碳水化合物是由碳、氢、氧三种元素组成，分子式中氢氧的比例恰好与水相同（2：1），如同碳和水的化合物，因而得名。碳水化合物是一个大家族，按照单糖分子（DP）聚合程度，可将碳水化合物分为三类：糖（1~2 个 DP）、寡糖（3~9 个 DP）和多糖（≥10 个 DP）；糖又分为单糖、双糖和糖醇（表 1-7）。

笔记

表 1-7　碳水化合物分类

分类		组成	说明
糖	单糖:葡萄糖、果糖和半乳糖		不能再水解;葡萄糖是构成淀粉、糖原、纤维素等的最基本单位
	双糖:蔗糖、乳糖、麦芽糖和海藻糖		婴儿食物以奶为主,奶中的碳水化合物主要是乳糖
	糖醇:山梨醇、甘露醇、木糖醇和麦芽糖醇		木糖醇常作为甜味剂用于糖尿病人专用食品。麦芽糖醇作为甜味剂用于心血管、糖尿病人的专用食品,可预防龋齿
寡糖	麦芽糊精、棉籽糖、水苏糖和低聚果糖		棉籽糖和水苏糖存在于豆类中,体内不能被消化吸收但可被肠道细菌代谢产生气体,造成肠胀气,又称胀气因子
多糖	淀粉:直链淀粉、支链淀粉、糖原和变性淀粉		在酶的作用下可最终水解为单糖;直链淀粉和支链淀粉占膳食碳水化合物的绝大部分,以颗粒形式存在,是人类主要的供能物质;糖原由肝脏和肌肉合成与储存
	非淀粉多糖:纤维素、半纤维素、果胶、亲水胶质物		膳食纤维包括非淀粉多糖和另外一些不可消化的物质

(一)营养学意义

1. 是构成人体组织的重要生命物质　碳水化合物是构成组织的重要物质,并参与细胞的组成和多种活动。细胞膜的糖蛋白、结缔组织中的黏蛋白、神经组织中的糖脂等,其中的构成都有碳水化合物。遗传物质核酸中的核糖和脱氧核糖也是由碳水化合物参与构成的。

2. 为机体提供和储存能量　碳水化合物是人类最经济和最主要的能量来源。1g 葡萄糖在体内氧化可以产生 16.7kJ(4kcal)的能量。维持人体健康所需的能量中,55%~65% 由碳水化合物提供。糖原是肌肉和肝脏碳水化合物的储存形式,肝脏约储存机体内 1/3 的糖原。碳水化合物释放能量较快,是大脑神经系统和肌肉的主要能量来源。婴儿时期缺少碳水化合物会影响脑细胞的生长发育。

3. 具有节约蛋白质和抗生酮及解毒作用　摄入足够量的碳水化合物则能防止体内蛋白质消耗,不需要动用蛋白质供能,增加体内氮的潴留。脂肪在体内代谢需要碳水化合物参与。

因为脂肪代谢产生的乙酰基需要与草酰乙酸结合进入三羧酸循环,才能彻底氧化。膳食中充足的碳水化合物可以避免脂肪不完全氧化而产生过量的酮体,这一作用称为碳水化合物的抗生酮作用。

肝脏中的葡糖醛酸是一种重要的解毒剂,它能与许多有害物质如细菌毒素、酒精、砷等结合并排出体外。

4. 提供膳食纤维和增强肠道功能　非淀粉多糖如纤维素、果胶、功能性低聚糖等不易消化的碳水化合物,能刺激肠道蠕动,选择性地刺激肠道中的有益菌群的生长,对于维持正常肠道功能、减少有毒物质与肠道细胞的接触时间、保护人体免受有害菌的侵袭有重要作用。

(二)营养价值的评价

主要从碳水化合物的血糖应答即血糖生成指数(GI)进行评价。

GI= 食用含 50g 碳水化合物的某食物 2h 后血糖曲线下面积 ÷ 食用等量标准食物(葡萄糖或馒头)2h 后血糖曲线下面积。

GI 越接近 1,说明升高血糖能力越强,反之越弱。营养学上提倡进食的主食为低 GI 的食物,其能缓慢升高血糖,不至于使血糖波动太快,尤其对于糖尿病病人、老年人、孕妇等。一般认为 GI>0.70 为高 GI 食物,0.55~0.70 为中等 GI 食物,GI<0.55 为低 GI 食物。

混合膳食会影响食物消化的速度,从而降低食物升高血糖的能力,即混合膳食会降低食物的 GI值,因此,建议不同类食物搭配食用以降低食物 GI。混合膳食中,有些食物 GI 并不高,但其消费量大,也可能影响血糖的高低,因此提出了血糖负荷(GL)的概念。

GL= 食物 GI × 摄入该食物的实际可利用碳水化合物含量(g)

混合膳食的 GL=Σ(GI × 该食物碳水化合物重量百分比[%])× 一餐碳水化合物总量(g)

GL 大于 20 为高血糖负荷;11~19 为中等血糖负荷;小于 10 为低血糖负荷。

（三）参考摄入量

中国营养学会建议适宜摄入量（AI）：碳水化合物所提供的能量应占总能量的 55%~65%，精制糖不超过总能量的 10%。

（四）食物来源

碳水化合物来源广泛，我国居民膳食中的碳水化合物主要来自小麦、稻米、玉米、小米、高粱米等谷类，含量为 70%~75%；绿豆、赤豆、豌豆、蚕豆等干豆类，含量为 50%~60%；甜薯、马铃薯、芋头等薯类，含量为 20%~25%。甘蔗和甜菜是蔗糖的主要来源，蔬菜和水果除含少量可利用的单糖、果糖外，还含有纤维素和果胶类。

图片：富含碳水化合物食物

（五）缺乏与过量的危害

碳水化合物在体内可直接供能，或转化为糖原短期储存，或转化为脂肪长期储存。通常意义碳水化合物的营养评价仍然基于膳食碳水化合物摄入量以及供能比的调查分析。碳水化合物可通过影响生理和代谢过程而直接影响人类健康，因而碳水化合物缺乏或过量将对疾病或疾病进程产生影响。

1. 缺乏的危害 长期摄入不足可导致酮症酸中毒、呕吐、便秘和口臭等症状，引起后代高死亡率和低出生体重及其他营养素缺乏。

2. 过量的危害 过量的碳水化合物摄入可引起碳水化合物氧化率增加、对糖尿病发生和发展不利，过量的部分最终转化为脂肪并沉积在机体的脂肪组织上而使人体肥胖。

四、膳食纤维

膳食纤维（dietary fiber，DF）是植物性食物中不能被人体小肠消化的多糖类物质，包括非水溶性膳食纤维（纤维素、半纤维素）和水溶性膳食纤维（木质素、果胶、树胶和低聚糖等）。

（一）营养学意义

1. 预防肠道疾病和促进肠道健康 膳食纤维吸水膨胀为凝胶状，能增加食物黏滞性，软化粪便，刺激肠蠕动，缓解便秘；具有肠道屏障功能和免疫性，促进益生菌生长。

2. 具有饱腹感和体重调节作用 膳食纤维产生饱腹感和限制部分糖与脂质的吸收，控制体重和预防肥胖。

3. 调节血糖和预防 2 型糖尿病的作用 大多数膳食纤维种类具有低的血糖生成指数，降低餐后血糖和胰岛素水平，提高膳食纤维的摄入量能减少 2 型糖尿病的风险。

4. 预防脂代谢紊乱冠心病 膳食纤维能缩短食糜在小肠内滞留、吸附胆汁酸，降低血中总胆固醇和低密度胆固醇的水平。

5. 预防结肠癌等癌症的作用 膳食纤维可使粪便量增加、稀释结肠内致癌浓度、减少通过时间，和致癌物结合、不利于癌细胞生长。

（二）推荐摄入量

中国营养学会推荐摄入量：低能量饮食 1800kcal 为 25g/d；中等能量饮食 2400kcal 为 30g/d；高能量饮食 2800kcal 为 35g/d；其中不可溶解性膳食纤维占 70%~75%，可溶解性膳食纤维占 25%~30%。

图片：富含膳食纤维的食物

（三）食物来源

膳食纤维主要来源于谷类、薯类、豆类、水果和新鲜蔬菜等天然植物性食物。食物成熟度越高，其膳食纤维含量就越高。一般绿叶蔬菜要比根茎类食物含量高；水果的果皮、谷类和豆类的种子皮含量很高，所以谷类加工越精细，膳食纤维丢失就越多。

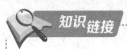

知识链接

便秘病人饮食指导

高纤维膳食是治疗和预防便秘的最好方法。病人除了增加蔬菜外，可适当增加玉米、地瓜等杂粮，晚间喝一瓶酸奶，有利于胃肠功能的蠕动，次日早晨还可以服一杯蜂蜜水，使粪便易于排出。

笔记

（四）缺乏与过量的危害

1. 摄入过少　短期过低或无膳食纤维膳食,可引起便秘;长期摄入过低将增加心血管疾患、肠道疾病、2型糖尿病发生的风险。长期缺少蔬菜和全谷物,摄入过多高蛋白、高脂肪食物,可能引起代谢紊乱,诱发多种慢性疾病。

2. 摄入过多　当膳食纤维摄入量过多时会引起胃肠胀气和腹胀等胃肠不适,影响其他营养素的吸收。

五、矿物质

人体组织中含有60多种矿物质,其中含量大于体重0.01%的称为常量元素或宏量元素,如钙、磷、钾、钠、镁、硫、氯等;含量小于体重0.01%的称为微量元素,如铁、碘、锌、硒、铜、铬、锰、钼、钴等。

矿物质是机体的构成成分,对维持机体正常的生理功能具有重要的作用,但不能为机体提供能量。矿物质在人体内不能合成,需从食物和饮水中摄取。

（一）钙

钙（Ca）是人体含量最多的无机盐,正常成人含钙总量为850~1200g,相当于体重的1.5%~2.0%。

1. 营养学意义

（1）构成骨骼和牙齿的主要成分:体内99%以上的钙存在于骨骼和牙齿中,钙占骨骼重量的25%。

（2）参与维持多种生理功能:参与调节神经与肌肉活动,促进细胞信息传递,调节体内某些酶活性和维持细胞膜的稳定性等;还参与血凝过程、激素分泌、维持体液酸碱平衡等。

2. 影响钙吸收的因素　促进机体钙吸收的因素有维生素D、蛋白质或氨基酸、乳糖、胃酸和胆汁的分泌等;而抑制钙吸收的因素有草酸、植酸、脂肪酸、食物纤维等。

3. 参考摄入量　中国营养学会推荐钙的适宜摄入量（AI）:成人800mg/d,孕妇800~1200mg/d,乳母1200mg/d。成人可耐受最高摄入量（UL）为2000mg/d。

4. 食物来源　奶与奶制品是钙的良好食物来源,也是婴幼儿的最佳钙源。水产品中小虾皮含钙丰富,其次是海带。豆类及其制品及油料种子和蔬菜也含钙,如黄豆及其制品、黑豆、赤小豆、各种瓜子、芝麻酱、海带、发菜等。

5. 缺乏与过量的危害

（1）钙缺乏的主要危害:①引起腓肠肌和其他部位肌肉痉挛;②骨骼钙化不良与骨质疏松,生长期儿童长期缺钙则导致骨骼钙化不良,生长迟缓,严重者出现骨骼变形和佝偻病;成人钙缺乏可致骨质疏松症和骨质软化症,容易发生骨质疏松性骨折。

钙缺乏的膳食防治包括增加摄取富含钙的食物,补充促进钙吸收的物质,禁食引起钙流失的食品,适当增加户外运动。

（2）钙过量的危害:包括高血钙症、高尿钙症、血管及组织钙化、肾结石、乳碱综合征、干扰铁锌等金属离子的吸收和引起便秘等。

（二）铁

铁（Fe）是人体必需微量元素中含量最多,也是最容易缺乏的元素,铁过多的危害也愈来愈受到重视。

1. 营养学意义

（1）铁是活体组织的组成成分:铁是细胞的必需元素,合成血红蛋白与肌红蛋白、细胞色素a及某些呼吸酶。正常人体内65%~75%的铁存在于血红蛋白,3%在肌红蛋白,1%在含铁酶类、辅助因子及运铁载体中,此类铁称之为功能性铁。剩余25%~30%为储存铁,主要以铁蛋白和含铁血黄素形式存在于肝、脾和骨髓的单核吞噬细胞系统中。

（2）参与和维持多种生理功能:参与体内氧的运送和组织呼吸过程,维持正常的造血功能,参与维持正常的免疫功能,铁还可调节酶活性、线粒体呼吸作用、核糖体生物合成、辅助因子生物合成、基因表达调节和核苷酸代谢,还可促进胶原合成及脂类的转运。

2. 参考摄入量　中国营养学会推荐铁的推荐摄入量（适宜摄入量）:成人男性12mg/d,女性20mg/d;孕妇等同于非孕期的育龄妇女,也为20mg/d,乳母24mg/d;老年人12mg/d;成人可耐受最高摄入量

0106

图片:富含钙的食物

笔记

（UL）为42mg/d。

3. **食物来源** 铁广泛存在于各类食物中，包括动物性和植物性食物。动物性食品是铁的良好来源，如肝脏、瘦肉、鸡蛋、动物全血、禽类、鱼类等；海带、芝麻、豆类及红蘑、蛏子、蚌肉、油菜、芹菜、藕粉含铁量也较丰富。

4. **缺乏与过量的危害**

（1）铁缺乏的危害：长期膳食铁供给不足，可引起体内铁缺乏导致缺铁性贫血，多见于婴幼儿、孕妇及乳母。体内缺铁可分为：铁减少期、红细胞生成缺铁期（IDE）、缺铁性贫血期（IDA）三个阶段。铁缺乏可导致免疫功能障碍；儿童还可发生智力发育的损害及行为改变，损害儿童的认知能力；孕早期贫血可导致早产、低出生体重儿及胎儿死亡等。

（2）铁过量的危害：误服铁剂、慢性酒精中毒、门脉性高压肝硬化可致体内铁过量。铁过量可导致急性铁中毒和引起慢性铁中毒，急性铁中毒表现为恶心、呕吐和血性腹泻，并可发生严重低血压、休克和昏迷、凝血不良、代谢性酸中毒等；继发性铁过量可出现红细胞生成增加、肝纤维化、肝硬化和胰腺功能不足等。

（三）锌

锌（Zn）是人体重要的必需微量元素之一，正常成人男性体内的锌总量约为2.5g，成年女性总量约1.5g。锌分布于大部分组织、器官、体液中，约60%存在于肌肉，30%存在于骨骼中。

1. **营养学意义**

（1）锌是体内多种酶的重要成分或酶的激活剂：体内有超氧化物歧化酶、苹果酸脱氢酶、碱性磷酸酶、乳酸脱氢酶等多种含锌酶，这些酶在参与组织呼吸、能量代谢及抗氧化过程中发挥重要作用。锌是维持RNA聚合酶、DNA聚合酶及反转录酶等活性所必需的微量元素。

（2）参与维持多种生理功能：锌具有催化、结构和调节功能，通过三大基本功能，对生长发育、免疫功能、物质代谢和生殖功能等均有重要的作用。此外，锌对味觉、食欲、视力和皮肤创伤愈合等方面有着重要的影响。

2. **推荐摄入量** 中国营养学会推荐锌的摄入量（RNI）：成年男性12.5mg/d，女性7.5mg/d；孕妇9.5mg/d，乳母12.0mg/d，成人可耐受最高摄入量（UL）40mg/d。

3. **食物来源** 锌的来源广泛，贝壳类海产品（如牡蛎、扇贝）、红色肉类、动物内脏是锌极好来源，干酪、虾、燕麦、花生酱、花生等为良好来源，干果类、谷类胚芽和麦麸也富含锌。一般植物性食物含锌较低，过细的加工可导致大量的锌丢失，如小麦加工成精面粉大约丢失80%锌。

4. **缺乏与过量的危害**

（1）锌缺乏的危害：首先表现为生长缓慢，继而出现味觉障碍、偏食、厌食或异食癖；儿童长期缺锌可导致生长发育不良、矮小瘦弱（侏儒症），成人长期缺锌可导致性功能减退、精子数减少、胎儿畸形、皮肤粗糙、免疫力降低等症状。

对于一般人群，锌的每日供给量要足够，提倡平衡膳食，消除挑食、偏食、吃零食的不良习惯；对可能发生缺锌的情况，如早产儿人工喂养者营养不良、小儿长期腹泻、大面积烧伤等，均应适当补锌；尽量避免长期吃精制食品，饮食注意粗细搭配，多吃含锌丰富的食物，如海产品中的生蚝及海蛎肉，其次是牡蛎、贝类，动物性食品的锌含量和生物利用率均高于植物性食品；植物性食物中以干豆类、坚果含锌量较高。

（2）锌过量的危害：盲目补锌或食用过量可引起锌中毒，过量的锌可干扰铜、铁和其他微量元素的吸收、利用，损害免疫功能；成人摄入4~8g锌后可观察到恶心、呕吐、腹泻、发热和嗜睡等中毒症状。

（四）硒

硒（Se）是人体必需的微量元素，体内总量为14~21mg，存在于所有细胞与组织器官中，在肝、胰、肾、心、脾、牙釉质及指甲中硒浓度较高，脂肪组织最低。

1. **营养学意义** 硒是体内硒蛋白、谷胱甘肽过氧化物酶的组成成分；具有抗氧化功能，保护心血管和心肌的健康，增强免疫功能，对有毒重金属具有解毒作用；还具有促进生长、抗肿瘤的作用。

2. **推荐摄入量** 中国营养学会推荐成人膳食硒的RNI为60μg/d，UL为400μg/d。

3. **食物来源** 海产品和动物内脏都是硒的良好食物来源。动物食品如猪肾、蛋类、禽肉，水产品

图片：富含铁的食物

图片：富含锌的食物

小虾、鳝鱼、鳅鱼等,海产动物食品含硒量较高。植物中的硒含量受当地水土中硒含量影响很大。

4. 缺乏与过量的危害

(1) 硒缺乏的危害:长期缺硒易发克山病和大骨节病。克山病主要表现为急性或慢性心功能不全和各种类型的心律失常,临床表现多样,有急性、亚急性、慢性和潜在性四种类型。大骨节病是一种地方性变形性骨关节病,在少年时期发病,可使骨骺板提前骨化,表现为侏儒型;如在青春后期发病,则畸形不明显,主要表现为骨关节炎症状,关节肿胀,有少量积液,活动时有摩擦感;成人下肢发病多,因踝、膝肿胀疼痛,行走十分不便。硒缺乏的膳食防治为选用硒盐或选择富含硒的食物。

(2) 硒过量的危害:大剂量摄入硒可引起中毒,主要表现为毛发干燥、变脆、易断裂及脱落,指甲变形,肢端麻木,抽搐,甚至偏瘫,严重者可致死亡。

图片:富含碘的食物

(五) 碘

人体内含碘(I)20~50mg,主要集中在甲状腺组织内。

1. 营养学意义　参与合成甲状腺激素,促进和调节代谢及生长发育。

2. 推荐摄入量　中国营养学会推荐碘的摄入量(RNI):成人为120μg/d,孕妇和乳母为230~240μg/d;成人可耐受最高摄入量(UL)为600μg/d。

3. 食物来源　人体需要的碘主要来自食物,占每日总摄入量的80%~90%;其次来自饮水与含碘食盐。海产品碘含量高于陆地食物,其中含碘丰富的食物有海带、紫菜、发菜、鲜鱼、蛤干、干贝、虾、海参及海蜇等。

4. 缺乏与过量的危害

(1) 碘缺乏的危害:成人缺碘可引起甲状腺肿,在胎儿期和新生儿期缺碘可引起克汀病。

最经济、简单有效的方法就是采用碘化食盐。但应注意碘盐应随吃随买,置于避光、热、潮的地方保存,菜炒熟时再放盐,以避免碘的丢失。也可采用碘油,碘油有口服和注射两种剂型。注射一次可维持2~3年,口服一次维持一年。碘油只是一种临时替代的辅助措施。碘化饮水、碘化面包、碘茶及含碘药物对特定地区的人群也是补碘的好措施。

(2) 碘过量的危害:较长时间高碘摄入可导致高碘甲状腺肿。

(六) 钠

钠(Na)是人体不可缺少的常量元素,是细胞外液的主要阳离子。钠约占体重的0.15%,氯化钠是人体获得钠的主要来源。

1. 营养学意义　调节机体水分与渗透压,维持酸碱平衡,增强神经肌肉的兴奋性,维持血压正常。

2. 适宜摄入量　中国营养学会推荐适宜摄入量(AI)不同年龄段标准不同,成人、孕妇和乳母为2200mg/d。研究发现,膳食钠摄入与血压有关,为防止高血压,世界卫生组织建议每日钠的摄入量小于2.3g,约相当于食盐6g。

3. 食物来源　钠普遍存在于各种食物中,但天然食物中钠的含量不高。人体钠的主要来源是食盐,其次是含盐的加工食物如酱油、腌制品、发酵豆制品或咸味膨胀食品等。

4. 缺乏与过量的危害　一般情况下,机体缺钠的情况较少,但在禁食、膳食限盐、过量出汗和某些疾病状态下可引起机体缺钠,出现低钠血症;缺钠还会影响细胞对氨基酸和葡萄糖的吸收,减少胃液的分泌。长期摄入较高的食盐,可增加高血压、心血管疾病和肿瘤发生的危险性,还可导致水肿、血清胆固醇升高等。

(七) 钾

钾(K)是人体必需的一种营养素,主要以离子状态存在于细胞内,正常人血浆中钾的浓度为3.5~5.5mmol/L。

1. 营养学意义　参与糖和蛋白质的代谢,维持细胞正常的渗透压和酸碱平衡,维持神经肌肉的应激性,维持心肌的正常功能。

2. 适宜摄入量　中国营养学会推荐的膳食钾适宜摄入量(AI)与年龄段有关,14岁以上为2000mg/d,孕妇2000mg/d,乳母为2500mg/d。

3. 食物来源　大部分食物都含有钾,但蔬菜和水果是钾最好的来源。

4. 缺乏与过量的危害　体内钾总量减少可引起钾缺乏症,可出现肌肉无力、瘫痪、心律失常及肾功能障碍等。当摄入过多或排出困难时,体钾浓度增高,血钾浓度达到 5.5mmol/L,可出现高钾血症,神经肌肉表现为极度疲乏软弱、四肢无力、心率缓慢、心音减弱。

六、维生素

维生素(vitamin)是维持机体生命活动过程所必需的一类微量、低分子有机化合物。维生素的共同特点是:①以其本身或可被机体利用的前体形式存在于天然食物中;②不构成机体结构成分也不提供能量,但常以辅酶或辅基形式担负着特殊的代谢功能;③机体需要量极少但绝对不可缺少,否则会引起相应疾病;④一般不能在体内合成(维生素 D、维生素 K 例外),或合成数量很少,必须由食物供给。

根据其溶解性可将维生素分为两大类:一类是脂溶性维生素,包括维生素 A、维生素 D、维生素 E 和维生素 K。另一类是水溶性维生素,包括 B 族维生素(维生素 B_1、维生素 B_2、维生素 PP、维生素 B_6、叶酸、维生素 B_{12} 等)和维生素 C。

(一)脂溶性维生素

脂溶性维生素的共同特点:①溶于脂肪及有机溶剂,不溶于水;②在食物中与脂类共同存在,但在脂肪酸败时,脂溶性维生素容易被破坏;③在肠道吸收时,随脂肪经淋巴系统吸收,从胆汁少量排出,当脂肪吸收不良时,其吸收明显减少;④摄入后大部分贮存于脂肪组织与肝脏;⑤缺乏时症状出现缓慢,大剂量摄入容易引起中毒;⑥营养状况不能用尿评价。

1. 维生素 A　维生素 A(vitamin A)又名视黄醇,是人体必需的一种脂溶性维生素。包括存在于动物性食物中的维生素 A 和植物性食物中的胡萝卜素。维生素 A 的数量单位过去用国际单位(IU)表示,近年来用视黄醇当量(RE)表示。

维生素 A 对热和碱稳定,在含有磷脂、维生素 E、维生素 C 或其他抗氧化物质的食物中更为稳定;但对空气中的氧、紫外线较敏感而易被氧化破坏。

(1)营养学意义:维持正常视觉,维持皮肤黏膜完整性,维持和促进免疫功能,促进生长发育和维持生殖功能。

(2)推荐摄入量:中国营养学会推荐摄入量(RNI):成人男性 $800\mu gRE/d$,成年女性 $700\mu gRE/d$。

(3)食物来源:维生素 A 丰富的食物来源是各种动物肝脏、鱼肝油、鱼卵、全奶、奶油、禽蛋等。维生素 A 的良好来源是深色蔬菜和水果,如菠菜、空心菜、莴笋叶、芹菜叶、胡萝卜、豌豆苗、辣椒、芒果、杏子及柿子等。

(4)缺乏与过量的危害

1)维生素 A 缺乏的危害:最早表现是暗适应能力下降与夜盲症;若不经治疗,可发展至眼干燥症,病人眼结膜和角膜上皮组织变性,泪腺分泌减少、发炎、疼痛,典型者在球结膜上可出现银灰色 Bitot 斑,最终可致失明;另外还表现为指甲出现凹陷线纹、皮肤瘙痒、脱皮、粗糙发干、脱发,血红蛋白合成代谢障碍,免疫功能低下,儿童生长发育迟缓等。

维生素 A 缺乏的膳食防治:一是积极预防和干预妊娠、哺乳母亲的维生素 A 缺乏,强调母乳喂养婴儿,当母乳不足或不能母乳喂养时,选择强化维生素 A 的配方奶;二是积极治疗感染性疾病(麻疹、疟疾和结核病等)、慢性消耗性疾病等原发疾病,使体内代谢恢复正常,以便机体吸收和利用胡萝卜素或维生素 A;三是改善饮食,经常食用富含维生素 A 的肝脏等动物性食物,富含胡萝卜素的绿叶蔬菜和橙色、黄色(香蕉、柿子、橘、桃等)的水果,有助于增加膳食维生素 A 的摄入量;四是强化维生素 A 或胡萝卜素的食品也可增加维生素 A 的摄入。

2)维生素 A 过量的危害:摄入大剂量维生素 A 可引起急性、慢性中毒及致畸性;大量摄入胡萝卜素可出现高胡萝卜素血症,易出现类似黄疸皮肤。

2. 维生素 D　维生素 D(vitamin D)属于固醇类,主要包括维生素 D_2 和维生素 D_3。人体皮下组织中的 7- 脱氢胆固醇,经紫外线照射形成维生素 D_3;存在于藻类植物及酵母中的麦角固醇,经紫外线照射形成维生素 D_2。

维生素 D 具有化学性质比较稳定,在中性和碱性环境中耐热,不易被氧化破坏(如在 130℃下加热 90 分钟仍能保持其活性),但在酸性环境中则逐渐分解,当脂肪酸败时可使其中的维生素 D 被破坏。

(1)营养学意义:维生素 D 调节体内钙、磷代谢,促进钙、磷的吸收和利用,以构成健全的骨骼和

组图:富含维生素 A 的食物

牙齿。

(2) 推荐摄入量：中国营养学会推荐摄入量（RNI）儿童、青少年与成人均为 10μg/d，65 岁以上的老年人为 15μg/d。

(3) 食物来源：维生素 D 主要存在于动物性食品包括海水鱼如沙丁鱼、动物肝、蛋黄及鱼肝油制剂中。

图片：富含维生素 D 的食物

(4) 缺乏与过量的危害

1) 维生素 D 缺乏的危害：维生素 D 缺乏或不足可致钙、磷代谢紊乱，血中钙、磷水平降低，使骨组织钙化发生障碍，在婴幼儿期出现佝偻病；成年人发生骨软化症，多见于孕妇、乳母和老年人。

2) 维生素 D 缺乏的膳食防治：高发年龄段的婴幼儿应有足够时间户外活动，确保儿童每日获得维生素 D 400IU；母乳喂养或者部分母乳喂养足月婴儿，应在生后 2 周开始补充维生素 D 400IU/d，早产儿、低出生体重儿、双胎儿生后 1 周开始补充维生素 D 800IU/d，均补充至 2 岁；非母乳喂养的婴儿、每日奶量摄入小于 1000ml 的儿童，以及奶制品、鸡蛋或者强化维生素 D 食物摄入较少的青少年，应当补充维生素 D 400IU/d。

3) 维生素 D 过量的危害：摄入过多可引起维生素 D 过多症，多见于长期大量给儿童浓缩的维生素 D，可出现食欲缺乏、体重减轻、恶心、呕吐、腹泻、头痛等。

3. 维生素 E   维生素 E（vitamin E）又名生育酚，为黄色油状液体，溶于脂肪，对热、酸稳定，遇碱易被氧化，在酸败的油脂中维生素 E 多被破坏，一般的食物烹调方法对其影响不大。

(1) 营养学意义：抗氧化作用，促进蛋白质更新合成，预防衰老，与动物生殖功能和精子生成有关，调节血小板黏附力和聚集作用。

(2) 适宜摄入量：中国营养学会推荐适宜摄入量（AI）：青少年、成人 14mg α-TE/d。

图片：富含维生素 E 的食物

(3) 食物来源：维生素 E 在自然界中广泛存在，主要来源于植物油、麦胚、坚果、种子类、豆类、蛋黄等；绿叶植物中的维生素 E 含量高于黄色植物；肉类、鱼类等动物性食品及水果维生素 E 含量很少。

(4) 缺乏与过量的危害：维生素 E 缺乏导致红细胞膜受损，出现溶血性贫血，给予维生素 E 治疗可望治愈。维生素 E 过量可出现视物模糊、头痛、疲乏无力等中毒症状。

（二）水溶性维生素

水溶性维生素包括 B 族维生素和维生素 C，共同特点是：①溶于水，不溶于脂肪及有机溶剂；②满足人体需要后，过多的可由尿液排出；③在体内仅有少量贮存，缺乏时症状出现较快；④绝大多数以辅酶或辅基的形式参加各种酶系统，在营养物质的中间代谢中发挥重要作用；⑤营养状况可以通过血和（或）尿进行评价；⑥毒性很小。

1. 维生素 B_1 维生素 B_1（vitamin B_1）又称硫胺素，也称抗神经因子，是第一个被发现的 B 族维生素。

维生素 B_1 为白色针状结晶，易溶于水，在酸性环境中稳定，比较耐热，而在碱性溶液中对热极不稳定，一般煮沸加温可使其大部分破坏。

(1) 营养学意义：构成脱羧酶的辅酶，参与碳水化合物代谢，即与能量代谢有关；维持神经、肌肉特别是心肌正常功能；维持正常食欲和胃肠蠕动等。

(2) 推荐摄入量：中国营养学会推荐摄入量（RNI）：成年男性 1.4mg/d，女性 1.2mg/d。

图片：富含维生素 B_1 的食物

(3) 食物来源：维生素 B_1 广泛存在于各类食物中，动物内脏、瘦肉及全谷类、豆类、坚果及未加工的粮谷类含量丰富。谷类是我国传统饮食维生素 B_1 的主要来源。维生素 B_1 主要存在于谷物糊粉层和胚芽中，过度碾磨的精白米、精白面会造成维生素 B_1 大量丢失。

(4) 缺乏与过量的危害

1) 维生素 B_1 缺乏的危害：维生素 B_1 缺乏症又称脚气病，主要表现为神经 - 血管系统损伤。其早期症状为食欲缺乏、便秘、恶心、抑郁、周围神经障碍、易兴奋及疲劳等；临床上根据年龄差异将脚气病分为成人脚气病和婴儿脚气病，成人脚气病又可分为干性脚气病、湿性脚气病、混合型脚气病，不同类型的表现见表1-8。

2) 维生素 B_1 缺乏的膳食防治：一是增加含维生素 B_1 丰富食物的摄入，二是合理烹调减少维生素 B_1 的损失，三是纠正不良的饮食习惯，改变偏食、挑食的不良习惯。

3) 维生素 B_1 摄入过多的危害：维生素 B_1 摄入过多时多余的维生素 B_1 可以经尿排出体外，因此

笔记

表 1-8 维生素 B₁ 缺乏症临床分类

类型	临床表现
干性脚气病	以多发性周围神经炎为主,出现上行性周围神经炎,表现为踝部、足部麻木、肌肉酸痛、压痛,尤以腓肠肌为甚,跟腱及膝反射异常
湿性脚气病	以水肿和心脏症状为主。表现为心脏扩大,周围血管扩张,静息时心动过速、气促、胸痛、水肿、肝大、全身水肿、少尿;心电图可见低电压、右心室肥大
混合型脚气病	兼有干性脚气病与湿性脚气病的症状,既有神经炎又有心力衰竭和水肿
婴儿脚气病	多发生于出生数月的婴儿。发病初期食欲缺乏、呕吐、兴奋、腹泻、便秘、心跳加快,呼吸急促和困难;晚期有发绀、水肿、心脏扩大、心力衰竭和强制性痉挛等

维生素 B₁ 过量中毒少见。但摄入超过 RNI 100 倍以上可能出现头痛、惊厥和心律失常等。

2. 维生素 B₂ 维生素 B₂(vitamin B₂)又称核黄素,为橙黄色针状结晶,苦味,熔点高,水溶性较低,在酸性溶液中对热稳定,在碱性环境中易被热和紫外线破坏。

(1) 营养学意义:维生素 B₂ 以黄素腺嘌呤二核苷酸(FAD)和黄素单核苷酸(FMN)形式参与许多代谢的氧化还原反应:参与体内生物氧化与能量代谢;参与烟酸和维生素 B₆ 代谢;参与体内抗氧化防御系统,维持还原型谷胱甘肽的浓度;参与药物代谢;提高机体对环境应急适应能力等。

(2) 推荐摄入量:中国营养学会推荐适宜摄入量(AI):成年男性 1.4 mg/d,女性 1.2mg/d。

(3) 食物来源:维生素 B₂ 广泛存在于动植物食品中,动物性食品较植物性食品高,动物肝、肾、心、蛋黄、乳类尤为丰富。植物性食品以绿色蔬菜、豆类含量较高;而谷类含量较少,尤其研磨过于精细的粮谷类食物。

图片:富含维生素 B₂ 的食物

(4) 缺乏与过量的危害:维生素 B₂ 是我国饮食最容易缺乏的营养素之一,维生素 B₂ 缺乏症病变主要表现有口角炎、口唇炎、舌炎、阴囊炎、脂溢性皮炎、眼部的睑缘炎,临床上称为口腔生殖综合征。维生素 B₂ 过量一般不会引起中毒症状。大量服用可使尿液呈黄色。

维生素 B₂ 缺乏的膳食防治,一是增加含维生素 B₂ 丰富食物的摄入,二是合理烹调、良好的膳食制度与饮食习惯,克服长期偏食、节食等不良习惯,重视富含维生素 B₂ 的摄入。烹调时适量加醋或避免加碱,有利于保护维生素 B₂ 作用的发挥。

3. 维生素 C 维生素 C(vitamin C)又称为抗坏血酸,是人体内重要的水溶性抗氧化营养素之一。

具有预防坏血病功能的有机酸。溶于水、有酸味,性质不稳定,易被氧化破坏,尤其遇碱性物质、氧化酶及铜、铁等金属离子更易被破坏。在酸性环境中对热稳定。

(1) 营养学意义:具有抗氧化作用,羟化作用,提高机体免疫力和解毒作用。此外,还有清除自由基,改善铁、钙、叶酸的利用,参与合成神经递质等。

(2) 推荐摄入量:中国营养学会推荐摄入量(AI)为婴幼儿 40~50mg/d,儿童 60~90mg/d,青少年、成人为 100mg/d,孕妇 115mg/d,乳母 150mg/d。

(3) 食物来源:维生素 C 主要来源是新鲜的蔬菜与水果,如绿色和红、黄色的辣椒、菠菜、韭菜、番茄、柑橘、山楂、猕猴桃、鲜枣、柚子、草莓和橙等,野生的苜蓿、苋菜、刺梨、沙棘、酸枣等含量尤为丰富。

组图:富含维生素 C 的食物

(4) 缺乏与过量的危害:维生素 C 严重摄入不足可致维生素 C 缺乏症即坏血病。临床症状早期表现为疲劳、倦怠、皮肤出现瘀点或瘀斑、毛囊过度角化,继而出现牙龈肿胀出血、球结膜出血、机体抵抗力下降、伤口愈合迟缓、关节疼痛及关节腔积液等。

维生素 C 缺乏的膳食防治,一是选择富含维生素 C 的食物,如西兰花、甘蓝、青椒、柠檬、橙子、猕猴桃等蔬菜和水果;二是改进烹调方法,减少维生素 C 在烹调中的损失;三是防止盲目追求时尚膳食及不科学延寿行为等;四是人工喂养儿应添加富含维生素 C 食物或维生素 C;另外疾病、手术前后、吸烟者、口服避孕药时,应适当添加维生素 C 摄入量。

长期大剂量摄入也不利于健康,可引起胃肠道反应、肾和膀胱结石等。

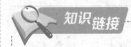

类 维 生 素

近年来,人们在食物中发现了一些"其他微量有机营养素"。机体可自身合成一部分,具有维生素的一些特点,但功能尚不太明确,所以将这一类物质称为类维生素,如肉碱、牛磺酸、肌醇、对氨基苯甲酸、辅酶 Q、生物类黄酮等。研究发现,肉碱具有抗疲劳、降低血脂和减轻体重等作用,牛磺酸具有保护心血管、促进脂肪乳化、改善视觉功能等作用。

4. 维生素 PP 维生素 PP(vitamin PP)又名烟酸、尼克酸,是一种白色结晶,溶于水,性质稳定,在酸、碱、光、氧环境中加热也不易破坏,通常食物加工烹调对其损失极少。

(1) 营养学意义:参与能量与氨基酸代谢,参与蛋白质等物质的转化,调节葡萄糖代谢。

(2) 推荐摄入量:中国营养学会推荐摄入量(RNI)成年男性 15mgNE/d、女性 12mgNE/d。

(3) 食物来源:维生素 PP 广泛存在于动植物食物中,良好的来源为肝、肾、瘦肉、全谷、豆类等,乳类、绿叶蔬菜也含量丰富。玉米中所含的维生素 PP 是结合型的,不能被人体直接吸收,长期以玉米为主食的地区,易患癞皮病。

(4) 缺乏与过量的危害:维生素 PP 缺乏症又称癞皮病,主要损害皮肤、口、舌、胃肠黏膜及神经系统。其典型病例可出现皮炎(dermatitis)、腹泻(diarrhea)和痴呆(dementia),又称"三 D"症状。尚未见食物中摄入维生素 PP 过量引起中毒的报道。

5. 叶酸 叶酸(folic acid)最初从菠菜中分离出来而得名。叶酸为淡黄色结晶性粉末,不溶于冷水,稍溶于热水,其钠盐易溶于水,不溶于乙醇、乙醚及其他有机溶剂,在水中易被光解破坏,在酸性溶液中对热不稳定,在中性和碱性溶液中对热稳定。

(1) 营养学意义:参与核酸和蛋白质合成,参与 DNA 甲基化,参与同型半胱氨酸代谢。

(2) 推荐摄入量:叶酸摄入量通常以膳食叶酸当量(DFE)表示,DFE(μg)= 膳食叶酸(μg)+1.7× 叶酸补充剂(μg)。中国营养学会推荐摄入量(RNI):14 岁以上者为 400μgDFE/d。

(3) 食物来源:叶酸广泛存在于动植物食物中,其良好来源为动物的肝、肾、鸡蛋、豆类、酵母、绿叶蔬菜、水果及坚果等食物。

(4) 缺乏与过量的危害:叶酸缺乏可导致巨幼细胞贫血;可使孕妇先兆子痫和胎盘早剥的发生率增高,胎盘发育不良导致自发性流产;还可导致高同型半胱氨酸血症等。长期摄入大剂量合成叶酸,可能产生干扰抗惊厥药物的作用而诱发病人惊厥;干扰锌的吸收而导致锌缺乏;掩盖维生素 B_{12} 缺乏的症状,干扰其诊断;使胎儿发育迟缓,低出生体重儿增加等。

其他维生素的主要功能、食物来源及缺乏症见表 1-9。

表 1-9 其他维生素的主要功能、食物来源及缺乏症状

名称	主要功能	食物来源	缺乏症状	营养素参考摄入量
维生素 K	维持凝血酶原、凝血因子功能	绿叶蔬菜、肠道细菌合成	易出血	AI 男性 120μg/d,女性 90μg/d(美国)
维生素 B_6	产生抗体、构成辅酶、保护神经	坚果类、蔬菜、肉类	贫血、体重下降、神经质、四肢麻木	AI 成人 1.2mg/d
维生素 B_{12}	促进红细胞成熟、保护神经系统	动物内脏、水产品、肉类	恶性贫血、神经退化、消化道炎	AI 成人 2.4μg/d

七、水

水(water)是人体中含量最多的成分,占健康成年人体重的 60%~70%。机体水含量随着年龄的增长而下降,男性大于女性。体内的水 2/3 分布于细胞内,1/3 的分布在组织液、血浆、淋巴等细胞外。

（一）水的平衡

在正常情况下，机体水的摄入量和水的排出量大约相等。如成年人每日水摄入量约 2500ml，排出量约 2500ml。水的摄入主要通过饮水或饮料、食物获得，少量来源于营养素体内氧化形成的内生水。水的排出通过肾脏、皮肤、肺和胃肠道等器官组织。

（二）营养学意义

水的营养学意义主要有：是人体组织的主要成分，参与人体内新陈代谢，维持体液正常渗透压及电解质平衡，具有调节人体体温和润滑作用等。

（三）水的需要量

水的实际需要量因年龄、性别、运动量和生理状况等不同而不同。我国建议每天需水量：8~9 岁 70~100ml/kg，10~14 岁 50~80ml/kg，成人 40ml/kg 或每日最少饮水 1200ml。

成年人每日水的摄入量和排出量见表 1-10。

表 1-10　成年人每日水的摄入量和排出量

来源	摄入量（ml）	排出途径	排出量（ml）
食物	1000	呼吸	350
饮用水或饮料	1200	皮肤	500
代谢水	300	粪便	150
		尿液	1500
总量	2500		2500

（奚锦芝　贺　生）

第三节　人体能量的代谢

一切生物都需要能量来维持生命活动。对健康人来说，能量代谢的最佳状态应为能量平衡，即能量的摄入量与需要量相等。

国际上通用的能量单位是焦耳（joule，J）、千焦耳（kilojoule，kJ）或兆焦耳（megajoule，MJ），1J 是指用 1 牛顿的力把 1kg 的物体移动 1m 所消耗的能量。营养学领域常使用卡（calorie，cal）或千卡（kilocalorie，kcal）作为单位，1 千卡（kcal）指在 1 个标准大气压下，1L 纯水从 15℃升高到 16℃所需要的能量。其换算关系是：1kcal=4.184kJ，1kJ=0.239kcal。

一、人体能量的摄入

（一）人体能量的来源

人体的能量主要来源于食物中的产能营养素，包括糖类（主要为碳水化合物）、脂类和蛋白质。

每 1g 产能营养素在体内氧化产生的能量值称为热能系数或能量系数。食物中的三大产能营养素在体外完全氧化的能量为：

1g 碳水化合物　　17.15kJ（4.10kcal）

1g 脂肪　　39.54kJ（9.45kcal）

1g 蛋白质　　23.64kJ（5.65kcal）

正常人体对碳水化合物的吸收率为 98%、脂肪为 95%、蛋白质为 92%，每 1g 蛋白质分解产生的尿素、肌酐、尿酸等含氮物质如完全氧化，还可产生 5.44kJ（1.3kcal）的能量。因此，食物中的碳水化合物、脂肪、蛋白质的净能量系数为：

1g 碳水化合物　　17.15kJ×98%= 16.84kJ（4kcal）

1g 脂肪　　39.54kJ×95%= 37.56kJ（9kcal）

1g 蛋白质　　（23.64kJ−5.44kJ）×92%=16.74kJ（4kcal）

此外,乙醇也能提供较高的能量,其能量系数为 29.3kJ(7kcal)。

（二）能量的推荐摄入量

根据我国居民的饮食习惯和合理营养的要求,中国营养学会建议,三大产能营养素占总能量百分比分别为:蛋白质 10%~15%,脂肪 20%~30%,碳水化合物 55%~65%。

二、人体能量的支出

成人能量的支出主要用于基础代谢、体力活动和食物热效应这三方面。对于一些特殊人群来说,还要增加额外的能量支出,如孕妇还要包括子宫、乳房、胎盘及胎儿等生长发育及母体体脂的储备所需能量;乳母应包括合成和分泌乳汁的能量需要;婴幼儿、儿童、青少年应包括生长发育的能量需要。

（一）基础代谢

基础代谢(basal metabolism,BM)是维持人体最基本生命活动所必需的最低能量消耗,是人体能量消耗的主要部分,占人体总能量消耗的 60%~70%。世界卫生组织对基础代谢的定义为人体在安静和恒温条件下(22~26℃)经过 10~12h 空腹和良好的睡眠,清醒仰卧,无任何身体活动和紧张的思想活动,全身肌肉放松时所需的能量消耗。此时机体处于维持最基本的生命活动状态,能量消耗仅用于维持体温、心跳、呼吸、各器官组织和细胞功能等最基本的生命活动。

基础代谢的水平用基础代谢率(basal metabolic rate,BMR)来表示,是指人体处于基础代谢状态下,每小时每 $1m^2$ 体表面积(或每千克体重)的能量消耗。基础代谢率在个体间的差异大于个体内差异,主要与机体的构成、内分泌和遗传等因素有关。影响人体基础代谢能量消耗的因素包括体型和机体构成、年龄、性别、内分泌和是否处于应激状态等。

（二）身体活动

除基础代谢外,体力活动消耗的能量是影响人体总能量消耗的最重要的部分,占总能量消耗的 15%~30%。身体活动与人体活动时间、活动强度密切相关。这也是人体能量支出变化最大,也是控制能量支出、保持能量平衡、维持健康最重要的部分。

（三）食物的热效应

食物的热效应(TEF)也称为食物特殊动力作用(SDA),是指因摄食而引起能量的额外消耗的现象。不同营养素的热效应也有差别,一般碳水化合物为 5%~10%,脂肪为 0%~5%,蛋白质为 20%~30%。当成人进行一般混合性膳食时,食物的热效应所引起的能量额外消耗平均为 627.6~836.8kJ(150~200kcal),约相当于基础代谢消耗能量的 10%。

（四）特殊生理阶段的能量消耗

特殊生理阶段包括孕期、哺乳期和生长发育期的婴幼儿与儿童青少年。怀孕期的胎儿和胎盘的增长与母体组织的增加需要额外的能量,哺乳期中产生乳汁需要能量和乳汁中含有能量,婴幼儿、儿童及青少年的生长发育需要能量,主要包括合成新组织所需的能量和储存在新组织中的能量。生长发育所需要的能量,在出生后前 3 个月约占总能量的 35%,在 12 个月时迅速降为 5%,第二年约为 3%,到青少年为 1%~2%。

三、能量的营养评价

合理评价各类人群或个人的能量代谢状况,对于指导人们改善膳食结构、维持能量平衡、提高健康水平是非常重要的。正常情况下,人体每天摄入的能量和消耗的能量应基本保持平衡,体重可维持在正常范围内,使机体保持健康。一旦能量的平衡被打破,就会带来一系列健康问题。因此按人体需要供给能量就非常关键。

（一）人体能量需要量的确定

1. 世界粮农组织按下式粗略计算人体每日能量的需要量。

男子:每日能量需要量 = 体重(kg)×192

女子:每日能量需要量 = 体重(kg)×160

并按劳动强度不同分别用不同系数进行调整,轻体力劳动、积极活动和剧烈活动的调整系数分别为 0.9、1.17 和 1.34。

2. 生活作业观察法 对调查对象进行 24h 跟踪观察,详细记录其各项活动的持续时间(精确到秒),然后根据前面所说各种活动的能量消耗系数,再依据其体表面积就可推算出调查对象一天的能量消耗,进而确定其能量需要量。观察时间越长,其结果越准确。

3. 体重观察法 正常人的能量需要与其食欲往往是相适应,其体重应保持相对稳定。如果能准确计算一定时期(≥15d)摄入的能量,并观察体重变化,当体重保持不变时,就表示摄入能量与消耗能量相当;如果体重减轻,则表示能量摄入不足,反之,则表示能量摄入过剩。此方法可靠,且简便易行。

(二) 能量平衡

正常成人能量代谢的最佳状态是摄入量与消耗量大致相同。这种能量平衡是对机体保持健康和胜任社会经济活动十分必要。衡量能量营养状态的常用指标是体质指数(BMI),BMI= 体重(kg)/〔身高(m)〕^{2}。正常值为 18.5~25,大于 25 为超重,大于 28 为肥胖症。

(贺 生)

思考题

1. 周某,男,45 岁,某公司员工,身高 172cm,中等体力劳动强度,每日能量需要量约为 2700kcal。若三种能量营养素占总能量的比例分别为:蛋白质占 15%、脂肪占 25%、碳水化合物占 60%;三餐能量的比例分配为:早餐占 30%,午餐占 40%,晚餐占 30%。

请问:周某每日三餐需要蛋白质、脂肪和碳水化合物各为多少?

2. 某 1 岁营养不良男孩,经医护人员对其体检测得其身长 70cm,体重 5kg,腹部皮褶厚度为 0.3cm;检查发现其肌张力减低,肌肉松弛,情绪不稳定。已知该地区同年龄、同性别健康儿童的平均身长为 73cm,标准差为 2.5cm,体重为 10kg,标准差为 0.91kg。

请问:请该患儿的体型属于哪一类? 属何种程度的营养不良?

思路解析

扫一扫,测一测

学习目标

1. 掌握我国居民膳食指南和平衡膳食宝塔及其应用。
2. 熟悉平衡膳食的概念与基本要求。
3. 了解各类食物的营养特点。
4. 能对各类健康人群膳食进行正确的营养指导。
5. 具有指导健康人群平衡膳食的基本能力。

　　人体所需要的能量和营养素主要是从食物中获得。自然界的食物种类繁多,各具特色,其营养价值各不相同。膳食中营养不足或过量都可造成各种健康问题。因此,要具有科学的饮食结构,良好的饮食习惯,从而达到平衡膳食、合理营养、促进健康、预防疾病的目的。

第一节　常用食物的营养价值

　　食物根据其来源可分为植物性食物和动物性食物两大类。前者包括谷类、豆类、蔬菜、水果、坚果等,后者包括肉类、蛋类、乳类等。各类食物的营养价值各不相同。了解每类食物的营养素含量和营养特点,对于指导健康人群的平衡膳食具有十分重要的意义。

一、谷类营养价值

　　谷类主要包括大米、小麦、玉米、小米、荞麦、高粱等。谷类食物在我国居民膳食中占重要地位。居民膳食中有 50%~70% 的能量、58% 的蛋白质、大部分矿物质和 B 族维生素来源于谷类食物。

　　(一)谷类食物营养特点

　　1. 碳水化合物　谷类食物碳水化合物含量丰富,多数含量在 70% 以上。存在的主要形式为淀粉,此外谷类还含有较多的膳食纤维。

　　2. 蛋白质　谷类蛋白质含量一般为 8%~10%。谷类蛋白质氨基酸组成中赖氨酸含量相对较低,因此谷类蛋白质生物学价值低于动物性食物蛋白质。谷类蛋白质的生物学价值:大米 77、小麦 67、玉米 60 、小米 57、高粱 56。

　　3. 脂肪　谷类脂肪含量低,大多数品种低于 2%。但谷类脂肪中不饱和脂肪酸含量较高,质量较好。从玉米和小麦胚芽中提取的胚芽油,80% 为不饱和脂肪酸,其中亚油酸为 60%,具有降低血清胆固醇、防治动脉粥样硬化的作用。

4. 矿物质 谷类含矿物质 1.5%~3%，主要是钙和磷，并多以植酸盐的形式存在，消化吸收率低。

5. 维生素 谷类中的维生素主要以 B 族维生素为主，其中维生素 B_1 和烟酸含量较多。黄色玉米和小米中还含有较多的类胡萝卜素，小麦胚粉中含有丰富的维生素 E。

（二）谷类的合理利用

1. 合理加工 谷类加工有利于食用和消化吸收，但由于营养素除碳水化合物外主要存在于谷粒表层和谷胚中，因此加工精度越高营养素损失就越多，影响最大的是维生素和矿物质。为了保持良好的感官性状和有利于消化吸收，同时又要最大限度地保留各种营养素就要进行合理加工。

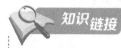

谷粒结构及其营养素分布

各种谷类种子外观形态大小不一，颜色各异，其基本结构相似，都是有谷皮、糊粉层、胚乳、胚芽四个主要部分组成。

1. 谷皮 谷粒的外壳，主要由纤维素、半纤维素组成，含有较高的脂肪和灰分，占谷粒重量的 13%~15%。谷皮因不能被人体消化，故加工时被去掉。

2. 糊粉 介于谷皮和胚乳之间，占谷粒重量的 6%~7%，含有较多的磷、丰富的 B 族维生素及矿物质，有重要的营养意义。谷物加工过于精细时，该部分容易与谷皮同时脱落混入糠麸中。

3. 胚乳 占谷粒总量的 83%~87%，是谷类最主要部分，含有大量淀粉和一定量蛋白质及少量的矿物质、维生素。

4. 胚芽 位于谷粒的一端，占谷粒重量 2%~3%，富含脂肪、蛋白质、矿物质、B 族维生素和维生素 E 以及一些酶类。胚芽质地柔软，与胚乳结合松散，加工时易与胚乳分离而丢失。

2. 合理烹调 烹调过程会造成营养素的部分损失，例如大米在淘洗过程中，维生素 B_1 可损失 30%~60%，维生素 B_2 和烟酸可损失 20%~25%，矿物质损失 70%。因此减少淘洗次数、浸泡时间，降低淘洗水温可保留更多的营养素。米面在蒸煮过程中，B 族维生素有不同程度的损失，加碱蒸煮、炸油条等则损失更为严重。

3. 合理搭配 谷类食物蛋白质生物价较低，赖氨酸含量普遍偏低，宜与含赖氨酸多的豆类和动物性食物混合食用，以提高谷类食物蛋白质的营养价值。

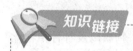

五 谷

"谷"原来是指有壳的粮食；像稻、稷、黍(亦称黄米)等外面都有一层壳，所以叫做谷。五谷原是中国古代所称的五种谷物，后泛指粮食类作物。关于五谷主要有两种说法，主流的是稻(俗称水稻、大米)、黍(shǔ，俗称黄米，糜子)、稷(jì，又称粟，俗称小米)、麦(俗称小麦，制作面粉用)、菽(俗称大豆)。因为有的地方气候干旱，不利于水稻的种植，因此有将麻(俗称麻子)代替稻，作为五谷之一。

组图：传统五谷

二、豆类及豆制品类营养价值

豆类可分为大豆类和杂豆类。大豆类按种皮的颜色可分为黄、青、黑、褐和双色大豆五种。杂豆类包括蚕豆、豌豆、绿豆、芸豆等。豆制品是由大豆或绿豆等原料制作的半成品食物，如豆芽、豆浆、豆腐等。豆类及其制品是我国居民膳食中优质蛋白质的重要来源。

（一）豆类的主要营养特点

1. 蛋白质 豆类蛋白质含量较高，一般为 35%~40%。豆制品蛋白质含量差别较大，高者达 18% 左右，低者只有 2%。蛋白质中含有人体需要的全部氨基酸，属于完全蛋白，其中赖氨酸含量较多，与谷类食物混合使用,可较好发挥蛋白质的互补作用。

2. 脂肪 豆类脂肪含量以大豆为高,在 15% 以上;其他豆类较低,在 1% 左右。大豆中脂肪以不饱和脂肪酸居多,占 85%。其中亚油酸高达 50%,亚麻酸占 2%~10%,还含有较多的磷脂,是高血压、动脉粥样硬化等疾病患者的理想食品。

3. 碳水化合物 大豆中碳水化合物含量为 34% 左右。豆制品依据加工方法和水分含量,碳水化合物普遍较低。大豆类碳水化合物组成比较复杂,多为膳食纤维和可溶性糖,几乎完全不含淀粉或含量极少。膳食纤维含量较高,其中有些在大肠细菌的作用下发酵产生过多的气体,可引起肠胀气。其他豆类碳水化合物主要以淀粉形式存在,碳水化合物含量较大豆高很多,还有少量的糖类。

4. 维生素和矿物质 豆类还含有丰富的维生素和矿物质,其中 B 族维生素和钙、钾、磷等的含量较高。干豆类几乎不含维生素 C,但经发芽做成豆芽后,维生素 C 含量明显提高。

大豆中还含有一些抗营养因子,如蛋白酶抑制剂、植酸、植物红细胞凝血素、胀气因子等,可影响人体对某些营养素的消化吸收,如植酸会影响钙、铁、锌等矿物质的吸收利用。

(二) 豆类及其制品的合理利用

加工方式和烹调方法对豆类食物蛋白质的消化率有明显的影响。整粒大豆的蛋白质消化率为 65%,加工成豆浆可达 85%,豆腐的消化率可提高到 92%~96%。豆类经过加工烹调后消除了抗营养因子,更有利于营养素的吸收利用。

豆制品发酵后蛋白质部分分解,较易消化吸收,某些营养素(如微生物在发酵过程中合成的维生素 B_2) 含量有所增加。大豆制成豆芽,除含原有的营养成分外,还含有较多的维生素 C,因此当新鲜蔬菜缺乏时,豆芽是维生素 C 的良好来源。

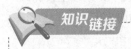

豆类膳食纤维的妙用

豆类中含有较多的膳食纤维,特别是豆皮。国外有人将豆皮处理后磨成粉,作为高纤维素添加到烘焙食品中。据报道,食用含纤维的豆类食品可以明显降低血清胆固醇,对冠心病、糖尿病及肠癌也有一定的预防及治疗作用。提取的豆类纤维加到缺少纤维的食品中,不仅改善食品的松软性,还有较强的保健作用。

三、蔬菜、水果和菌藻类营养价值

蔬菜、水果种类丰富多样,富含维生素 C、胡萝卜素、钙、铁等多种维生素和矿物质以及各种植物化学物,对人们身体健康具有重要意义。

(一) 蔬菜

蔬菜的种类繁多,按其结构及可食部分不同,可分为叶菜类、根茎类、瓜茄类、鲜豆类和菌藻类等,是维生素、矿物质、膳食纤维和植物化学物质的重要来源。新鲜蔬菜的水分含量多,多数蔬菜含蛋白质和脂肪很少,碳水化合物含量因种类不同差异较大,含量较高的为根茎类蔬菜,可达 20%。蔬菜含膳食纤维 1%~3%。

蔬菜含有丰富的钙、磷、钾、镁、钠、铜等矿物质。新鲜叶菜类和根茎类含量较多,尤以绿叶菜含量更为丰富。新鲜蔬菜含丰富的维生素 C、维生素 B、叶酸和胡萝卜素。蔬菜的维生素含量与品种、鲜嫩程度和颜色有关,一般叶部含量比根部高,嫩叶含量比枯叶高,深色菜叶含量比浅色高。

(二) 水果

水果可分为鲜果、干果。新鲜水果含水分多,蛋白质和脂肪少,水果的营养价值与新鲜蔬菜相似,是人体维生素和矿物质的重要来源。

水果所含碳水化合物较蔬菜多,主要是葡萄糖、果糖、蔗糖,在不成熟的水果内还有淀粉。此外许多水果还富含纤维素、半纤维素和果胶等。水果也是人体获得矿物质如钙、磷、铁、锌、铜、钾、镁的良好来源。新鲜水果含较多的维生素 C,如鲜枣、橘子中含量特别高,可高达 300~600mg/100g,山楂、柑橘、草莓中含量也比较高。一些黄色和红色水果如芒果、杏、枇杷中含有较多的类胡萝卜素。

水果中含有多种有机酸,以柠檬酸、苹果酸和酒石酸含量较多。有机酸可促进消化酶的分泌,增进食欲,有利于食物的消化吸收;另一方面,使食物保持一定酸度,对维生素C的稳定有保护作用。许多水果都含有各种芳香物质和色素,使水果具有特殊的香味和颜色,赋予水果良好的感官性状。

(三) 菌藻类

菌藻类食物包括食用菌和藻类食物。常见的食用菌有蘑菇、香菇、木耳、银耳等。常见藻类有海带、紫菜、发菜等。

菌藻类食物富含蛋白质、膳食纤维、碳水化合物、维生素和微量元素。蛋白质含量以发菜、香菇和蘑菇最为丰富,在20%以上。蛋白质氨基酸组成比较均衡,必需氨基酸含量占蛋白质总量的60%以上。脂肪含量低。碳水化合物含量为20%~35%,银耳和发菜中的碳水化合物含量较高。胡萝卜素含量差别较大,在紫菜和蘑菇中含量丰富,其他菌藻中较低。维生素B_1和维生素B_2含量也比较高。菌藻类食物中微量元素含量丰富,尤其是铁、锌和硒等,其含量约是其他食物的数倍甚至十余倍。在海产植物中,如海带、紫菜等中还含有丰富的碘,每100g干海带中碘含量可达36g。

知识链接

蔬菜、水果与癌症预防

新鲜蔬菜和水果已被公认为是最佳的防癌食品。世界癌症研究基金会(WCRF)和美国癌症研究所(AICR)总结世界各国的研究资料,认为有充分证据表明蔬菜和水果能降低口腔、咽、食管、肺、胃、结肠、直肠等癌症的危险性,且很可能降低喉、胰腺、乳腺、膀胱等癌症的危险性,有可能有降低子宫颈、子宫内膜、肝、前列腺癌的危险性的作用。蔬菜、水果的防癌作用与它们所含的营养成分,如矿物质、胡萝卜素、维生素C等抗氧化剂、类黄酮类化合物、异硫氰酸盐及有机硫化物等活性成分有关,这些物质使DNA免受损伤,促进其修复,减少突变。另外,蔬菜、水果富含膳食纤维,能缩短食物残渣在肠道通过时间,并可与潜在的致癌物、次级胆汁酸、短链脂肪酸结合,促进其排出。

四、畜禽肉类营养价值

畜禽肉包括:畜肉和禽肉,前者指猪、牛、羊等的肌肉、内脏及其制品,后者包括鸡、鸭、鹅等的肌肉及其制品。

1. 蛋白质 畜禽肉中的蛋白质含量一般为10%~20%,氨基酸模式接近人体,属于优质蛋白质。猪肉的蛋白质含量平均在13.2%左右,牛肉高达20%,羊肉介于猪肉和牛肉之间。在禽肉中,鸡肉和鹌鹑肉的蛋白质含量较高,约20%,鸭肉约16%,鹅肉18%。一般来说,心、肝、肾等内脏器官的蛋白质含量较高,脂肪含量较低。

2. 脂肪 脂肪含量因动物的品种、年龄、肥瘦程度、部位等不同有较大的差异,在畜肉中,猪肉的脂肪含量最高,羊肉次之,牛肉最低。在禽肉中,鸡肉的脂肪为9%~14%,鸭肉和鹅肉20%左右,鹌鹑肉较低。在动物脂肪中,禽类脂肪所含必需脂肪酸的量高于家畜,因此,禽类脂肪的营养价值高于畜类脂肪。畜肉内脏含有较高的胆固醇,脑中含量最高。

3. 维生素 畜禽肉可提供多种维生素,主要有B族维生素和维生素A。内脏含量高于肌肉,其中肝脏的含量最为丰富,尤其富含维生素A和维生素B_2。维生素A的含量以牛肝和羊肝为最高,维生素B_2含量则以猪肝最为丰富。在禽肉中还含有较多的维生素E。

4. 矿物质 畜禽肉类含有多种矿物质,瘦肉中的含量高于肥肉,内脏高于瘦肉。肝脏中铁含量丰富,以猪肝和鸭肝中最为丰富。畜禽肉中的铁主要以血红素铁形式存在,消化吸收率很高。在内脏中还含有丰富的锌和硒,牛肾和猪肾的硒含量是其他食品的数十倍。此外,畜禽肉还含有较多的磷、硫、钾、钠、铜等。钙的含量不高,但吸收率很高。

五、鱼虾类营养价值

鱼类按其生活环境可分为海水鱼和淡水鱼。广义的鱼类还包括虾、蟹、贝类等水产品。鱼虾类是蛋白质、矿物质和维生素的良好来源。

1. 蛋白质　鱼类蛋白质含量为15%~22%，平均为18%左右。鱼类蛋白质的氨基酸组成较平衡，与人体需要接近，利用率较高，生物价值可达85%~90%。除蛋白质外，鱼还含较多的其他含氮化合物，是鱼汤的呈味成分。鱼类肌肉纤维细短，间质蛋白少，组织软而细嫩，比畜禽肉更易消化。

2. 脂肪　鱼类脂肪含量为1%~10%，呈不均匀分布，主要存在于皮下和脏器周围，肌肉组织中含量较少。不同鱼种含脂肪量有较大差异，如鳕鱼含脂肪低于1%，而河鳗脂肪含量高达10.8%。鱼类脂肪中的不饱和脂肪酸占60%以上，熔点较低，通常呈液态，消化率达95%左右。鱼类的胆固醇含量一般约为100mg/100g，但鱼子中含量较高。鱼脑和鱼卵中含丰富的脑磷脂和卵磷脂。

3. 碳水化合物　鱼类的碳水化合物含量较低，约1.5%。有些鱼不含碳水化合物，如鲳鱼、鲢鱼、银鱼等。碳水化合物的主要形式为糖原。此外，鱼体内还含有黏多糖类。

4. 矿物质　鱼类矿物质的含量为1%~2%，其中锌和硒的含量丰富，此外，钙、钠、氯、钾、镁等含量也较多。海产鱼类富含碘。

5. 维生素　鱼肉含有一定数量的维生素A和维生素D，维生素B_1、维生素B_2、烟酸等含量也高，而维生素C含量则很低。鱼肝油和鱼油是维生素A、维生素D和维生素E的重要来源。

六、蛋类营养价值

蛋类包括鸡蛋、鸭蛋、鹅蛋、鹌鹑蛋、鸽蛋等及其加工制成的咸蛋、松花蛋等。蛋类的营养素含量丰富，且质量也很好，是营养价值较高的食物。

1. 蛋白质　各种蛋类的蛋白质含量基本相似，全蛋蛋白质的含量为12%左右，蛋清的含量较低，蛋黄中较高，加工成咸蛋或松花蛋后，略有提高。蛋白质的氨基酸模式与人体最接近，生物价高达94，优于其他动物蛋白。蛋白质中赖氨酸和甲硫氨酸含量较高，与谷类和豆类食物混合食用，可弥补其赖氨酸或甲硫氨酸不足。

2. 脂肪　蛋清中含脂肪极少，98%的脂肪存在于蛋黄中。蛋黄中的脂肪几乎全部以与蛋白质结合的良好乳化形式存在，故消化吸收率高。蛋中胆固醇含量极高，主要集中在蛋黄，鹅蛋黄含量最高，每100g达1696mg，其次是鸭蛋黄，鸡蛋黄略低。加工成咸蛋或松花蛋后，胆固醇含量无明显变化。

3. 碳水化合物　蛋中碳水化合物含量较低，为1%~3%，蛋黄略高于蛋清，加工成咸蛋或松花蛋后有所提高。

4. 矿物质　蛋中的矿物质主要存在于蛋黄部分，蛋清部分含量较低。蛋黄含矿物质为1%~1.5%，其中钙、磷、铁、锌、硒等含量丰富。蛋中铁含量较高，但由于与蛋黄中的卵黄磷蛋白结合而对铁吸收具有干扰作用，故蛋黄中铁的生物利用率较低，仅为3%左右。

5. 维生素　蛋中维生素含量十分丰富，且品种较为完全，包括所有的B族维生素、维生素A、维生素D、维生素E、维生素K和微量的维生素C。其中绝大部分的维生素都存在蛋黄中。此外，蛋中的维生素含量受到禽类品种、季节和饲料中维生素含量的影响。

七、奶类及奶制品类营养价值

奶类指动物的乳汁，人们经常食用的是牛奶和羊奶。奶类经浓缩、发酵等工艺可制成奶制品，如奶粉、酸奶、炼乳等。奶类及其制品含有优质的蛋白质、丰富B族维生素以及矿物质等，具有很高的营养价值。

（一）奶类

奶类含有人体需要的所有营养素，除维生素C含量较低外，其他营养素含量都比较丰富。奶类的水分含量为86%~90%。

1. 蛋白质　牛奶中的蛋白质含量比较恒定，3.0%左右，羊奶为1.5%，人奶约1.2%。在牛奶蛋白质中，酪蛋白约占80%，乳清蛋白含15%，此外，还含有少量血清蛋白和免疫球蛋白等。奶类蛋白质为优质蛋白质,生物价为85,容易被人体消化吸收。

2. 脂肪 牛奶含脂肪2.8%~4.0%。奶中磷脂含量为20~50mg/dl,胆固醇含量为13mg/dl。随季节、饲料的不同,奶类脂肪的成分略有变化。奶类脂肪是脂溶性维生素的载体,对奶的风味和口感也有重要影响。

3. 碳水化合物 奶类碳水化合物主要是乳糖,其含量为3.4%~7.4%,人奶含量最高,羊奶居中,牛奶最少。乳糖在人体消化道内经乳糖酶的作用分解成葡萄糖和半乳糖后被人体吸收,有些人体内乳糖酶不足或活性低,食用牛奶后,乳酸不被分解吸收,进入肠道后端被肠道细菌发酵而产酸、产气,出现肠胀气、腹痛和腹泻等症状,称为乳酸不耐症。

4. 维生素 牛乳中含有几乎所有种类的维生素,包括维生素A、维生素D、维生素E、维生素K、各种B族维生素和微量维生素C,维生素含量与饲养方式和季节有关。各种乳类维生素含量差异较大。

5. 矿物质 奶类富含钙、磷、钾等矿物质,钙的含量可达1200mg/L,且易消化吸收,是钙的良好来源。牛奶中的铁含量很低,仅含23mg/L,属贫铁食物。此外,奶中还含有多种微量元素,如铜、锌、碘等。牛奶的矿物质含量因品种、饲料和泌乳期等因素的不同而有所差异,初乳中含量最高,常乳中略有下降。

(二)奶制品

奶制品主要包括消毒牛奶、酸奶、奶粉、炼乳等。因加工工艺不同,奶制品营养成分有很大差异。

1. 消毒牛奶 消毒牛奶是将新鲜牛奶经过过滤、消毒、均质化后分装出售的液态奶。常见的品种有全脂奶、半脱脂奶和脱脂奶等。消毒牛奶除维生素B_1和维生素C略有损失外,营养价值与新鲜牛奶差别不大。

2. 酸奶 酸奶是在消毒鲜奶中接种乳酸杆菌并使其在控制条件下发酵而制成的。牛奶经乳酸菌发酵后,游离氨基酸和肽增加,脂肪不同程度水解,叶酸含量增加,营养价值更高,更易消化吸收。酸奶中的乳酸杆菌进入肠道可抑制腐败菌的生长繁殖,防止腐败胺类产生,对维护人体的健康有重要作用。酸奶适合消化功能不良的儿童、老年人和乳糖不耐受者。

3. 奶粉 奶粉是鲜奶经消毒、浓缩、脱水干燥制成的。根据食用目的,可制成全脂奶粉、脱脂奶粉和配方奶粉等。全脂奶粉是将鲜奶浓缩除去70%~80%水分后,经喷雾干燥或热滚筒法脱水制成。脱脂奶粉是将鲜奶脱去脂肪,再经上述方法制成的奶粉。脱脂奶粉中脂肪含量仅为1.3%,脱脂过程中使脂溶性维生素损失较多,其他营养成分变化不大。此种奶粉一般供腹泻婴儿及需要低脂膳食的患者食用。配方奶粉是以牛奶为基础,参照人奶组成的模式和特点进行营养素的调整和改善,使其更适合婴儿的生理特点和需要。

4. 炼乳 炼乳是一种浓缩奶,可分为淡炼乳和甜炼乳。新鲜奶在低温真空条件下浓缩,除去约2/3水分,再经灭菌可制成淡炼乳。因加工过程使维生素遭受一定的破坏,因此常用维生素加以强化,按适当的比例冲稀后,营养价值与鲜奶相同,适合婴儿和对鲜奶过敏者食用。甜炼乳是在鲜奶中加约15%的蔗糖后按上述工艺制成。糖含量可达45%左右,不宜供婴儿食用。

(吴亚飞 季兰芳)

第二节 膳食结构与膳食指南

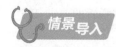

某大学女生,身高165cm,体重60kg。因对自己身材不满采取节食和运动措施开始减肥半月余,早餐200ml牛奶,午餐一份粥,晚餐一个苹果,每晚8点在田径场跑步1h,大约3km。近日反应倦怠无力,上课打盹,夜间睡眠差。

请问:

1. 她需要减重吗?

2. 她采取的控制饮食的措施合理吗?

一、膳食结构

（一）膳食结构的概念

膳食结构是指居民消费的食物种类及数量的相对构成，又称为膳食模式。一个国家或地区居民的膳食结构必须与其居民的经济收入、身体素质和饮食习惯及食用作物的生产相协调。因此膳食结构是衡量一个国家或地区经济发展水平、社会文明程度和膳食质量的主要标志。

（二）膳食结构的类型

根据动物性食物和植物性食物在膳食中所占比重以及能量、蛋白质、脂肪和碳水化合物的摄入量，可将世界各国人群的膳食结构分为以下四种类型：

1. 动植物食物平衡的膳食结构　该膳食结构以日本为代表。特点是膳食中动物性食物和植物性食物的比例较合适；能量、蛋白质、脂肪、碳水化合物摄入量基本符合营养要求，膳食结构比较合理。有利于避免营养缺乏病和营养过剩性疾病。

2. 以动物性食物为主的膳食结构　多数欧美发达国家属于此类型。其膳食结构特点是以动物性食物为主，提供高能量、高脂肪、高蛋白、低膳食纤维即"三高一低"膳食模式。这类膳食结构造成肥胖症、高脂血症、冠心病、糖尿病等慢性病的发病率升高。

3. 以植物性食物为主的膳食结构　大多数发展中国家属于此类型。该膳食结构以植物性食物为主，动物性食物为辅，蛋白质、脂肪摄入不足，能量基本满足需要，这种膳食结构容易导致蛋白质 - 能量营养不良、缺铁性贫血、维生素 A 缺乏症等营养缺乏病。

4. 地中海膳食结构　该膳食结构是居住在地中海的居民所特有的，以希腊为代表。其特点是膳食能量能满足人体需要，饱和脂肪酸摄入量低，膳食含大量的复合碳水化合物，蔬菜、水果的摄入量较高。心脑血管疾病和癌症的发病率低、死亡率低，平均寿命比西方高 17%。

组图：膳食
结构类型

知识链接

在小鼠实验中发现，在相同卡路里食物摄入下，相比于高碳水化合物（65% 的能量由碳水化合物提供）、低脂肪饮食的小鼠来说，高脂肪（89% 的能量来自脂肪）、低碳水化合物饮食的小鼠，其平均寿命延长了 13%，在老年时期保持了更好的记忆力、肌肉质量和运动能力，同时还降低了癌症发病风险。还有研究显示，脂肪代谢产生的酮体可以降低 2 型糖尿病患者心衰的发生风险。

二、平衡膳食

（一）平衡膳食的概念

平衡膳食，又称合理膳食，它是指膳食中所含的营养素种类齐全、数量充足、比例合适。平衡膳食是合理营养的物质基础，是达到合理营养的手段。合理营养是通过合理地选择与搭配食物，采用合理的加工与烹调，合理的膳食制度，以满足在不同生理阶段、不同生活环境及不同劳动条件下的需要，使机体处于良好的健康状态。

（二）平衡膳食的基本要求

1. 提供充足的能量和营养素　要求膳食中各种营养素和能量应能保证满足用膳者的要求，以达到膳食营养素参考摄入量标准（DRIs）为宜。

2. 保证各种营养素之间比例适宜　膳食中的各种营养素之间应保证平衡，以充分发挥各种营养素的功能，保证人体处在良好的健康状态。主要注意以下七个比例的适宜：①三大产能营养素供能比例适宜；②能量与维生素比例；③必需氨基酸的比例；④饱和脂肪酸、单不饱和脂肪酸、多不饱和脂肪酸的比例；⑤矿物质之间的比例；⑥维生素之间的比例；⑦矿物质与维生素间的比例。

3. 食物对人体无毒无害，保证安全　食物如果被有害物质或致病微生物污染则会对人体产生危害或引起食物中毒，因此，膳食应由符合国家食品卫生标准的安全、无毒、无害规定。

4. 合理的加工烹调　尽量减少营养素的损失，并使食物保持良好的色、香、味、形等感官性状，促

微课：平衡
膳食的基本
要求

笔记

进食欲,提高消化吸收率。

5. 合理的膳食制度和良好的饮食习惯　膳食制度是指把全天的食物定时、定质、定量地分配给食用者的一种制度。制定膳食制度时要考虑用膳者的工作性质、年龄、生理状况以及季节、气候等因素。我国居民的饮食习惯为一日三餐,三餐能量的合理分配是:早餐占 25%~30%,午餐占 40%,晚餐占 30%~35%。

三、中国居民膳食指南及平衡膳食宝塔

中国居民膳食指南是根据营养学原理,结合我国居民膳食消费和营养状况的实际情况制定的。它是教育我国居民采用平衡膳食,获取合理营养促进身体健康的指导性意见。第 4 版《中国居民膳食指南》(2016)包括一般人群膳食指南、特定人群膳食指南和中国居民膳食实践三部分,相对于前三版更加科学化和符合百姓要求。中国居民膳食宝塔(2016)、中国居民平衡膳食餐盘(2016)和儿童平衡膳食算盘等三个可视化图形,指导大众在日常生活中进行具体实践。

（一）中国居民膳食指南

(1) 食物多样,谷类为主:平衡膳食模式是最大程度上保障人体营养需要和健康的基础,食物多样是平衡膳食模式的基本原则。每天的膳食应包括谷薯类、蔬菜、水果类、畜禽鱼蛋奶类、大豆坚果类等食物。建议平均每天摄入 12 种以上食物,每周 25 种以上。谷类为主是平衡膳食模式的重要特征,每天摄入谷薯类食物 250~400g,其中全谷物和杂豆类 50~150g,薯类 50~100g;膳食中碳水化合物提供的能量应占总能量的 50% 以上。

(2) 吃动平衡,健康体重:体重是评价人体营养和健康状况的重要指标,吃和动是保持健康体重的关键。各个年龄段人群都应该坚持天天运动、维持能量平衡、保持健康体重。体重过低或过高均易增加疾病的发生风险。推荐每周至少进行 5d 中等强度身体活动,累计 150min 以上;坚持日常身体活动,平均每天主动身体活动 6000 步;尽量减少久坐时间,每小时起来动一动,动则有益。

(3) 多吃蔬果、奶类、大豆:蔬菜、水果、奶类和大豆及制品是平衡膳食的重要组成部分,坚果是膳食的有益补充。蔬菜和水果是维生素、矿物质、膳食纤维和植物化学物的重要来源,奶类和大豆类富含钙、优质蛋白质和 B 族维生素,对降低慢性病的发病风险具有重要作用。提倡餐餐有蔬菜,推荐每天摄入 300~500g,深色蔬菜应占 1/2。天天吃水果,推荐每天摄入 200~350g 的新鲜水果,果汁不能代替鲜果。吃各种奶制品,摄入量相当于每天液态奶 300g。经常吃豆制品,每天相当于大豆 25g 以上,适量吃坚果。

(4) 适量吃鱼、禽、蛋、瘦肉:鱼、禽、蛋和瘦肉可提供人体所需要的优质蛋白质、维生素 A、B 族维生素等,有些也含有较高的脂肪和胆固醇。动物性食物优选鱼和禽类,鱼和禽类脂肪含量相对较低,鱼类含有较多的不饱和脂肪酸;蛋类各种营养成分齐全;吃畜肉应选择瘦肉,瘦肉脂肪含量较低。过多食用烟熏和腌制肉类可增加肿瘤的发生风险,应当少吃。推荐每周吃鱼 280~525g,畜禽肉 280~525g,蛋类 280~350g,平均每天摄入鱼、禽、蛋和瘦肉总量 120~200g。

(5) 少盐少油,控糖限酒:我国多数居民目前食盐、烹调油和脂肪摄入过多,这是高血压、肥胖和心脑血管疾病等慢性病发病率居高不下的重要因素,因此应当培养清淡饮食习惯,成人每天食盐不超过 6g,每天烹调油 25~30g。过多摄入添加糖可增加龋齿和超重发生的风险,推荐每天摄入糖不超过 50g,最好控制在 25g 以下。水在生命活动中发挥重要作用,应当足量饮水。建议成年人每天 7~8 杯(1500~1700ml),提倡饮用白开水和茶水,不喝或少喝含糖饮料。儿童少年、孕妇、乳母不应饮酒,成人如饮酒,一天饮酒的酒精量男性不超过 25g,女性不超过 15g。

(6) 杜绝浪费,兴新食尚:勤俭节约,珍惜食物,杜绝浪费是中华民族的美德。按需选购食物、按需备餐,提倡分餐不浪费。选择新鲜卫生的食物和适宜的烹调方式,保障饮食卫生。学会阅读食品标签,合理选择食品。创造和支持文明饮食新风的社会环境和条件,应该从每个人做起,回家吃饭,享受食物和亲情,传承优良饮食文化,树立健康饮食新风。

（二）特定人群膳食指南

中国营养学会在一般人群膳食指南 6 条建议的基础上,根据特定人群即孕妇、乳母、婴幼儿、学龄前儿童、儿童青少年和老年人的生理特点和营养需要,特制定了相应的膳食指南。

（三）中国居民平衡膳食实践

中国居民平衡膳食宝塔（图2-1）是根据《中国居民膳食指南》的核心内容,结合中国居民膳食结构特点提出的理想膳食模式,它按平衡膳食的原则推荐了各类食物的适宜消费量,并以直观的宝塔形式表现出来,便于人们理解和在日常生活中实行。

为了帮助群众把膳食指南的原则具体应用于日常膳食实践,中国居民膳食指南专家委员会针对中国居民膳食的主要缺陷,按平衡膳食的原则,推荐了中国居民各类食物的适宜消费量,并以宝塔形状,形象化地表达,称之为"中国居民平衡膳食宝塔"（见图2-1）。

食物宝塔建议每人每日摄入谷薯类食物250~400g,其中全谷物50~150g（包括杂豆类）,薯类50~100g,豆类及坚果制品25~35g,蔬菜300~500g,水果250~350g,畜禽肉40~75g,鱼虾类40~75g,蛋类40~50g,奶及奶制品300g,烹调油不超过25~30g。新的膳食宝塔增加了水和身体活动的形象,强调了充足饮水和增加身体活动的重要性。

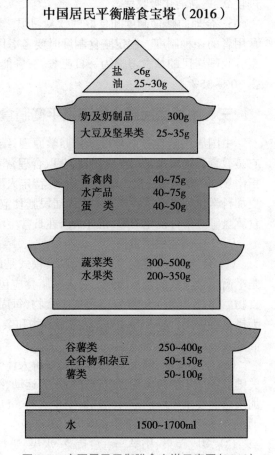

图 2-1　中国居民平衡膳食宝塔示意图（2016）

（吴亚飞）

思考题

1. 亮亮,13岁,从小爱吃鱼、瘦肉、爱喝奶,不喜欢吃蔬菜和水果。于是疼爱他的奶奶就这样安排他的饮食:早餐——牛奶、面包,午餐——糖醋排骨、清蒸鱼、米饭,晚餐——瘦肉羹、炸鸡腿。请你评价亮亮奶奶的这种膳食安排是否合理? 如果不合理,请给出合理化建议。

2.《中国居民膳食指南》（2016）是指导我国居民实践平衡膳食,获得合理营养的科学文件,在生活中如何应用?

思路解析

扫一扫,测一测

第三章	营养调查与评价

 学习目标

1. 掌握营养调查内容及体格测量常用指标。
2. 熟悉膳食调查询问法及膳食调查结果评价。
3. 了解营养缺乏病的临床体征、营养状况的生化检验指标、综合营养评定指标及住院病人的营养风险筛查方法。
4. 学会体格测量方法并能够对其营养状况做初步评价。
5. 具有严谨的科学态度及以人为本的服务理念。

营养调查是应用调查检验手段准确了解社会某一人群(以至个体)某一时间断面的营养状况及其连续的动态变化。其目的是:①了解不同地区、不同年龄组人群的膳食结构和营养状况;②了解与食物不足和过度消费有关的营养问题;③发现与膳食营养素有关的营养问题,为进一步监测或进行原因探讨提供依据;④评价居民膳食结构和营养状况的发展,并预测今后的发展趋势;⑤为某些与营养有关的综合性或专题性研究课题提供基础资料;⑥为国家制定政策和社会发展规划提供科学依据。全面的营养调查一般包括膳食调查、体格测量、营养缺乏病的临床体征检查和临床生化检查四部分。

第一节　膳食调查与评价

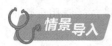 **情景导入**

某同学到校医院接受营养调查,李护士与她亲切沟通后,先是测量身高、体重、上臂围,然后进行其他项目的检查及问卷调查。
请完成以下任务:
1. 测量这位同学的标准体重、体质指数及上臂肌围。
2. 对这位同学的营养状况做出初步评价。

膳食调查是营养调查的重要组成部分,目的是了解在一定时期内人群膳食摄入的状况,并与中国居民膳食营养素参考摄入量(DRIs)比较,以此来评定营养需要得到满足的程度。单独膳食调查的结果可作为对所调查对象进行营养咨询、营养改善和膳食指导的依据。住院病人中某些病种或疾病的某个阶段,需要膳食调查,此调查所得到的数据信息可用于个体化分析、营养需要量的确定及整体营养评估。

常用的膳食调查方法有称重法、询问法、食物频率法、化学分析法等,每种方法有其特点和不足,在膳食调查时需要正确选择调查方法,通常需要多种方法相结合使用。

一、询问法

通过问答方式回顾性地了解被调查者每日膳食情况,并对食物摄入量进行计算和评价的一种方法。此方法适合于个体调查和特种人群调查,如散居儿童、老年人和病人等,通常包括膳食回顾法和膳食史法。

视频:24 小时膳食回顾调查法情景模拟视频

(一) 膳食回顾法

该法是目前最常用的一种膳食调查方法,由被调查对象提供 24h 内膳食组成及消耗情况。在实际工作中,常选用 3d 的 24h 膳食回顾,即每天对调查对象进行询问,回顾 24h 进餐情况,连续进行 3d。此法可用于单独就餐的个体,常用于门诊或住院病人的膳食调查,该法不适合 7 岁以下的儿童或超过 75 岁以上的老年人。

(二) 膳食史法

当食物消耗种类多,随季节变化大时,可采用膳食史法。此方法用于评估个体每日食物摄入量、一般的膳食方式及长时期的膳食习惯。通常覆盖过去 1 个月、6 个月或一年及以上的时段。具体做法是要求调查对象保存 3d 膳食记录,从中了解饮食习惯,据此估计出常吃食物的量。

询问法的结果不够准确,一般在无法采用称重法或记账法的情况下才使用。但经验丰富的调查人员能较容易发现膳食营养的明确缺陷,用以估算营养水平。用此方法,还能了解病人有无挑食、偏食和不良饮食习惯等,以便加以膳食指导。

二、食物频率法

食物频率法(food frequency questionnaire,FFQ)是估计调查对象在一定时期内摄入某种食物的频率的方法。该法多以问卷形式进行,其问卷内容包括食物名单和进食频率(在一定时期内所食某种食物的次数)。在实际应用中,可分为定性和定量食物频率法两种。

食物频率法可以迅速地得到被调查者平时摄入食物的种类和数量,反映长期膳食模式,可作为研究慢性疾病与膳食模式关系的依据以及对居民开展膳食指导宣传教育的参考。食物频率法的缺点是需要对过去的食物进行回忆,当前的饮食模式也可能影响被调查者对过去膳食的回顾,从而产生偏倚,准确性较差。

三、膳食调查结果计算与评价

无论采用哪种膳食调查方法,都要对其所得到的资料进行整理,计算平均每人每日各种营养素的摄入量,所得结果与中国居民膳食营养素参考摄入量(DRIs)比较,做出评价。

(一) 膳食调查结果计算

1. 平均每人每日各种营养素的摄入量　根据平均每人每日各种食物的摄入量,查《常用食物成分表》,即可求出平均每人每日各种营养素的摄入量。

2. 平均每人每日各种营养素的摄入量占推荐摄入量标准的百分比　若就餐者年龄、性别、劳动强度等条件一致时,可直接从中国居民膳食营养素参考摄入量中查出该人群推荐摄入量(RNI)或适宜摄入量(AI)作为平均摄入量标准;若不一致,则要查出各组人群的 RNI 或 AI,乘以该组人群的人日数(一个人一日吃早、中、晚三餐为一个人日数),即为各组人群营养素需要量总和。将各组营养素需要量总和相加除以各组人群的总人日数之和,得出平均营养素摄入量标准。用公式表示为:

$$平均摄入量标准 = \frac{R_1 \times T_1 + R_2 \times T_2 + \cdots\cdots + R_n \times T_n}{T_1 + T_2 + \cdots\cdots + T_n} = \frac{\sum(R_i \times T_i)}{\sum T_i}$$

式中 R_i 为某人群推荐摄入量(RNI)或适宜摄入量(AI),T_i 为该组人群的总人日数。

营养素摄入量占推荐摄入量的百分比为:平均每人每日各种营养素的摄入量 / 平均摄入量标准 × 100%。

笔记

（二）膳食评价

1. 膳食构成评价　依据我国居民的膳食以植物性食物为主、动物性食物为辅的特点,要求膳食构成尽可能做到品种丰富、比例适当、搭配合理,以满足各类人群的需要。

2. 能量及各种营养素满足程度评价　我国膳食中营养素推荐摄入量(RNI)是衡量膳食质量的主要依据。正常时能量及各种营养素的摄入量应为供给量标准的 90% 以上,低于标准的 80% 为供给不足,长期如此可导致营养不良;如果低于 60%,则认为是严重不足或缺乏,容易引起缺乏症,但高于标准的 110% 以上,表明能量及营养素摄入过多,损害健康的危险性增加。评价时还应注意某些营养素的质量,如要求优质蛋白质量占总蛋白质量 1/3 以上,同时要注意发挥蛋白质的互补作用;维生素 A 的来源应有 1/3 来自动物性食物;动物性铁来源达到 1/4 以上可认为铁供给质量较好,低于 1/10 则认为较差。

3. 能量来源及分配评价　成人能量来源的适当比例为蛋白质占 10%~12%(儿童 12%~15%)、脂肪占 20%~30%(儿童占 25%~30%)、碳水化合物为 55%~65%。三餐的能量分配以早餐占 25%~30%、中餐占 40%、晚餐占 30%~35% 为宜。

膳食调查不仅要得到准确的数据和资料,而且要查找出食物在选购搭配、储存、加工烹调等过程中的问题,发现不良的膳食习惯等,针对存在的问题提出改进措施。

（林　杰）

第二节　体格测量与评价

体格测量的数据是评价人体营养状况的重要依据,体格的大小和生长速度也是儿童营养状况的灵敏指标,学龄前儿童的体格测量结果,常用于评价一个地区人群的营养状况。人体测量的指标有体重、身高、皮褶厚度、坐高、上臂围、小腿围、头围、胸围等,其中体重、身高、皮褶厚度是世界卫生组织规定的必测项目。

视频:体格
测量与评价

一、身高

身高与遗传有密切关系,一定程度上受营养状况的影响,是评价个体及群体营养状况的必测指标。

（一）测量方法

被测量者赤脚,"立正"姿势站在身高计的底板上,上肢自然下垂,足跟并拢,足尖分开约成 60°,脚跟、骶骨部及两肩胛骨(三点)紧靠身高计的立柱。测量者站在被测量人一侧,移动身高计的水平板至被测量人的头顶,使其松紧度适当,即可测量出身高。测试人员读数时双眼应与压板水平面(两点)等高进行读数。

（二）年龄别身高

长期慢性营养不良可导致儿童生长发育迟缓,表现为身高较相同年龄儿童矮小,即年龄别身高指标,该指标可反映儿童较长期的营养状况。

二、体重

体重是反应和衡量一个人健康状况的重要标志之一,可以反映一定时间内营养状况的变化,过胖和过瘦都不利于健康。

（一）标准体重(理想体重)

应用于成年人,一般以此来衡量实际测量的体重是否在适宜范围,常用计算公式如下:

$$理想体重(kg)= 身高(cm)-105(Broca 改良公式)$$

1. 测量方法　被测量者赤足,男性受试者身着短裤,女性受试者身着短裤、短袖衫,站在秤台中央。测试人员读数以千克(kg)为单位,精确到小数点后两位。记录员复诵后将读数记录。测试误差不超过 0.1kg。

笔记

2. 评价标准 实际体重在理想体重 ±10% 内为正常范围,±(10%~20%)为超重或瘦弱,20% 以上为肥胖或极瘦。

(二)身高别体重

身高别体重是判断相同身高体重情况的指标,常应用于儿童,如果达不到相同身高儿童应有的体重标准,表示为消瘦。这一指标主要反映当前营养状况,对区别急性营养不良和慢性营养不良有意义。

儿童测量值与标准值比较时的评价方法有:

1. 离差法 按待评对象数值与参考数值(均值 $\bar{X}$)相差几个标准差(s)进行评价,可分为 5 个等级:如待评对象体重在 $\bar{X} \pm 1s$ 以内时为正常,在 $\bar{X}+1s$ 为稍重,在 $\bar{X}+2s$ 为过重;在 $\bar{X}-1s$ 为稍轻,在 $\bar{X}-2s$ 为过轻。

2. 百分位数法 P_{50} 相当于均值,待评对象数值在 P_5 以下,或 P_{97} 以上,通常可以认为不正常。

3. Gomez 分类法 国际上对儿童体重、身高评价的方法,即按相当于参考值的百分比(%)来评价见表 3-1。

表 3-1 Gomez 分类法的评价参考值

营养状况	相当于参考值的百分比(%)	
	体重	身高
营养正常	90~100	95~100
Ⅰ度营养不良	75~89	90~94
Ⅱ度营养不良	60~74	85~89
Ⅲ度营养不良	<60	<85

(三)体质指数

体质指数(body mass index,BMI)是目前评价机体营养状况及肥胖度最常用的指标。计算公式如下:

$$BMI= 体重(kg)/[身高(m)]^2$$

中国、亚洲和世界卫生组织成人 BMI 的划分标准见表 3-2。

表 3-2 成人体质指数(BMI)的划分标准

分类	中国	亚洲	世界卫生组织
消瘦	<18.5	<18.5	<18.5
正常	18.5~	18.5~	18.5~
超重	24~	23~	25~
肥胖	28~	25~	30~

三、皮褶厚度

组图:皮褶厚度测量

皮褶厚度主要指皮下脂肪的厚度。世界卫生组织推荐选用三个测量点:肩胛下部,即左肩胛下方 2cm 处;三头肌部,即左上臂背侧中点上约 2cm 处;脐旁,即脐左侧 1cm 处。在被测部位用左手拇指和示指将皮肤连同皮下脂肪轻轻捏起,再用皮脂计测拇指下方 1cm 左右的皮褶厚度,在 2s 内读数,读数记录至 0.5mm。皮脂计压力要求 $10g/mm^2$,测量时不要用力加压,同时应注意皮脂计与被测部位保持垂直,每个部位测量三次,取其平均值。

1. 三头肌皮褶厚度(triceps skinfold thickness,TSF)评价标准 男性正常值为 8.3cm,女性为 15.3cm。测量值为正常值的 90% 以上者为正常,80%~90% 为轻度营养不良,60%~80% 为中度营养不良,60% 以下者为重度营养不良。

2. 肩胛下皮褶厚度(subscapular skinfold thickness,SSF)评价标准 临床上以三头肌皮褶厚度与肩胛下皮褶厚度之和来判断营养状况。男性在 10~40mm、女性在 20~50mm 为正常,男性 >40mm、女性 >50mm 为肥胖,男性 <10mm、女性 <20mm 为消瘦。

四、上臂围与上臂肌围

（一）上臂围

上臂围（mid-arm circumference，MAC）是指上臂外侧肩峰至鹰嘴突连线中点的臂围长。测量时要求被测者左臂自然下垂，用软尺测量上臂外侧肩峰至鹰嘴突连线的中点的围长。我国男性平均为 27.5cm，女性为 25.8cm。测量值为正常值的 90% 以上者为正常，80%~90% 为轻度营养不良，60%~80% 为中度营养不良，60% 以下者为重度营养不良。1~5 岁儿童参考值：上臂围 >13.5cm 为营养良好，12.5~13.5cm 为营养中等，<12.5cm 为营养不良。

图片：上臂围测量

（二）上臂肌围

上臂肌围（mid-arm muscle circumference，MAMC）是反映人体肌肉蛋白营养状况的指标，它是根据上臂围及三头肌皮脂厚度推算出来的。该指标能够间接反映体内蛋白质的储存水平，并与血清清蛋白含量有密切关系，可作为病人营养状况好转或恶化的指标。当血清清蛋白 <28g/L 时，87% 的病人出现上臂肌围减少。计算公式为：

$$上臂肌围（cm）= 上臂围（cm）-3.14 × 三头肌皮褶厚度（cm）$$

我国正常值男性 25.3cm，女性 23.2cm。测量值为正常值的 90% 以上者为正常，80%~90% 为轻度营养不良，60%~80% 为中度营养不良，60% 以下者为重度营养不良。1~5 岁儿童参考值：上臂围 >13.5cm 为营养良好，12.5~13.5cm 为营养中等，<12.5cm 为营养不良。

（林　杰）

第三节　临床体征检查

临床检查包括询问病史、主诉症状及寻找与营养状况改变有关的体征。检查时要注意头发、面色、眼、唇、舌、齿、龈、皮肤、指甲和心血管、消化、神经系统等。临床检查的项目、症状、体征及相应缺乏的营养素见表 3-3。

表 3-3　营养缺乏的症状、体征

部位	症状、体征	缺乏的营养素
全身	消瘦或水肿、发育不良	能量、蛋白质、维生素、锌
	贫血	蛋白质、铁、叶酸、维生素 B_{12}、B_6、B_2、C
皮肤	干燥、毛囊角化	维生素 A
	毛囊四周出血点	维生素 C
	癞皮病皮炎	烟酸
	阴囊炎、脂溢性皮炎	维生素 B_2
头发	稀少、失去光泽	蛋白质、维生素 A
眼睛	毕脱氏斑、角膜干燥、夜盲	维生素 A
唇	口角炎、唇炎	维生素 B_2
口腔	齿龈炎、齿龈出血、齿龈松肿	维生素 C
	舌炎、舌猩红、舌肉红	维生素 B_2、烟酸
	地图舌	维生素 B_2、烟酸、锌
指甲	舟状甲	铁
骨骼	鸡胸、串珠肋、方颅、O 型腿、X 型腿、骨软化症、骨膜下出血	维生素 C、维生素 D
神经	肌无力、四肢末端蚁行感、下肢肌肉疼痛	维生素 B_1

续表

部位	症状、体征	缺乏的营养素
循环系统	水肿	维生素 B_1、蛋白质
	右心肥大	维生素 B_1
其他	甲状腺肿	碘

（林　杰）

第四节　生化免疫检验与评价

生化免疫检验结果可提供客观的营养评价依据，用以确定营养素的缺乏或过量的种类和程度，反映组织蛋白储备的情况等，对早期发现营养素的缺乏具有重要意义。

一、生化检验指标

营养生化指标检测是借助于生化、生理实验手段，发现临床营养不足、营养贮备低下或营养过剩，以掌握营养失调的早期变化，以便采取必要的预防措施。膳食调查只能了解营养素的膳食供给量，但机体实际营养状况受烹调方法、消化、吸收和代谢等多种因素的影响，充足或缺乏尚未得知，所以人体营养水平生化检查对于营养失调的早期发现和及时防治具有重要的意义。检测样品主要有血、尿，亦用毛发、指甲等其他样品。我国常用的人体营养水平鉴定生化检验参考指标及临界值见表3-4。由于这些指标常受民族、体质、环境因素等多方面的影响，因此是相对的。

表3-4　人体营养水平鉴定生化检验参考指标及临界值

检验项目		生化指标及参考值
蛋白质	1. 血清总蛋白	60~80g/L
	2. 血清清蛋白（ALB）	30~50g/L
	3. 血清球蛋白	20~30g/L
	4. 白/球（A/G）	1.5~2.5∶1
	5. 空腹血中氨基酸总量/必需氨基酸量	>2
	6. 血液比重	>1.015
	7. 尿羟脯氨酸系数	>2.0~2.5mmol/L 尿肌酐系数
	8. 游离氨基酸	40~60mg/L（血浆），65~90mg/L（红细胞）
	9. 每日必然损失氮（ONL）	男 58mg/kg，女 55mg/kg
血脂	1. 总脂	4.5~7.0g/L
	2. 甘油三酯	0.56~1.70mmol/L
	3. α-脂蛋白	30%~40%
	4. β-脂蛋白	60%~70%
	5. 胆固醇（其中胆固醇酯）	2.80~5.70mmol/L（70%~75%）
	6. 游离脂肪酸	0.2~0.6mmol/L
	7. 血酮	<20mg/L
钙、磷、维生素 D	1. 血清钙（其中游离钙）	90~110mg/L（45~55mg/L）
	2. 血清无机磷	儿童 40~60mg/L，成人 30~50mg/L
	3. 血清钙磷乘积	>30~40
	4. 血清碱性磷酸酶	儿童 5~15 菩氏单位，成人 1.5~4.0 菩氏单位
	5. 血浆 25-（OH）-D_3	36~150nmol/L
	1,25（OH）$_2$-D_3	62~156pmol/L

续表

检验项目		生化指标及参考值	
铁	1. 全血血红蛋白浓度	成人男 >130g/L,女、儿童 >120g/L,6 岁以下小儿及孕妇 >110g/L	
	2. 血清运铁蛋白饱和度	成人 >16%,儿童 >7%~10%	
	3. 血清铁蛋白	>10~12mg/L	
	4. 血液血细胞比容(HCT 或 PCV)	男 40%~50%,女 37%~48%	
	5. 红细胞游离原卟啉	<70mg/L RBC	
	6. 血清铁	500~1840μg/L	
	7. 平均红细胞体积(MCV)	80~90μm^3	
	8. 平均红细胞血红蛋白量(MCH)	26~32μg	
	9. 平均红细胞血红蛋白浓度(MCHC)	32%~36%	
锌	1. 发锌	125~250μg/ml(临界缺乏 <110μg/ml,绝对缺乏 <70mg/ml)	
	2. 血浆锌	800~1100μg/L	
	3. 红细胞锌	800~1100μg/L	
	4. 血清碱性磷酸酶活性	成人 1.5~4.0 菩氏单位,儿童 5~15 菩氏单位	
维生素 A	1. 血清视黄醇	儿童 >300μg/L,成人 >400μg/L	
	2. 血清 β- 胡萝卜素	>800μg/L	

检验项目	24h 尿	4h 负荷尿	任意一次尿 /g 肌酐	血
维生素 B$_1$	>100μg	>200μg(5mg 负荷)	>66μg	RBC 转羟乙醛酶活力 TPP 效应 <16%
维生素 B$_2$	>120μg	>800μg(5mg 负荷)	>80μg	RBC 内谷胱甘肽还原酶活力系数≤1.2
烟酸	>1.5mg	3.5~3.9mg(5mg 负荷)	>1.6mg	
维生素 C	>10mg	5~13mg(500mg 负荷)	男 >9mg 女 >15mg	3mg/L 血浆
叶酸				3~16μg/L 血浆 130~628μg/L RBC
其他	尿糖(–);尿蛋白(–);尿肌酐 0.7~1.5g/24h 尿;尿肌酐系数:男 23mg/(kg·bw),女 17mg/(kg·bw);全血丙酮酸 4~12.3mg/L			

二、免疫功能指标

细胞免疫功能在人体抗感染中起重要作用,蛋白质 - 能量营养不良常伴有细胞免疫功能损害,继而增加病人术后的感染率和死亡率。临床上用于评价组织蛋白储备的指标,可间接评定机体营养状况。细胞免疫功能检测常采用:①总淋巴细胞计数(total lymphocyte count,TLC)是评定细胞免疫功能的简易方法。但有些原发性疾病,如心功能衰竭、尿毒症及使用免疫抑制剂肾上腺皮质激素等,均可使 TLC 降低,且 TLC 与疾病的预后相关性较差,因此,临床上应结合其他指标作参考评价。②皮肤迟发型超敏反应(skim delayed hypersensitivity,SDH),是评价细胞免疫功能的重要指标。在前臂表面不同部位皮内注射 0.1ml 抗原(一般一次用 2 种抗原),24~48h 后测量接种处硬结的直径。直径大于 5mm 为正常,直径小于 5mm 时,表示细胞免疫功能不良,至少有重度蛋白质营养不良。

三、氮平衡

氮平衡是评价蛋白质营养状况的常用指标,可反映摄入蛋白质能否满足体内需要,有助于判断体内蛋白质合成与分解代谢程度。氮平衡(g/d)=24h 摄入氮量 –24h 排出氮量。一般认为,成人每日经肾脏排出非尿素氮 2g,粪氮丢失约 1g,皮肤排出氮约 0.5g,合计 3.5g。故上式可写作:24h 摄入氮量 –[24h 尿素氮(g/d)+3.5(g/d)]。

创伤和某些严重疾病发生时,尿中尿素氮和非尿素氮的排出量明显改变。此时先测尿总氮排出量,再计算氮平衡。

(林 杰)

第五节 综合营养评定

利用单一指标评定人体营养状况有很强的局限性,且误差大。为提高营养评价的灵敏性和特异性,需采用综合营养评定方法。

一、微型营养评定

微型营养评定(mini nutritional assessment,MNA)是评价老年人营养状况的简单快速的方法,评价包括4部分、18项内容,即人体测量(身高、体重及体重下降)、整体评定(生活类型、医疗及疾病状况)、膳食问卷(食欲、食物用量、餐次、营养素摄入量、有否摄入障碍等)及主观评定(对健康及营养状况的自我检测等),依据上述各项评分标准计分并相加做出评定。MNA评价项目见表3-5。

表3-5　MNA评价表

项目	项目
1. 体质指数(kg/m²) 0=BMI<19 1=BMI 19~21 2=BMI 21~23 3=BMI ≥23	10. 皮肤溃疡 0= 是　　1= 否
	11. 每天几餐 0=1 餐　　1=2 餐 2=3 餐
2. 上臂肌围(cm) 0.0=MAMC<21 0.5=MAMC21~22 1.0=MAMC>22	12. 蛋白质摄入的标准 是否每天至少一次摄入牛奶、奶酪或酸奶 是否每周两次或以上摄入豆类或蛋类食品 是否每天摄入肉、鱼或禽类 0.0=0~1 个　是 0.5=2 个　是 1.0=3 个　是
3. 小腿周径(cm) 0=CC<31 1=CC<31	
	13. 每天 2 次或以上食用蔬菜或水果 0= 是　　1= 否
4. 近 3 个月来体重减少 0= 体重减少 >3kg 2= 体重减少 1~3kg 3= 体重无减少	14. 近 3 个月来是否因厌食、消化、咀嚼或吞咽困难致摄入减少 0= 严重营养不良 0= 严重食欲缺乏 1= 中度食欲缺乏 2= 轻度食欲缺乏
5. 生活自理 0= 否 1= 是	
6. 每天服用 3 种以上处方药 0= 是 1= 否	15. 每天饮水量(杯) 0.0= 少于 3 杯　0.5=3~5 杯　1.0= 大于 5 杯
7. 近 3 个月来心理疾患或急性疾病 0= 是 1= 否	16. 进食情况 0= 进食需要别人帮助 1= 进食需要帮助但较困难 2= 进食无困难
8. 活动能力 0= 卧床或坐椅子 1= 能离床或离椅子但不能出门 2= 能出门	17. 是否自认为有营养不良 1= 中度营养不良或不知道 2= 轻度营养不良
9. 神经心理问题 0= 严重痴呆或抑郁 1= 轻度痴呆 2= 无心理问题	18. 与同龄人相比较自身的营养状况 0.0= 不很好　　0.5= 不知道 1.0= 一样好　　2.0= 更好 总分(满分 30 分)_____

笔记

二、主观全面评定

主观全面评定(subjective global assessment,SGA)是一种以详细的病史与临床检查为基础,省略体格测量和生化检查的综合营养评价方法。在重度营养不良时,SGA 与人体组成评定方法有较好的相关性。主要内容及评定标准见表 3-6。

表 3-6 SGA 的主要内容及评定标准

指标	A 级	B 级	C 级
近期(2 周)体重改变	无 / 升高	减少 <5%	减少 >5%
饮食改变	无	减少	不进食 / 低热量流物
胃肠道症状(持续 2 周)	无 / 食欲不减	轻微恶心、呕吐	严重恶心、呕吐
活动能力改变	无 / 减退	能下床走动	卧床
应激反应	无 / 低度	中度	高度
肌肉消耗	无	轻度	重度
三头肌皮脂厚度	正常	轻度减少	重度减少
踝部水肿	无	轻度	重度

上述 8 项中,至少 5 项属于 C 级或 B 级者,可分别被定为重或中度营养不良

三、营养评定指数

营养评定指数(nutritional assessment index,NAI)是对食管癌病人进行营养状况评定的综合评定指标。计算公式为:

$$NAI=2.64 \times MAMC+0.60 \times PA+3.76 \times RBP+0.017 \times PPD-53.80$$

式中 MAMC 为上臂肌围(cm)、PA 为前清蛋白(mg%)、RBP 为视黄醇结合蛋白(mg/L)、PPD 为纯化蛋白衍生物进行延迟超敏皮肤实验(硬结直径 >5mm 者,PPD=2;<5mm 者,PPD=1;无反应者,PPD=0)。

评价标准:NAI≥60,预后良好;<40 并发症与死亡率高;60~40 为中等。

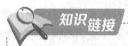

视黄醇结合蛋白(RBP)与前清蛋白(PA)

视黄醇结合蛋白(retinol-binding protein,RBP)是肝脏分泌的一种低分子量蛋白,其主要功能是运载维生素 A 和前清蛋白。RBP 的半衰期仅为 10~12h,因此能及时反映内脏蛋白质的急剧变化,是一项诊断早期营养不良的敏感指标。RBP 在肝脏、肾脏疾病的早期诊断和疗效观察中有重要临床意义。目前,因检查方法复杂、费用高,临床应用未广泛开展。

前清蛋白(prealbumin,PA),又称甲状腺素结合前清蛋白,由肝细胞合成,参与机体维生素 A 和甲状腺素的运转及调节,具有免疫增强活性和潜在的抗肿瘤效应。其半衰期很短,仅为 1.9d。PA 除了作为一种灵敏的营养蛋白质指标,在急性炎症、恶性肿瘤、肝硬化或肾炎时其血浓度下降。

四、营养危险指数

营养危险指数(nutritional risk index,NRI)是通过外科病人术前 3 种营养评定参数的结果来计算术后的营养危险指数。计算公式为:

$$NRI=10.7 \times ALB+0.0039 \times TLC+0.11 \times Zn-0.044 \times Age。$$ 其中,ALB 表示血清清蛋白,TLC 表示淋巴细胞计数,Zn 表示血清锌水平,Age 表示年龄。

评定标准:NRI<60,表示危险性低;NRI≤55,表示存在高危险性。

五、预后营养指数

预后营养指数(prognostic nutritional index, PNI)是评价病人术前和预期术后并发症的发生率与死亡率的综合指标。计算公式为：

PNI(%)=158−16.6×ALB(g%)−0.78×TSF(mm)−0.20×TFN(mg%)−5.80×DHST。其中，ALB 表示血清清蛋白(g%)，TSF 表示三头肌皮褶厚度(mm)，TFN 表示血清转铁蛋白(mg%)，DHST 表示迟发性超敏皮肤反应实验(硬结直径 >5mm 者，DHST=2；硬结直径 <5mm 者，DHST=1；无反应者，DHST=0)。

评价标准：PNI<30%，表示发生术后并发症及死亡的可能性均很低；30%≤PNI<40%，表示存在轻度手术危险；40%≤PNI<50%，表示存在中度手术危险；PNI≥50%，表示发生术后并发症及死亡的可能性均较高。

六、住院病人预后指数

住院病人预后指数(hospital prognostic index, HPI)对死亡率的预测可高达 71%，灵敏度达 74%，特异度达 66%，目前临床尚未普遍应用。计算公式为：

$$HPI=0.92×ALB(g/L)−1.00×DCH−1.44×SEP+0.98×DX−1.09$$

DCH 值在有 1 种或多种阳性反应取 1，所有均阳性时取 2；SEP 为败血症，有取 1，无取 2；DX 为癌症诊断，有取 1，无取 2。

HPI 的评价标准：HPI=−2，仅有 10% 的生存概率；HPI=0，有 50% 的生存概率；HPI=+1，有 75% 的生存概率。

(林　杰)

第六节　住院病人的营养风险筛查

营养风险筛查(nutrition risk screening, NRS)是由临床医护人员(病区主管医生、经过培训的护士、营养医生和营养师)应用快速、简便的方法判定病人是否存在营养风险，它并不是指发生营养不良的风险，而是指现存的或潜在的营养和代谢状况对疾病或手术有关的不良临床结局的影响。营养风险筛查是营养咨询和评价的实施步骤，它可以协助医务人员决策给或不给肠外肠内营养支持及调整营养治疗方案。从 2005 年初开始，中华医学会肠外肠内营养学分会全国协作组开展了营养风险筛查的具体工作，引用了欧洲营养风险评分《NRS2002》，通过问诊及简便测量，在 3min 内即可完成。因无创、无医疗耗费，故病人易于接受。

一、营养风险筛查原则

1. 对存在营养风险的病人给予营养支持后，有可能改善临床结局，包括减少并发症的发生率、缩短住院时间等。否则，可能增加并发症或增加费用。

2. 对每一位入院病人进行营养风险筛查，并根据筛查结果，采取相应措施，如制定肠外、肠内营养支持计划。

二、营养风险筛查方法

第一步：首次营养筛查。从 4 个方面来评定住院病人是否存在营养风险及程度如何，是否有营养支持的适应证以及预后如何。首次营养筛查项目见表 3-7。

当上述任一问题回答是，则进入第二步；如果任一问题回答否，每周复查一次。

第二步：最终筛查项目。筛查内容包括营养状况受损情况、疾病严重程度及年龄 3 个方面，总分为 0~7 分。最终筛查项目评定标准见表 3-8。

表 3-7　首次营养风险筛查项目

	筛查项目	是	否
1	病人的 BMI 是否 <20.5		
2	病人在过去 3 个月体重是否下降		
3	病人在过去 1 周内饭量是否减少		
4	病人是否有严重疾病		

表 3-8　最终筛查项目评定标准

评定标准	营养状况受损情况	评定标准	疾病严重程度
0 分	营养状况正常	0 分	营养需求正常
1 分 (轻度)	3 个月内体重丢失大于 5% 或前一周食物摄入量为正常需求的 50%~75%	1 分 (轻度)	慢性疾病急性加重、慢性疾病发生骨折、糖尿病、肿瘤、肝硬化、血液透析、慢性阻塞性肺疾病(COPD)
2 分 (中度)	2 个月内体重丢失大于 5%,或 BMI 18.5~20.5,或前一周食物摄入量为正常需求的 25%~50%	2 分 (中度)	腹部大手术、脑卒中、严重肺炎、恶性血液肿瘤
3 分 (重度)	1 个月内体重丢失大于 5% 或 BMI<18.5,或血清清蛋白 <30g/L,或前一周食物摄入量为正常需求的 0%~25%	3 分 (重度)	脑损伤、骨髓移植、急性生理学与慢性健康状况评分(APACHE)≥10 的重症监护(ICU)病人

年龄:　≥70 岁者加 1 分
总分 = 营养状况受损分值 + 疾病严重程度分值 + 年龄分值

当总分值≥3 分,病人有营养风险,需进行营养会诊;总分值 <3 分,每周进行营养风险筛查。

(金如燕)

思考题

1. 2002 年中国居民营养与健康状况调查中膳食调查采用了下列方法:①采用 24h 回顾法对全部膳食调查户 7 岁及以上家庭成员进行连续 3d 个人食物摄入量调查;②用食物频率法收集 15 岁及以上调查对象过去 1 年内各种食物消费频率及消费量;③对部分膳食调查户采用称重法,收集住户 3d 内详细的食物及调味品消费数据。针对我国居民平均食物摄入量、营养素摄入量及膳食结构进行分析。

请问:

(1) 如何进行 24h 回顾法及食物频率法调查?

(2) 评价居民营养状况还需要结合哪些检查内容?

2. 王先生,72 岁,身高 175cm,体重 72kg,胃大部切除术后 1 个月,食欲较差,以半流质饮食为主,有轻度恶心,运动能力受损,但能下床走动。体格检查,体重下降 12kg,三头肌皮褶厚度轻度减少,肌肉消耗轻度、无水肿。

请问:

(1) 用体质指数对王先生体型进行评价。

(2) 用 SGA 对王先生进行营养评价。

思路解析

扫一扫,测一测

1. 掌握孕妇、乳母、婴幼儿、儿童少年、老年人的膳食指导要点。
2. 熟悉孕妇、乳母、婴幼儿、儿童少年、老年人的营养需求。
3. 了解孕妇、乳母、婴幼儿、儿童少年、老年人的生理特点及主要营养问题。
4. 能对孕妇、乳母、婴幼儿、儿童少年、老年人进行正确的膳食指导。
5. 具有尊老爱幼、关爱他人的服务意识。

生命周期是一个连续而复杂的过程,处于特殊生理阶段的人群包括孕妇、乳母、婴幼儿、儿童少年、老年人。本章根据这些特定人群的生理特点和营养需求,指导合理营养、平衡膳食,避免常见营养问题的发生,提高特定人群的健康水平和生命质量。

第一节　孕妇营养与膳食指导

孕妇李女士,26岁,妊娠第8周,食欲缺乏、厌油腻、时有恶心、呕吐,前来门诊进行营养咨询。
请完成以下任务:
1. 请为李女士解释此种情况发生的原因。
2. 请给李女士做详细的孕期膳食指导。

妊娠是个复杂的生理过程,孕期妇女的生理状态及代谢发生了较大的适应性改变,以满足孕期母体生殖器官和胎儿的生长发育,并为产后泌乳储备营养。

一、孕期生理特点

(一) 内分泌及代谢

为了适应胎儿发育的需要,妊娠期母体内分泌系统发生一系列生理变化。受精卵形成及胚泡着床后,人绒毛膜促性腺激素(HCG)分泌逐渐增多,妊娠8~10周达高峰。妊娠中期开始,基础代谢率逐渐增高,至妊娠晚期增高15%~20%。妊娠期胰岛素分泌增加,胎盘分泌的胰岛素酶及激素拮抗胰岛素的作用,使其相对不足,孕妇空腹血糖略低,餐后血糖高、胰岛素高,有利于胎儿葡萄糖的供给。妊娠期糖代谢的变化可诱发妊娠期糖尿病。

（二）消化系统

妊娠早期受孕激素等激素分泌增加的影响,消化系统功能发生一系列变化。孕激素使平滑肌张力降低、肌肉松弛,胃肠道活动减弱,蠕动减慢,消化液分泌减少,胃排空及食物在肠道中停留的时间延长,易出现消化不良、上腹部饱胀感和便秘。胃贲门括约肌松弛,胃内酸性内容物可逆流至食管下部产生"烧灼感"或引起反胃、恶心、呕吐等"早孕反应"。

（三）循环系统

孕妇的血容量于妊娠6~8周开始增加,32~34周达高峰,共增加40%~45%,约1450ml,其中红细胞平均增加450ml,血浆平均增加1000ml,血浆量的增加多于红细胞的增加,出现生理性的血液稀释。血容量的增加有利于满足增大的子宫对血容量的需要,这样可以减少因分娩时大量失血对母体产生的不利影响。妊娠期心输出量增加,多数器官的血流量均有增加,尤其肾脏,其次是子宫。尽管妊娠期血容量和心输出量均增加,但因雌激素和孕激素舒张外周血管,妊娠早期及中期血压仍正常或偏低,妊娠24~26周后血压轻度升高。

（四）泌尿系统

尿中葡萄糖、氨基酸和水溶性维生素,如维生素 B_2、叶酸、烟酸、吡哆醛的代谢终产物排出量增加。受孕激素的影响,泌尿系统平滑肌松弛,蠕动减弱,尿流变缓,加之子宫的压迫,孕妇易患急性肾盂肾炎。由于增大的子宫对腹腔脏器的挤压,妊娠期间易出现尿频甚至尿失禁。

（五）孕期体重增加

体重增加是妊娠期最明显的变化之一,妊娠期体重的适宜增长对保护母体健康和保证胎儿正常生长发育均有重要意义。

妊娠期体重增加包括妊娠的产物和母体组织的增长两部分。其中胎儿、胎盘、羊水、增加的血浆容量及增大的乳腺和子宫被称为必要性体重增加,发达国家妇女孕期必要性体重增加约7.5kg,发展中国家约6kg。

在20世纪70年代初已报道不限制进食的健康初孕妇女体重增长的平均值为12.5kg,经产妇可能比该平均值低0.9kg。但妊娠过程中体重增长并不是匀速直线上升的。在妊娠早期体重变化不大,早孕反应严重者还会有所减轻,自妊娠中期开始,体重明显增加,妊娠中、晚期每月增长1.5~2.0kg。并可根据孕前体重、是否哺乳或双胎来控制孕期增重,不同情况孕期适宜体重增长值及增长速率见表4-1。

表4-1 孕期适宜体重增长值及增长速率

孕期 BMI（kg/m^2）	总增重范围（kg）	孕中晚期增重速率（kg/w）
低体重（<18.5）	12.5~18	0.51（0.44~0.58）
正常体重（18.5~24.9）	11.5~16	0.42（0.35~0.50）
超重（25.0~29.9）	7~11.5	0.28（0.23~0.33）
肥胖（≥30.0）	5~9	0.22（0.17~0.2758）

注:双胎孕妇孕期总增重推荐值:孕前体重正常者为16.7~24.3kg,孕前超重者为13.9~22.5kg,孕前肥胖者为11.3~18.9kg。
参考来源:美国 IOM2009

二、孕妇营养需要

（一）能量

为满足孕妇基础代谢与活动负荷增加、胎儿生长与母体组织增长及胎儿与母体营养储备所需,自孕中期开始孕妇能量的需要量增加,建议在非孕妇的基础上妊娠中、晚期每日能量摄入比妊娠前分别增加1.26MJ（300kcal）和1.88MJ（450kcal）。可以通过观察孕妇的体重增长情况来判定能量的摄入是否适宜。

（二）蛋白质

用于构成胎儿和母体组织,蛋白质摄入不足可使胎儿体重下降,细胞减少,各脏器重量降低、功能下降。RNI:孕早、中、晚每日增加值分别为0g、15g、30g。

(三) 脂类

必需脂肪酸、磷脂可促进脑细胞分裂增生;饱和脂肪酸为髓鞘化所必需;磷脂、长链多不饱和脂肪酸促进胎儿大脑、视网膜的发育。孕妇膳食脂肪应占总能量的 20%~30%,饱和脂肪酸、单不饱和脂肪酸、多不饱和脂肪酸的比例约为 1∶1∶1。

(四) 碳水化合物

胎儿耗用母体葡萄糖较多,母体摄入碳水化合物不足时,将氧化脂肪及蛋白质以供能,容易引起酮体在体内的积聚,酮体对胎儿早期脑发育将产生不良影响。

(五) 矿物质

孕期妇女对矿物质的需要量增加,其主要用途与参考摄入量见表4-2。

表 4-2　孕妇矿物质的用途与参考摄入量

矿物质 /单位	主要用途	RNI 或 AI			
		非孕	早	中	晚
钙 /(mg/d)	①促进胎儿骨骼、牙齿发育;②满足母体自身贮备,降低母体发生骨软化症、妊娠期高血压疾病和先兆子痫的危险	800	800	1000	1000
铁 /(mg/d)	①满足胎儿造血及贮备的需要;②满足母体自身贮备,补偿分娩损失	20	20	24	29
锌 /(mg/d)	①促进胎儿生长发育;②预防胎儿先天性畸形	7.5	9.5	9.5	9.5
碘 /(μg/d)	①合成甲状腺素;②预防因缺碘导致子代克汀病;③增强母体的新陈代谢	120	230	230	230

(六) 维生素

孕妇对各种维生素的需要量增加,其主要用途与参考摄入量见表4-3。

表 4-3　孕妇维生素的主要用途与参考摄入量

维生素 /单位	主要用途	RNI 或 AI			
		非孕	早	中	晚
维生素 A/(μgRAE/d)	①促进胎儿生长发育,缺乏时可致早产、胎儿宫内发育迟缓及婴儿低出生体重;②过多过少均可致畸	700	700	770	770
维生素 D/(μg/d)	①促进母体和子代的钙代谢,预防新生儿低钙血症、手足搐搦、婴儿牙釉质发育不良以及母体骨质软化症;②过量可导致婴儿高钙血症	10	10	10	10
叶酸 /(μgDFE/d)	①预防孕妇巨幼细胞贫血;降低胎儿神经管畸形、低体重儿的发生率	400	600	600	600
维生素 C/(mg/d)	增强孕妇抵抗力及胎儿活力,缺乏易致早产、流产、胎膜早破、死胎	100	100	115	115
维生素 B_1/(mg/d)	促进胎儿生长发育,预防婴儿急性脚气病	1.2	1.2	1.4	1.5
维生素 B_2/(mg/d)	促进胎儿生长发育,缺乏可致胎儿生长发育迟缓	1.2	1.2	1.4	1.5
维生素 B_6/(mg/d)	辅助治疗早孕反应,预防妊娠期高血压疾病	1.4	2.2	2.2	2.2
维生素 B_{12}/(μg/d)	预防妊娠期高血压疾病,缺乏易引发贫血和早产	2.4	2.9	2.9	2.9

笔记

三、备孕期、孕期妇女膳食指导

(一)备孕期妇女膳食指导

中国营养学会根据备孕期妇女营养需求中提出在一般人群膳食指南基础上增加三条关键推荐：①常吃含铁丰富的食物,选用碘盐,妊娠前 3 个月开始补充叶酸;②调整妊娠前体重至适宜水平;③禁烟酒,保持健康生活方式。

1. 常吃含铁丰富的食物,选用碘盐,妊娠前 3 个月开始补充叶酸　孕前期妇女适当多摄入含铁丰富的食物,缺铁或贫血的育龄妇女可适量摄入铁强化食物或在医生指导下补充小剂量的铁剂。适当增加海产品的摄入,孕前、孕早期除摄入碘盐外,还建议至少每周再摄入 1 次富含碘的食物,如:海带、紫菜,以增加一定量的碘储备。多摄入富含叶酸的食物或补充叶酸,育龄妇女应从计划妊娠开始尽可能早地多摄取富含叶酸的食物及从孕前 3 个月开始每日补充叶酸 400μg,并持续至整个孕期。

2. 调整妊娠前体重至适宜水平　低体重或肥胖备孕妇女应调整体重,使 BMI 达到 18.5~23.9kg/m² 范围,并维持适宜体重,以最佳的生理状态孕育新生命。

3. 禁烟酒,保持健康生活方式　夫妻双方应共同为受孕进行充分的营养、身体和心理准备:①怀孕前 6 个月要戒烟、禁酒;②保持良好的卫生习惯,避免感染;③遵循平衡膳食原则,摄入足够的营养素和能量,纠正不良饮食习惯;④保证每天至少 30min 中等强度的运动;⑤有条件时进行全身健康体检,避免带病怀孕;⑥规律生活,避免熬夜,保持心情愉悦和睡眠充足,准备孕育新生命。

(二)孕期妇女膳食指导

妊娠期胎儿的生长发育、母体子宫和乳腺等生殖器官的发育及为分娩后乳汁分泌进行必要的营养储备,都需要额外的营养。中国营养学会根据妊娠期生理变化和营养需要特点,提出在一般人群平衡膳食指南基础上增加五条关键推荐:①孕吐严重者,可少量多餐,保证摄入含必要量碳水化合物的食物;②补充叶酸,常吃含铁丰富的食物;③妊娠中晚期适量增加奶、鱼、禽、蛋、瘦肉的摄入;④适量身体活动,维持妊娠期适宜体重;⑤禁烟酒,愉快孕育新生命,积极准备母乳喂养。

1. 孕早期

(1) 早孕反应和保证碳水化合物的摄入量:怀孕早期无明显早孕反应者可继续保持孕前平衡膳食,食欲不佳或孕吐比较明显的孕妇不必过分强调平衡膳食,可根据个人的口味和饮食嗜好选用清淡、易消化的食物,少食多餐,尽可能多地摄入食物,特别是富含碳水化合物的谷类、薯类食物,避免油腻、有特殊气味的食物。孕吐严重影响孕妇进食时,为保证脑组织对葡萄糖的需要,预防酮症酸中毒对胎儿的危害,每日至少摄入 130g 以上碳水化合物,必要时应该寻求医生帮助。

(2) 恶心、呕吐的防治:睡前和早起时吃点饼干、面包干、烤馒头片,可减轻恶心、呕吐。口含姜片、喝柠檬水也可缓解恶心、呕吐。酸奶、冰激凌等冷饮较热食的气味小,有止吐作用,又能增加蛋白质的供给量,孕妇可适量食用。

(3) 补充叶酸:注意进食动物肝脏、深绿色蔬菜、豆类等富含叶酸的食物,并每日服用叶酸补充剂 400μg,以满足其需要。

2. 孕中晚期

(1) 适当摄入富铁膳食:孕中期、孕晚期每天铁的推荐摄入量比孕前分别增加 4mg 和 9mg,达到 24mg 和 29mg。由于红肉、动物血、肝脏中含铁量比较丰富,且铁的吸收率较高,孕中晚期每天增加 20~50g 红肉,每周摄入 1~2 次动物肝脏和血,每次 20~50g,以满足孕期铁的需要量。

(2) 妊娠中晚期适量增加奶、鱼、禽、蛋、瘦肉的摄入:孕中期孕妇每天需要增加蛋白质 15g、钙 200mg、能量 300kcal。在孕前平衡膳食的基础上,额外增加 200g 奶,再增加鱼、禽、蛋、瘦肉共计约 50g。孕晚期孕妇每天需要增加蛋白质 30g、钙 200mg、能量 450kcal。在孕前平衡膳食的基础上,额外增加 200g 奶,再增加鱼、禽、蛋、瘦肉共计 125g 左右。

(3) 适量身体活动,维持妊娠期适宜体重:孕早期体重变化不大,可每月测量 1 次。孕中、晚期应每周测量体重,并根据体重增长速率调整能量摄入和身体活动水平。若无医学禁忌,多数活动和运动对孕妇都是比较安全的。孕中、晚期应每天进行 30min 中等强度的身体活动。常见的中等强度运动包括:游泳、打球、跳舞、快走、孕妇瑜伽、各种家务劳动等。

（4）禁烟酒，愉快孕育新生命，积极准备母乳喂养：孕妇吸烟或经常被动吸烟可能导致胎儿缺氧和营养不良、发育迟缓。孕妇饮酒，酒精可以通过胎盘进入胎儿血液，造成胎儿宫内发育不良、中枢神经系统发育异常、智力低下等，称为酒精中毒综合征。怀孕期间身体、内分泌及外形的变化，对孩子健康和未来的担忧都可能会影响孕妇的情绪，需要积极的心态去面对和适应，如遇到困难应多与家人和朋友沟通以获得必要的帮助和支持。必要时可以适当进行户外活动或向专业人员咨询来释放压力，愉悦心情。

3. 食谱示例　见表 4-4~ 表 4-6。

表 4-4　孕早期妇女一日食谱示例

餐次	食谱名称	原料名称和用量
早餐	鲜肉包	面粉 50g，瘦肉 15g
	蒸红薯	红薯 50g
	牛奶	250g
	水果	橙子 100g
午餐	杂粮米饭	大米 150g，杂粮 50g
	青椒炒鸡蛋	鸡蛋 45g，青椒 150g
	家常豆腐	豆腐 80g
	清蒸带鱼	带鱼 50g
晚餐	饺子	标准面 50g，猪肉 30g，白菜 80g
	醋溜娃娃菜	娃娃菜 100g
	酸奶	150g
	香蕉	香蕉 100g
	核桃	10g
全天		植物油 25g，食用碘盐不超过 6g

表 4-5　孕中期妇女一日食谱示例

餐次	食谱名称	原料名称和用量
早餐	豆沙包	面粉 40g，红豆沙 15g
	蒸紫薯	紫薯 60g
	白煮蛋	鸡蛋 50g
	牛奶	250g
	水果	苹果 100g
午餐	杂粮米饭	大米 50g，杂粮 50g
	酱鸭胗	鸭胗 40g
	排骨豆腐汤	排骨 40g，豆腐 70g
	拍黄瓜	黄瓜 100g
晚餐	红烧牛肉面	面粉 80g，牛肉 20g，青菜 100g
	凉拌藕片	莲藕 100g
	土豆烧鸡块	鸡块 50g，土豆 50g
	水果	香蕉 100g
	酸奶	150g
	榛子	10g
全天		植物油 25g，食用碘盐不超过 6g

表 4-6　孕晚期妇女一日食谱示例

餐次	食谱名称	原料名称和用量
早餐	鲜肉包	面粉 50g，猪肉 15g
	蒸芋头	芋头 60g
	白煮蛋	鸡蛋 50g
	莴笋拌核桃仁	莴笋 100g，核桃仁 30g，香油少许
	苹果	苹果 100g
	牛奶	250g
午餐	杂粮米饭	大米 50g，杂粮 50g
	西红柿鸡蛋汤	鸡蛋 50g，西红柿 50g
	香菇炒油菜	鲜香菇 30g，小油菜 100g
	清蒸鲈鱼	鲈鱼 60g
	水果	甜橙 100g
晚餐	杂粮馒头	面粉 50g，玉米面 30g
	虾仁豆腐	虾仁 50g，豆腐 80g
	山药炖鸡	山药 100g，鸡 50g
	清炒菠菜	菠菜 100g
	水果	猕猴桃 100g
	酸奶	150g
	核桃	10g
全天		植物油 25g，食用碘盐不超过 6g

组图：孕晚期食谱

(三) 备孕期、孕期妇女平衡膳食宝塔

1. 备孕期、孕期妇女平衡膳食关键推荐

(1) 备孕期妇女平衡膳食关键推荐：①叶酸补充剂 0.4mg/d；②贫血者在医生指导下补充铁剂；③每天 30 分钟以上中等强度运动；④监测体重，调整体重至适宜范围；⑤愉悦心情，充足睡眠；⑥饮洁净水，少喝含糖饮料；⑦不吸烟，远离二手烟；⑧不饮酒。

(2) 孕期妇女平衡膳食关键推荐：①叶酸补充剂 0.4mg/d；②贫血者在医生指导下补充铁剂；③适度运动；④每周测量体重，维持孕期适宜增重；⑤愉悦心情，充足睡眠；⑥饮洁净水，少喝含糖饮料；⑦准备母乳喂养；⑧不吸烟，远离二手烟；⑨不饮酒。

2. 备孕期、孕期妇女每日膳食构成　备孕期、孕期妇女每日膳食构成见表 4-7。

表 4-7　备孕期、孕期妇女每日膳食构成

膳食种类	备孕期	孕中期	孕晚期
加碘食盐（g/d）	<6	<6	<6
油（g/d）	25~30	25~30	25~30
奶类（g/d）	300	300~500	300~500
大豆（g/d）	15	20	20
坚果（g/d）	10	10	10
瘦畜禽肉（g/d）	40~65	50~75	75~100
鱼虾类（g/d）	40~65	50~75	75~100
蛋类（g/d）	50	50	50
蔬菜类（g/d）	300~500	300~500	300~500

笔记

续表

膳食种类	备孕期	孕中期	孕晚期
水果类(g/d)	200~350	200~400	200~400
全谷物和杂豆(g/d)	50~75	75~100	75~150
薯类(g/d)	50~75	75~100	75~100
水(ml/d)	1500~1700	1700~1900	1700~1900

组图：备孕期、孕期妇女平衡膳食宝塔

3. 备孕期、孕期妇女平衡膳食宝塔 中国备孕期妇女平衡膳食宝塔见图4-1;中国孕中期妇女平衡膳食宝塔见图4-2;中国孕晚期妇女平衡膳食宝塔见图4-3。

四、孕期主要营养问题

妇女在妊娠过程中,体内可发生一系列的生理改变与代偿性地变化,如适应不良可产生相关的营养问题。

(一) 妊娠性呕吐

约有半数的孕妇在妊娠6周左右会出现食欲缺乏、恶心、呕吐、挑食、喜酸味、厌油腻等早孕反应,大部分妇女只限于晨起后空腹状态及饭后发生呕吐,但也有部分妇女呕吐反复发作,进食即吐,甚至不能进食,导致液体平衡及新陈代谢紊乱,以致严重影响营养素的摄入,这种情况就称为妊娠性呕吐。

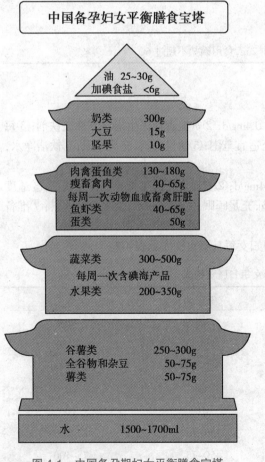

图 4-1 中国备孕期妇女平衡膳食宝塔

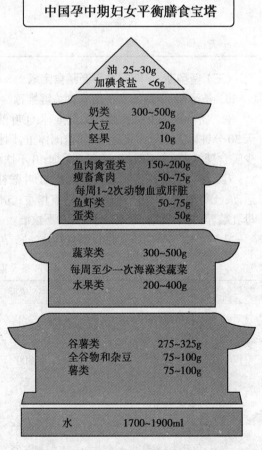

图 4-2 中国孕中期妇女平衡膳食宝塔

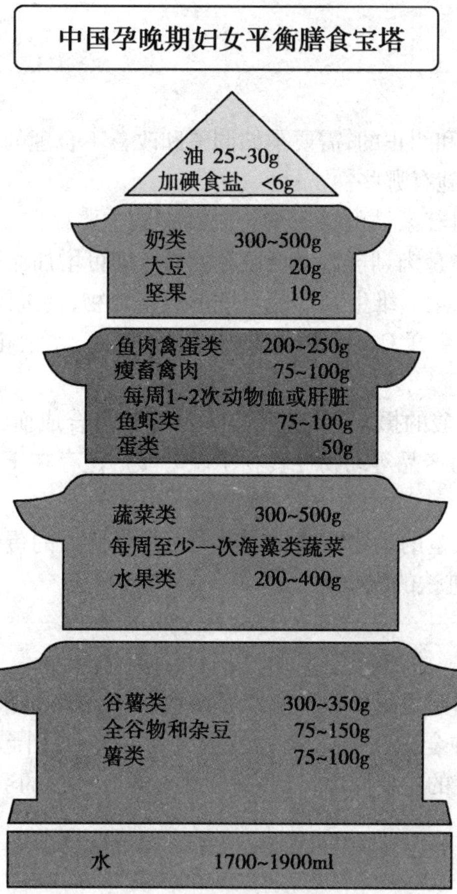

中国孕晚期妇女平衡膳食宝塔

油 25~30g
加碘食盐 <6g

奶类 300~500g
大豆 20g
坚果 10g

鱼肉禽蛋类 200~250g
瘦畜禽肉 75~100g
每周1~2次动物血或肝脏
鱼虾类 75~100g
蛋类 50g

蔬菜类 300~500g
每周至少一次海藻类蔬菜
水果类 200~400g

谷薯类 300~350g
全谷物和杂豆 75~150g
薯类 75~100g

水 1700~1900ml

图 4-3 中国孕晚期妇女平衡膳食宝塔

课堂练习

想一想,针对妊娠性呕吐提出的营养和膳食措施有哪些?

1. 膳食应清淡、易消化,避免油腻食物、甜品,少食多餐。
2. 多吃蔬菜、水果、牛奶等碱性食物。
3. 早晨可进食干性食品,如馒头、面包干、饼干、鸡蛋等。
4. 适当补充维生素 B_1、维生素 B_2、维生素 B_6、维生素 C 等以减轻呕吐症状。
5. 禁忌不消化的煎炸食品、酒类和刺激性的辛辣食物。
6. 呕吐严重不能进食和饮水者,应及时前往医院治疗。
7. 可在中医医生的指导下,试食一些食疗方等,如生姜红糖茶、山药饮等,以减轻呕吐症状。

(二)营养性贫血

妊娠期母体的生理变化之一是血容量和血红蛋白的增加,由于血红蛋白的增加远低于血容量的增加,出现血红蛋白的相对性稀释,而发生生理性贫血。判断妊娠期贫血,世界卫生组织规定的标准是:孕妇外周血血红蛋白 <110g/L,血细胞比容 <0.33。孕妇对铁的需要因血红蛋白合成及妊娠期为婴儿储备铁的需要而大大增加。据世界卫生组织资料表明,50% 以上孕妇合并贫血,其中以缺铁性贫血最常见,占妊娠期贫血的 95%。

课堂练习

　　缺铁性贫血是可以预防和纠正的,需要孕妇调整和改善不合理的膳食结构,想一想,针对缺铁性贫血提出的营养和膳食措施有哪些?

　　1. 增加膳食铁主要是血红素铁的摄入量　血红素铁主要存在于动物性食物如瘦肉类、肝脏和动物血内。因此,增加畜禽鱼肉、肝脏、动物血等的摄入即可增加血红素铁的摄入。

　　2. 增加维生素 C 的摄入量　维生素 C 能与铁形成螯合物,促进铁的溶解而利于铁的吸收,所以孕妇要注意多进食富含维生素 C 的新鲜水果、蔬菜,如菜心、西兰花、青椒、西红柿、草莓、橙子、猕猴桃等。

　　3. 增加维生素 B_{12} 和叶酸的摄入　维生素 B_{12} 和叶酸是合成血红蛋白必须的物质。维生素 B_{12} 主要存在于肝脏、肉类、海产品等动物性食物中。叶酸广泛存在于各种动物性食品中,以肝脏、蛋类、豆类中含量丰富。

　　4. 保证每天摄入适宜数量的动物性食物　肉类可提供优质的蛋白质,以合成血红蛋白;肉类中还存在"肉类因子",能促进铁的吸收。

(三)骨质软化症

　　维生素 D 及钙磷缺乏会引起手足抽搐和痉挛等症状,严重缺乏可推迟钙磷在骨骼中的储存,导致骨质软化。骨质软化症是一种全身性病变,骨盆变形尤为显著,常引起难产,影响母子健康。钙和维生素 D 缺乏是引起骨骼软化症的主要原因,只要确保维生素 D 和钙的适当摄入就能预防该病的发生。

 课堂练习

　　想一想,针对骨质软化症提出的营养和膳食措施有哪些?

　　1. 增加钙的摄入量　为了使胎儿的骨骼和牙齿正常的发育,妊娠期需要增加钙摄入以保证母亲骨骼的钙不至于被耗竭。富含钙制品的食物有奶及奶制品、小虾皮、海带、豆及豆制品等。

　　2. 维生素 D 的补充　妊娠期维生素 D 缺乏一般比较少见,主要发生在北方日照不足的地方。

　　3. 磷的摄入　孕妇体内磷缺乏也会导致软骨病。一般情况下,磷缺乏不是很常见,但是某些疾病会降低体内磷的含量,如影响病人肾脏快速储存磷功能的疾病等。

(四)妊娠期高血压疾病

　　妊娠期高血压疾病简称妊高征,通常发生在妊娠 24 周以后,妊娠晚期最常见。好发于年轻初产妇及高龄初产妇、体型肥胖者、双胎及有妊高征家族史者,发病率约 10%。妊高征与营养密切相关,膳食调查发现,妊高征病人能量、蛋白质、碳水化合物摄入量与正常孕妇相似,但是其总脂肪及饱和脂肪酸摄入量较正常孕妇多,钙、铁、维生素 A、维生素 B_2 的摄入较少,妊高征与钙的摄入量呈负相关。此外,妊高征病人血锌水平低且存在低蛋白血症这可能与尿中蛋白质排出量有关。

 课堂练习

　　想一想,针对妊高征提出的营养和膳食措施有哪些?

　　1. 控制总能量的摄入　妊娠期要适当控制食物的量,以妊娠期正常体重增加为标注调整饮食。

　　2. 减少脂肪摄入量　高脂肪含量的肉类,如肥肉、动物的皮等要避免。

　　3. 减少盐的摄入　因为钠盐摄入过多导致水钠潴留会使血压增高。

　　4. 增加优质蛋白　因病人尿中排出大量蛋白质导致血清蛋白偏低,时间久了会影响胎儿发育。

　　5. 补充矿物质　足够的钙、镁和锌的摄入会降低妊高征的发病率。

（五）妊娠期糖尿病

妊娠期发生或发现的糖尿病称为妊娠期糖尿病。饮食控制是糖尿病的基础治疗，尤其是妊娠期糖尿病。美国妇产科医师协会推荐，患妊娠期糖尿病的超重、肥胖妇女，应减低能量摄入、自我检测血糖和尿酮并适当增加运动。

（李 研 季兰芳）

第二节 乳母营养与膳食指导

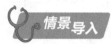

李女士，2d 前自然分娩产下一女婴，女婴各项生长发育指标正常。

请完成以下任务：

1. 请为李女士讲解泌乳的生理特点。
2. 请为李女士做详细的乳母膳食指导。

胎儿娩出后，产妇便进入以自身乳汁哺育婴儿的哺乳期。乳母的营养状况直接影响泌乳量和乳汁中营养素的含量，从而影响婴儿健康。因此，重视整个哺乳期的营养平衡至关重要。

一、乳母生理特点

乳母对营养的需求主要用于两个方面，除为满足母体恢复健康的需求外，更重要的是为泌乳提供物质基础。

（一）乳房的结构

人类女性的乳房是一个大的分泌腺，随着年龄的增长逐渐发育成熟。乳房主要由皮肤、纤维组织、脂肪组织和乳腺组成。每侧乳腺有 15~20 个乳腺叶，每个腺叶又分成许多腺小叶，腺小叶由小乳管和腺泡组成，是乳腺的基本单位。每一腺叶有其单独的导管，称输乳管，各腺小叶及相连的输乳管均以乳头为中心呈放射状排列，并在近乳头处形成输乳管窦，其末端以输乳孔开口于乳头。

（二）泌乳量及其调节

泌乳是指乳腺的腺泡细胞合成乳汁并将其分泌到腺泡腔内，这个过程中催乳素起主要作用。在妊娠和哺乳期，由于胎盘分泌大量雌激素和脑垂体分泌催乳素的影响，乳腺明显增生，腺管延长，使其逐步具有分泌乳汁的结构和能力。催乳激素主要是通过婴儿对乳头的吮吸反射引起分泌。越早、次数越多地吸吮乳头，乳量就会分泌增多。正常情况下，在哺乳的前六个月，平均每天泌乳量为 750ml。泌乳量受多种因素调节，这些因素主要包括催乳素等体内激素的调节作用，如婴儿对乳头反复吸吮可刺激催乳素分泌；环境、心理因素的影响，如紧张、焦虑的心情会抑制乳汁分泌，而良好的环境、愉快的心情可促进乳汁分泌。此外，乳母的营养状况好坏将直接影响乳汁的营养素含量，从而影响婴儿健康状况。

二、乳母营养需要

乳母必须供给足够的能量、优质蛋白质、脂肪、无机盐、维生素以及充足的水分，才能维护分泌优质乳汁、促进乳母健康的需要。

（一）能量

乳母因分泌乳汁、哺育婴儿等需要，对能量的需求增高。由母体能量转变为乳汁能量时其效率只有 80%，如按平均每日泌乳 850ml 计算，即每日需多消耗 800kcal 能量。我国推荐乳母每日能量的摄入量为：在非孕妇的基础上增补 500kcal，其余的 300kcal 来自孕期的脂肪储备。

（二）蛋白质

母乳蛋白质含量平均为 1.2g/dl，乳母每日通过乳汁向婴儿提供 9~15g 的蛋白质，乳母需要增加蛋白质的摄入。我国建议乳母在非孕妇的基础上增加 25g 蛋白质,即 80g/d。

(三)脂类

乳汁中脂肪含量与乳母膳食脂肪的摄入量密切相关。脂类有利于神经系统发育及脂溶性维生素的吸收,必需脂肪酸有增加乳汁分泌作用。乳母膳食脂肪供能比占总能量的 20%~30%。

(四)矿物质

乳母对钙、铁等矿物质的需求增加,其主要用途与参考摄入量见表 4-8。

表 4-8　乳母矿物质的主要用途与参考摄入量

矿物质	主要用途	RNI 或 AI（mg/d）
钙	补充乳母通过乳汁分泌损失的钙（每日约 300mg）	1000
铁	①恢复孕期胎儿铁储备;②补充产时出血、产后恶露及月经恢复后的铁丢失	24

(五)维生素

乳母对维生素的需要量增加,其主要用途与参考摄入量见表 4-9。

表 4-9　乳母维生素的主要用途与参考摄入量

维生素 / 单位	主要用途	RNI 或 AI
维生素 A/（μgRAE/d）	提供乳汁中维生素 A,促进婴儿的生长发育和健康状况	1300
维生素 D/（μg/d）	促进膳食钙的吸收,弥补孕期母体骨钙的丢失	10
维生素 B_1/（mg/d）	①增进乳母食欲,促进乳汁分泌;②预防婴儿急性脚气病	1.5

(六)水

乳母每日摄入水量与乳汁分泌量有密切关系,水分摄入不足时,乳汁分泌将明显减少。

三、乳母膳食指导

针对中国乳母的生理需求和普遍存在的营养问题,我国营养学会于 2016 年修订的《中国居民膳食指南》中乳母膳食在一般人群膳食指南基础上增加五条关键推荐:①增加富含优质蛋白质及维生素 A 的动物性食物和海产品,选用碘盐;②产褥期食物多样、不过量,重视整个哺乳期营养;③愉悦心情,充足睡眠,促进乳汁分泌;④坚持哺乳,适度运动,逐步恢复适宜体重;⑤忌烟酒,避免浓茶和咖啡。

(一)乳母膳食指导

1. 供给充足的优质蛋白质及维生素 A　乳母膳食蛋白质在一般女性的基础上,建议每日增加摄入 25g。优质蛋白质的食物来源包括:鱼、禽、蛋、肉类(含动物内脏)等动物性食品及大豆及豆浆、豆腐、腐竹、豆腐皮等大豆制品。最好一天选用 3 种以上,数量适当,合理搭配。乳母的维生素 A 推荐量比一般成年女性增加 600μg RAE,建议每周增加 1~2 次猪肝(85g)或鸡肝(40g)。

2. 提供含钙丰富的食品　乳母膳食钙推荐量在一般女性的基础上,建议每日增加摄入 200mg,总量达到为 1000mg/d。奶类及奶制品含钙量最高,易于吸收利用,每日至少摄入饮奶 400~500ml,再摄入 100g 左右豆制品和小鱼、虾皮、深绿色蔬菜等富钙食物。并每日补充钙剂 300mg。同时必须补充充足的维生素 D,或多晒太阳,以促进钙的吸收和利用。

3. 愉悦心情,充足睡眠,促进乳汁分泌　促进乳汁分泌的方法包括:①家人应充分关心乳母,帮助其舒缓压力,调整心态,建立母乳喂养的自信心。②分娩后尽早开奶,让孩子频繁吸吮,促进泌乳反射,增加乳汁分泌。③食物种类应齐全多样化,保证营养需求。除此之外,乳母每天摄入水量与乳汁分泌量也密切相关,所以乳母应每天多喝水,多吃流质的食物如鲜鱼汤、猪蹄汤、鸡汤、菜汤、豆腐汤、排骨汤等,每餐都应保证有带汤水的食物。④尽量做到生活规律,每天保证 8h 以上睡眠时间,避免过度疲劳。

4. 科学运动,逐步减重　产褥期的运动方式可采用产褥期保健操。产褥期保健操应根据产妇的分娩情况和身体情况循序渐进地进行。顺产产妇一般可在产后第 2 天就可以开始,6 周后可选择其他有氧运动如散步、慢跑等。

5. 食谱示例　乳母小李,婴儿 2 个月,乳量分泌正常,婴儿发育良好。此乳母食谱示例见表 4-10。

表 4-10　乳母一日食谱示例

餐次	食谱名称	原料名称和用量
早餐	油菜牛肉面 豆浆 核桃	挂面 100g,小油菜 100g,酱牛肉 50g 100g 10g
早点	水蒸蛋 牛奶 水果	鸡蛋 50g 200g 哈密瓜 100g
午餐	杂粮米饭 红烧排骨 香菇炒白菜	大米 75g,杂粮 75g 排骨 70g 鲜香菇 50g,白菜 100g
午点	水果 牛奶	猕猴桃 100g 200g
晚餐	南瓜粥 杂粮馒头 虾仁炒黄瓜 青菜拌香干	南瓜 50g,粳米 25g 面粉 50g,玉米粉 30g 虾仁 50g,黄瓜 50g 青菜 100g,香干 50g
晚点	牛奶煮麦片 榛子	牛奶 200g,麦片 20g,糖 5g 10g

组图:乳母食谱

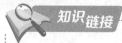

产褥期妇女膳食营养指导

1. **正常分娩的产妇**　产后 1h 即可进红糖水、藕粉、蒸蛋等易消化的流质或半流质食物,产后次日可进食普通食物。

2. **行剖宫产的妇女**　术后禁食至肠蠕动恢复后逐渐给予米汤、稀藕粉、鲜榨果汁、菜汁、去油肉汤等清流质(忌用牛奶、豆浆、大量蔗糖等胀气食品)1d,以后逐渐向半流质、软质饮食、普食过渡。

(二)乳母平衡膳食宝塔

1. 乳母平衡膳食关键推荐　①坚持哺乳;②适当增加鱼禽肉蛋和海产品;③愉悦心情,充足;④足量饮水,适当多喝粥、汤;⑤适度运动;⑥每周测体重,逐步恢复适宜体重;⑦不吸烟,远离二手烟;⑧不饮酒(注:月子膳食亦适用)。

2. 乳母每日膳食构成　乳母每日膳食构成主要分为六类:①油 25~30g、加碘食盐 <6g;②奶类300~500g、大豆 20g、坚果 10g;③鱼肉禽蛋类共 200~250g,其中瘦畜禽肉 75~100g(每周 1~2 次动物血或肝脏)、鱼虾类 75~100g、蛋类 50g;④蔬菜类 300~500g(每周至少一次海藻类蔬菜)、水果类 200~400g;⑤谷薯类共 300~350g,其中全谷物和杂豆 75~150g、薯类 75~100g;⑥水 1700~1900ml。

3. 乳母平衡膳食宝塔　中国哺乳期妇女平衡膳食宝塔见图 4-4。

图片:中国哺乳期妇女平衡膳食宝塔

四、乳母主要营养问题

我国的乳母通常过多地摄入蛋、禽、鱼、虾等动物性食物,而蔬菜、水果则很少食用(尤其是产褥期妇女),导致乳母能量摄入过多,而铁、钙、锌、维生素 A、维生素 B_2、叶酸等微量营养素的摄入量明显低于参考摄入量,从而严重影响乳母自身的健康及婴儿正常发育。

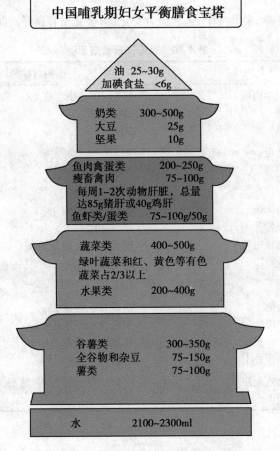

图 4-4　中国哺乳期妇女平衡膳食宝塔

（一）微量营养素摄入不足

1. 骨软化症和骨质疏松症　当乳母膳食中钙摄入不足时,则动用母体骨骼中的钙以维持乳汁中钙量的稳定,使母体骨钙减少,轻者可有腰酸腿痛、牙齿受损等症状,重者可患骨软化症。

2. 维生素 C 与膳食纤维摄入不足　我国乳母的膳食习惯通常过多地强调鸡、肉、鱼、蛋等动物性食物的摄入,而忽视蔬菜、水果的摄入,很容易导致维生素 C、膳食纤维的缺乏。

（二）能量摄入过多

有的妇女在产后备受呵护,片面强调一人吃两人的饭及高能量、高蛋白食物的摄入,乳母能量摄入过多可使产后迅速发胖,不利于产后的体型恢复。

如何判定乳母能量摄入是否适宜?

一般可根据乳母体重变化来衡量能量摄入是否适宜,如乳母较孕前消瘦表示能量摄入不足;如乳母孕期储存的脂肪不减表示能量摄入过多。

（李　研　季兰芳）

第三节　婴幼儿喂养指导

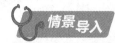 情景导入

李女士，育有一5个月的女婴，一直给予母乳喂养，近一周来自觉母乳减少，想改为人工喂养，2d前喂了自制的肉泥后婴儿出现了腹泻前来门诊就诊。

请问：

1. 李女士可以改为人工喂养吗？此时可以为宝宝添加肉泥吗？

2. 请为李女士制定一个正确的喂养方案。

婴儿期是指出生后至满一周岁的时期，包括出生至28d的新生儿期，此期正处于由母乳逐渐转变到其他食物的过渡期。婴儿期是人生第一生长高峰，对营养素的需求相对较高，然而各器官系统发育尚未完善，合理喂养，不仅能促进健康，还为一生的健康奠定强有力的基础。

一、婴幼儿期生理特点

(一) 消化系统发育特点

1. 口腔　婴儿的颊部有厚实的脂肪垫，有助于吸吮活动，婴幼儿口腔黏膜薄嫩，唾液腺发育尚未完善，唾液分泌较少，口腔黏膜干燥，易受损伤和细菌感染；3个月以下婴儿唾液淀粉酶含量少，不利于消化淀粉，3~4个月后涎腺逐渐发育完善，唾液中的淀粉酶也逐渐增加，6个月后唾液淀粉酶的作用增强。乳牙在出生后4~10个月开始萌出，2.5岁左右乳牙出齐。如超过1岁仍未出牙属异常情况，佝偻病、营养不良等患儿可能出现出牙延迟。

2. 胃　初生新生儿的胃容量仅为25~50ml，出生后第10d时可增加到约100ml，6个月时约为200ml，1岁时可达300~500ml。胃排空人乳的时间为2~3h。胃贲门括约肌较弱，而幽门部肌肉较紧张，喂奶后容易导致溢奶或呕吐。

3. 肠及其酶　新生儿消化酶的活力相对较差，特别是淀粉酶、胰淀粉酶要到出生后第4个月才达到成人水平。胰腺脂肪酶的活力亦较低，肝脏分泌的胆盐较少，因此，对淀粉、脂肪的消化吸收能力较差。幼儿时期消化道各种酶活性接近成人水平。

(二) 体格发育特点

1. 身长　身长是反映骨骼系统生长的指标，婴儿出生时平均身长为50cm，一周岁时增加至出生时的1.5倍，达75cm。幼儿期身长增长速率减慢，至3岁时身长为出生时2倍，约100cm。1~2岁时期，全年增加约10cm，2岁以后每年增长约5cm。

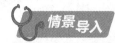 知识链接

婴儿身长推算方法	
月龄	每月增长数
1~3	3~3.5cm
4~6	2cm
7~12	1~1.5cm

2. 体重　体重是评价婴儿营养状况的常用指标。我国婴儿出生时体重平均为3.2kg，1~6个月的婴儿平均每月增重0.6kg，7~12个月平均每月增重0.5kg，1周岁时达到或超过出生时的3倍(>9kg)。1岁以后体重增长速度减慢，至2岁时体重为出生时4倍，约12kg。1~2岁时期，全年增加2.5~3kg，2岁

以后平均每年增长 1.5~2.0kg。婴儿体重推算公式见表 4-11。

表 4-11 婴儿体重推算公式

月龄	体重推算公式
1~6	体重（kg）= 出生体重 +（月龄 × 0.6）
7~12	体重（kg）= 出生体重 +（月龄 × 0.5）

微课：新生儿体格测量与评价

3. 头围和胸围 新生儿出生时头围为 34cm，6 个月达 43cm，1 周岁时达 46cm。出生时胸围比头围小 1~2cm，1 岁左右胸围与头围大致相等，12~21 个月时胸围超过头围。如 2 岁半时胸围还比头围小，则要考虑营养不良或胸廓、肺发育不良。

二、婴幼儿营养需要

婴儿生长发育旺盛，是一生中增长最快的时期，但生理功能未完全成熟，消化吸收功能较差，因此，婴儿的能量与营养素需要量相对较高。

（一）能量

婴儿的能量需要除了满足基础代谢、体力活动、食物的热效应等消耗外，还要加上排泄的损失及生长发育的需要。我国婴儿能量的推荐摄入量：0~6 月为 90kcal/（kg·d）；7~12 月为 80kcal/（kg·d）；1~2 岁时：男孩：900kcal/（kg·d），女孩：800kcal/（kg·d）；2~3 岁时：男孩：1100kcal/（kg·d），女孩：1000kcal/（kg·d）。

（二）蛋白质

婴儿期蛋白质应维持正氮平衡状态，并注意优质蛋白质的补充。我国婴儿蛋白质的膳食营养素参考摄入量：0~6 月适宜摄入量为 9（g/d）；7~12 月推荐摄入量为 20（g/d）。幼儿对蛋白质的需求相对比成人多，质量要求也更高，优质蛋白质应占总量的一半。幼儿每日蛋白质推荐摄入量（RNI）为 25g/d。

（三）脂肪

婴儿时期脂肪的需要量明显高于成年人，各种脂类对婴儿生长发育和神经系统的发育影响很大。我国推荐婴儿总脂肪供能占能量的百分比的可接受范围：0~6 月为 48%E（AI）；7~12 月为 48%E（AI）。世界卫生组织及联合国粮农组织于 1994 年推荐婴儿亚油酸提供的能量不少于膳食总能量的 3%。幼儿期由脂肪提供的能量在总能量中的比例以 35% 为宜。

（四）碳水化合物

4 个月以下的婴儿消化吸收功能尚不完善，缺乏淀粉酶，但乳糖酶的活性比成人高，故提倡母乳喂养，不宜过早地给予淀粉类食物。我国推荐婴儿总糖类供能占能量的百分比的可接受范围：0~6 月为 60%E（AI）；7~12 月适宜摄入量为 80%E（AI）。幼儿活动量增大，身体耗能增多，对碳水化合物的需要量增多。但富含碳水化合物的食物所占体积较大，可能会影响食物的营养密度及总能量的摄入比例，因此幼儿期碳水化合物摄入不能过多，其摄入量占总能量的比例与成人一致。

（五）矿物质

婴儿对钙、铁、锌、碘等矿物质的需要增加，其主要用途与参考摄入量见表 4-12。

表 4-12 婴幼儿矿物质的用途与参考摄入量

矿物质 / 单位	主要用途	RNI 或 AI		
		0~6 月（AI）	7~12 月（AI）	1~3 岁（RNI）
钙 /mg	提供乳汁中的钙（每 100ml 母乳中含钙量为 30~35mg，如婴儿每日摄入 800ml 母乳就能从中获得 240~280mg 的钙	200	300	600
铁 /mg	婴儿在 4~5 个月后急需从膳食中补充铁，减少缺乏性贫血的发生率	0.3	10	9
锌 /mg	婴儿在 4~5 个月后需要从膳食中补充锌，以防锌的缺乏	2.0	3.5	4
碘 /μg	预防因缺碘导致的克汀病	85	115	90

笔记

（六）维生素

除维生素 D 外,母乳中的维生素受乳母的膳食的影响。膳食均衡乳母乳汁中的维生素基本能满足婴儿的需求,婴儿各种维生素的主要用途与参考摄入量见表 4-13。

表 4-13　婴儿维生素的主要用途与参考摄入量

维生素 / 单位	主要用途	AI 或 RNI		
		0~6 月（AI）	7~12 月（AI）	1~3 岁（RNI）
维生素 A/gRE	促进婴儿生长发育。用人乳和配方奶粉喂养的婴儿一般不需要作额外补充	300	350	310
维生素 D/μg	预防维生素 D 缺乏所致的佝偻病。维生素 D 几乎不通过乳汁,从出生 2 周到 1 岁半之内均需添加鱼肝油,并经常晒太阳	10	10	10
维生素 E/mgα-TE	预防早产儿、低出生体重儿因维生素 E 缺乏所致的溶血性贫血、血小板增加及硬肿症	3	4	6
维生素 C/mg	纯牛乳喂养儿应及早补充富含维生素 C 的果汁、深绿色叶菜汁等	40	40	40

三、婴幼儿喂养指导

（一）6 月龄内婴儿母乳喂养指导

1. **产后尽早开奶,坚持新生儿第一口食物是母乳**　婴儿出生后第一口食物应是母乳,分娩后应尽早开奶,让婴儿获得初乳并进一步刺激泌乳、增加乳汁分泌。初乳中富含营养和免疫活性物质,有助于肠道功能发展,并提供免疫保护,还有利于预防婴儿过敏,并减轻新生儿黄疸、体重下降和低血糖的发生。让婴儿尽早反复吸吮乳头,是确保成功纯母乳喂养的关键。

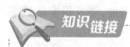

母乳的分期及其特点

时期	定义	特点
初乳	指产后 5~7d 的母乳	量少（每天分泌 50~300ml,每次仅 15~45ml,适合早期新生儿胃容量小的生理特点）,淡黄色,质略稠,含有丰富的维生素 A、牛磺酸和矿物质,含脂肪较少而蛋白质较多（蛋白质含量为 10%）,主要包括分泌性免疫球蛋白 A（SIgA）、乳铁蛋白、转铁蛋白、白细胞、溶菌酶、抗菌因子、生长因子等,具有促进新生儿生长发育和增强抵抗力的作用
过渡乳	指产后 7~14d 的母乳	乳量增加至每日 500ml 左右,其脂肪增高而蛋白质和无机盐等逐渐减少,其营养成分适合此期新生儿的生长发育
成熟乳	产后 15d 以后的母乳	每日泌乳总量可达 700~1000ml,蛋白质含量有所降低,营养成分适当,其中蛋白质、脂肪和糖的比例为 1:3:6。含有特异性抗体,具有抗胃肠道感染和抗病毒的作用

微课：母乳喂养指导

2. **坚持 6 月龄内纯母乳喂养**　母乳是 6 月龄内婴儿最理想的天然食品,纯母乳喂养能满足此期婴儿所需要的全部液体、能量和营养素,应坚持纯母乳喂养 6 个月。实施按需喂奶,两侧乳房交替喂养,每天喂奶 6~8 次或更多。坚持让婴儿直接吸吮母乳,尽可能不使用奶瓶间接喂哺人工挤出的母乳。特殊情况需要在满 6 月龄前添加辅食的,应咨询医生或其他专业人员后谨慎做出决定。

母乳喂养的优点

1. 纯母乳喂养能满足婴儿 6 月龄以内所需要的全部液体、能量和营养素。

2. 母乳易消化、吸收。母乳是最佳的营养支持,母乳喂养的婴儿最聪明。

3. 有助于增强婴儿的抗病能力。母乳有利于肠道健康微生态环境建立和肠道功能成熟,降低感染性疾病和过敏发生的风险。

4. 母乳喂养经济、安全又方便。

5. 促进母婴感情,母乳喂养营造母子情感交流的环境,给婴儿最大的安全感,有利于婴儿心理行为和情感发展。

6. 有利于母体产后康复,避免母体产后体重滞留,并降低母体乳腺癌、卵巢癌和 2 型糖尿病的风险。

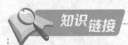

《婴幼儿喂养全球战略》——母乳喂养建议

建议中提出:在生命的最初 6 个月应对婴儿进行纯母乳喂养,以实现婴儿的最佳生长、发育和健康。之后,为满足其不断发展的营养需要,婴儿应获得安全的营养和食品补充,同时继续母乳喂养至 2 岁或 2 岁以上。

3. 顺应喂养,建立良好的生活规律 母乳喂养应顺应婴儿胃肠道成熟和生长发育过程,从按需喂养模式到规律喂养模式递进。饥饿引起哭闹时应及时喂哺,不要强求喂奶次数和时间,特别是 3 月龄以前的婴儿,一般每天喂奶的次数可能在 8 次以上,生后最初会在 10 次以上。婴儿生后 2~4 周就基本建立了自己的进食规律,家长应明确感知其进食规律的时间信息。随着月龄增加,婴儿胃容量逐渐增加,单次摄乳量也随之增加,哺喂间隔则会相应延长,喂奶次数减少,逐渐建立规律哺喂的良好饮食习惯。婴儿异常哭闹时,应考虑非饥饿原因,应积极就医。

4. 生后数日开始补充维生素 D,不需补钙 人乳中维生素 D 含量低,适宜的阳光照射会促进皮肤中维生素 D 的合成,母乳中维生素 D 含量很低,家长应尽早抱婴儿到户外晒晒太阳。但鉴于我国传统养育方式的限制,阳光照射可能不是 6 月龄内婴儿获得维生素 D 的最方便途径。婴儿出生后数日就应开始每日补充维生素 D_3 10μg(400IU)。纯母乳喂养能满足婴儿骨骼生长对钙的需求,不需额外补钙。由于新生儿肠道中没有细菌,加之母乳中维生素 K 含量低,为了预防维生素 K 缺乏所致的新生儿出血症,新生儿出生后应肌内注射维生素 K_1 1mg,特别是剖宫产的新生儿。

5. 婴儿配方奶是不能纯母乳喂养时的无奈选择 如果婴儿患有某些代谢性疾病、乳母患有某些传染性或精神性疾病,乳汁分泌不足或无乳汁分泌等原因,不能用纯母乳喂养婴儿时,建议首选适合于 6 月龄内婴儿的配方奶喂养,不宜直接用普通液态奶、成人奶粉、蛋白粉、豆奶粉等喂养婴儿。任何婴儿配方奶都不能与母乳相媲美,只能作为母乳喂养失败后的无奈选择,或母乳不足时对母乳的补充。以下情况,建议选用适合于 6 月龄内婴儿的配方奶喂养:①婴儿患有半乳糖血症、苯丙酮尿症、严重母乳性高胆红素血症;②母亲患有 HIV 和人类 T 淋巴细胞病毒感染、结核病、水痘 - 带状疱疹病毒、单纯疱疹病毒、巨细胞病毒、乙型肝炎和丙型肝炎病毒感染期间,以及滥用药物、大量饮用酒精饮料和吸烟、使用某些药物、癌症治疗和密切接触放射性物质;③经过专业人员指导和各种努力后,乳汁分泌仍不足。

婴儿配方奶粉的营养成分、含量与母乳相近,是 0~6 月龄无法母乳哺育婴儿的最佳替代品,能符合这个年龄段宝宝生长发育的需要。根据婴儿的大小选择不同阶段的婴儿配方奶粉,见表 4-14。

6. 监测体格指标,保持健康生长 身长和体重是反映婴儿喂养和营养状况的直观指标。疾病或

表 4-14　婴儿配方奶粉的种类和适用范围

种类	适用范围	主要营养特点
起始婴儿配方奶粉	1~6 个月的婴儿	在牛乳的基础上模拟母乳成分增加或减少某些营养成分调制而成的，其配制的基本要求为：①减少酪蛋白，增加脱盐乳清蛋白，蛋白质含量 12%~18%；②添加与母乳同型的活性顺式亚油酸、α- 亚麻酸及二十二碳六烯酸（DHA）；③ α- 乳糖和 β- 乳糖按 4：6 的比例添加；④脱去牛奶中部分钙、磷、钠盐，将钙磷比例调整为 2：1；⑤强化维生素 A、维生素 D 及适量的其他维生素；⑥强化牛磺酸、核酸、肉碱等成分
后继配方或较大婴儿配方奶粉	6~36 个月婴幼儿	选择蛋白量含量大于 18% 的婴儿配方奶粉，作为此期非母乳混合喂养儿的主要食品。此种配方奶粉添加了足量的、比例合适的 DHA、α- 亚麻酸、游离核苷酸及足量的铁，有利于促进婴儿及生长发育，预防缺铁性贫血的发生
特殊医学配方	早产儿、苯丙酮酸尿症儿等	豆基配方粉是以大豆蛋白为主体的代乳品，豆制代乳品不含乳糖，更适合于对牛奶过敏或患有乳糖不耐症的婴儿使用

喂养不当、营养不足会使婴儿生长缓慢或停滞。6 月龄前婴儿应每半月测一次身长和体重，病后恢复期可增加测量次数，并选用世界卫生组织的《儿童生长曲线》判断生长状况。婴儿生长有自身规律，不宜追求参考值上限。

（二）7~24 月龄婴幼儿喂养指导

1. 继续母乳喂养，满 6 月龄起添加辅食　母乳仍然可以为满 6 月龄后婴幼儿提供部分能量、优质蛋白质、钙等重要营养素，以及各种免疫保护因子等。继续母乳喂养也仍然有助于促进母子间的亲密连接，促进婴幼儿发育。因此 7~24 月龄婴幼儿应继续母乳喂养。不能母乳喂养或母乳不足的婴幼儿，应选择配方奶作为母乳的补充。婴儿满 6 月龄时，胃肠道等消化器官已相对发育完善，可消化母乳以外的多样化食物，可逐渐引入各种辅食。辅食是指除母乳和（或）配方奶以外的其他各种性状的食物。有特殊需要时须在医生的指导下调整辅食添加时间。

2. 从富铁泥糊状食物开始，逐步添加达到食物多样　随母乳量减少，逐渐增加辅食量。7~12 月龄婴儿所需能量 1/3~1/2 来自辅食，13~24 月龄幼儿 1/2~2/3 的能量来自辅食，而母乳喂养的婴幼儿来自辅食的铁更高达 99%。因而婴儿最先添加的辅食应该是婴儿米粉、肉泥等富铁的泥糊状食物，逐渐过渡到半固体或固体食物，如烂面、肉末、碎菜、水果粒等。辅食添加的原则：每次只添加一种新食物，逐步达到食物多样化。由少到多、由稀到稠、由细到粗，循序渐进。每引入一种新的食物应适应 2~3d，密切观察是否出现呕吐、腹泻、皮疹等不良反应，适应一种食物后再添加其他新的食物。辅食应适量添加植物油。

图片：泥糊状食物

3. 提倡顺应喂养，鼓励但不强迫进食　随着婴幼儿生长发育，父母及喂养者应根据其营养需求的变化及喂养过程中感知到的婴幼儿所发出的饥饿或饱足的信号，为婴幼儿提供多样化的食物，尊重婴幼儿对食物的选择，绝不强迫进食。进餐时为婴幼儿营造良好的进餐环境，保持进餐环境安静、愉悦，进餐时不看电视、玩玩具，鼓励并协助婴幼儿自己进食，培养进餐兴趣。每次进餐时间不超过 20min。喂养者与婴幼儿应有充分的交流，不以食物作为奖励或惩罚。父母应保持自身良好的进食习惯，成为婴幼儿的榜样，教导婴幼儿遵守必要的进餐礼仪。

4. 辅食不加调味品，尽量减少糖和盐的摄入　7~24 月龄婴幼儿的辅食应单独制作，保持食物原味，不需要额外加糖、盐及各种调味品，保持淡口味。淡口味食物有利于提高婴幼儿对不同天然食物口味的接受度，减少偏食挑食的风险。淡口味食物也可减少婴幼儿盐、糖的摄入量，降低儿童期及成人期肥胖、糖尿病、高血压、心血管疾病的风险。1 岁以后逐渐尝试淡口味的家庭膳食。

组图：常用辅食制作图解

5. 注重饮食卫生和进食安全　选择新鲜、优质、无污染的安全食物和洁净水制作辅食。制作辅食前须先洗手。制作辅食的餐具、场所应保持清洁。制作过程始终保持清洁卫生，生熟分开。辅食应煮熟、煮透。制作的辅食应及时食用或妥善保存，不吃剩饭，妥善处理剩余食物。进餐前洗手，保持餐具和进餐环境清洁、安全。婴幼儿进食时一定要有成人看护，以防进食意外。整粒花生、坚果、果冻等食物不适合婴幼儿食用。

6. 定期监测体格指标,追求健康生长 体重、身长是反映婴幼儿营养状况的直观指标。每 3 个月一次监测、评估身长、体重、头围等体格生长指标,有助于判断其营养状况,并可根据体格生长指标的变化,及时调整营养和喂养。对于生长不良、超重肥胖,以及处于急慢性疾病期间的婴幼儿应增加监测次数。

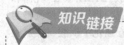 **知识链接**

混合喂养方法

因母乳不足或其他原因不能全部以母乳喂养时,不足或空缺部分可使用较大婴儿配方奶粉予以补充进行混合喂养,其方法有两种:

1. 补授法 母乳不足时,喂哺母乳的次数依旧,而于每次喂哺母乳后婴儿配方奶补足,其补充用量以婴儿吃饱为止,具体用量根据婴儿体重、母乳缺少的程度而定,缺多少,补多少,此法每次吸空乳房,可刺激母乳分泌。

2. 代授法 如果母亲因上班或短期外出不能按时哺乳,可用代授法进行混合喂养,要求每日至少喂哺 3 次以上母乳,另几次以较大婴儿配方奶代替,有条件者,可用清洁无菌的奶瓶收集乳汁,低温储存,煮沸放凉至合适温度后供不能按时喂母乳时的婴儿食用。

(三)幼儿喂养指导

幼儿期正处于从母乳逐步转变为普通饮食的过渡阶段,幼儿膳食应做到以下几点。

1. 继续给予母乳喂养或其他乳制品 可继续给予母乳喂养直至 2 足岁,已断母乳的婴儿每日给予不少于相当于 350ml 液态奶的幼儿配方奶粉,或给予强化了铁、维生素 A 等多种微量营养素的食品。

2. 食物多样,选用营养丰富、易消化的食物 根据幼儿的牙齿发育情况,逐步增加细、软、碎、烂的膳食,由少到多,逐渐过渡到食物多样化。应充分考虑满足能量需要,增加富含优质蛋白质、血红素铁、维生素 A 的食物及鱼虾类食物的摄入。每月选用动物肝脏做成肝泥,分次食用。幼儿各类食物每日参考摄入量:谷类 100~150g;蔬菜、水果类 150~200g;鱼、肉、禽、蛋类或豆制品(以干豆计)100~125g;牛奶 350~500ml;植物油 20g,糖 0~20g。

3. 采用适宜的烹调方式,单独加工制作膳食 幼儿的膳食需单独加工、烹制,食物切碎煮烂,要完全去除皮、骨、刺、核等;大豆、花生等硬果类食物,应先磨碎,制成泥湖浆等状态进食,不宜直接给幼儿食用坚硬的食物、易误吸的硬壳果类(如花生)和油炸类食品。烹调方法上,应采用蒸、煮、炖、煨等烹调方式,不宜采用油炸、烤、烙等方式。口味以清淡为好,不应过咸,更不宜食辛辣刺激性食物,尽可能少用或不用含味精或鸡精、色素、糖精的调味品及腌制食品。注意花样品种的交替更换,提高幼儿对进食的兴趣。

4. 规律进餐,培养良好饮食习惯 每日进食 5~6 餐,在一日三餐的基础上可安排 2~3 餐以奶类、水果和其他细软面食为主的加餐。吃饭宜定时、适量,使用专用儿童餐桌椅和餐具,与家人一同进餐,专心进食,培养良好饮食习惯。

 **知识链接**

如何培养幼儿良好的饮食习惯

1. 讲道理,多鼓励,多教育,少强迫。
2. 家长注意自己的言行,以身作则,不挑食、不偏食。
3. 家长不过分溺爱幼儿,相信孩子能自己吃好吃饱。
4. 逐渐引导纠正不良的饮食习惯。
5. 创造和谐愉悦的餐桌氛围。

 笔记

5. 合理安排零食,避免过瘦或过胖 正确选择零食品种,应以水果、乳制品等营养丰富的食物为主,应控制纯能量类零食的食用量,如果糖、甜饮料等含糖高的食物;合理安排零食时机,给予零食的数量和时机以不影响幼儿正餐食欲为宜。

6. 每天足量饮水,少喝含糖高的饮料 幼儿需水量按 125ml/(kg·d)计,一般全日总需水量为 1250~2000ml,其中来自饮水 600~1000ml。各类饮料含糖量高,过多饮用不仅会影响孩子的食欲,还可导致龋齿、肥胖或营养不良等问题。

7. 鼓励幼儿多做户外游戏与活动 每日安排 1~2h 的户外游戏与活动,通过日光照射促进皮肤中维生素 D_3 的形成和钙的吸收,同时还可以锻炼体能、智能和维持能量平衡,有利于保持儿童合理的体重增长,避免儿童瘦弱、超重和肥胖。

8. 注意饮食卫生,餐具严格消毒 选择清洁、不变质的食物原料,不吃隔夜饭菜和不洁变质的食物,选用半成品或者熟食时应彻底加热后方可食用。养护人注意个人卫生,幼儿的餐具应彻底清洗和加热消毒。培养幼儿养成饭前便后洗手的良好卫生习惯,以减少肠道细菌、病毒以及寄生虫感染的机会。

9. 定期监测生长发育状况 父母可以在家里或请专业机构对幼儿定期进行身长和体重等生长发育指标的测量,1~3 岁幼儿应每 2~3 个月测量 1 次,针对测量结果调整改善喂养方式。

（四）婴幼儿平衡膳食宝塔

1. 婴儿母乳喂养膳食关键推荐

（1）6 月龄内婴儿母乳喂养膳食关键推荐：①尽早开奶；②第一口吃母乳；③纯母乳喂养；④不需要补钙；⑤每日补充维生素 D 400IU；⑥顺应喂养；⑦婴儿配方奶不是理想食物；⑧定期测量体重和身长。

（2）7~24 月龄婴幼儿平衡膳食关键推荐：①继续母乳喂养；②满 6 月龄开始添加辅食；③从富铁的泥糊状辅食开始；④母乳或奶类充足时不需补钙；⑤需要补充维生素 D；⑥顺应喂养,鼓励逐步自主进食；⑦逐步过渡到多样化膳食；⑧辅食不加或少加盐和调味品；⑨定期测量体重和身长；⑩注意饮食卫生、进食安全。

2. 婴幼儿每日膳食构成 婴幼儿每日膳食构成见表 4-15。

表 4-15 婴幼儿每日膳食构成

膳食种类	7~12 月龄	13~24 月龄
加碘食盐（g/d）	不建议额外添加	0~1.5
油（g/d）	0~10	5~15
鸡蛋（g/d）	15~50	25~50
肉禽鱼（g/d）	25~75	50~75
蔬菜类（g/d）	25~100	50~150
水果类（g/d）	——	50~150
继续母乳喂养,逐步过渡到谷类为主食		
母乳（ml/d）	700~500	600~400
谷类（g/d）	20~75	50~100
不满 6 月添加辅食,须咨询专业人员做出决定		

3. 婴幼儿平衡膳食宝塔 中国 7~12 月龄婴幼儿平衡膳食宝塔见图 4-5；中国 13~24 月龄婴幼儿平衡膳食宝塔见图 4-6。

四、婴幼儿期主要营养问题

（一）缺铁性贫血

缺铁性贫血是 6 个月 ~2 岁婴幼儿常见的营养缺乏症。由于母乳和牛乳含铁较少,而胎儿期铁储备仅能满足出生后 4~6 个月需要,该病多发生于出生 5 个月后,早产儿、多胎儿可较早发生铁的缺乏。

组图：婴幼儿平衡膳食宝塔

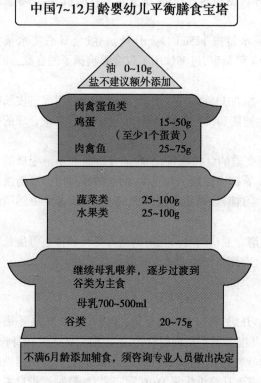

图 4-5　中国 7~12 月龄婴幼儿平衡膳食宝塔　　　　图 4-6　中国 13~24 月龄婴幼儿平衡膳食宝塔

图片：蛋白质 - 能量营养不良

（二）蛋白质 - 能量营养不良

当蛋白质和（或）能量的供给不足时可发生蛋白质 - 能量营养不良（PEM），除有消瘦、水肿等症状外，常伴有维生素和矿物质的缺乏。

（三）佝偻病

佝偻病为婴儿期较为常见的营养缺乏症，其发病缓慢，不容易引起重视。佝偻病使婴儿抵抗力降低，容易合并肺炎、腹泻等疾病，严重影响小儿生长发育。

（季兰芳　莫敏玲）

第四节　儿童少年营养与膳食指导

情景导入

4 岁男童，食量大、进餐快、喜吃零食、不爱活动、身高 108cm，体重 30kg，前来医院进行营养咨询。
请完成以下任务：
1. 请对男童进行相关的营养评测。
2. 请对男童做详细的膳食指导。

儿童少年是指满 2 周岁至不满 18 岁的未成年人，简称为 2~17 岁儿童，可分成 2~5 岁学龄前儿童和 6~17 岁学龄儿童两个阶段。

一、学龄前儿童营养与膳食指导

学龄前儿童是指满 2 周岁至不满 6 周岁的儿童，是儿童生长发育的关键时期，也是良好饮食习惯培养的关键时期。

（一）生理特点

学龄前儿童的生长发育速率与婴幼儿相比略有下降,但仍处于较高水平,对各种营养素需要量较高,咀嚼能力仍较弱,消化系统尚未完全成熟,因此其食物的加工烹调与成人应有一定的差异。学龄前儿童生活自理能力较前有所提高,好奇心、自主性、学习能力和模仿能力均增强,但注意力易分散,进食不够专注,所以该时期是引导和纠正不良生活方式的最佳时期。

（二）营养需要

1. 能量 学龄前儿童能量见表4-16。

表4-16 学龄前儿童能量

年龄（岁）	能量（RNI）			
	（MJ/d）		（kcal/d）	
	男	女	男	女
2~	4.60	4.18	1100	1000
3~	5.23	5.02	1250	1200
4~	5.44	5.23	1300	1250
5~6	5.86	5.44	1400	1300

2. 碳水化合物 学龄前儿童的膳食应逐渐过渡成以谷类食物为主,不宜多食纯糖食品和甜食,而应以能提供复杂碳水化合物、蛋白质、膳食纤维和B族维生素的谷类为主,如大米、面粉、红豆、绿豆等杂粮,注意粗细粮的合理搭配。

3. 矿物质 学龄前儿童矿物质的用途与参考摄入量见表4-17。

表4-17 学龄前儿童矿物质的用途与参考摄入量（RNI 或 AI）

矿物质/单位	主要用途	RNI 或 AI	
		2~4 岁	4~6 岁
钙/（mg/d）	促进骨骼生长,增加骨密度	600	800
铁/（mg/d）	预防铁缺乏和缺铁性贫血	9	10
锌/（mg/d）	①促进生长发育；②增进食欲、提高免疫力	4.0	5.5
碘/（μg/d）	预防碘缺乏病,促进生长发育	90	90

4. 维生素 学龄前儿童维生素的用途与参考摄入量见表4-18。

表4-18 学龄前儿童维生素的用途与参考摄入量（RNI 或 AI）

维生素/单位	主要用途	RNI 或 AI	
		2~4 岁	4~6 岁
维生素 A/（μgRAE/d）	促进骨骼生长,提高抵抗力	310	360
维生素 D/（μg/d）	促进钙的吸收,促进骨骼生长	10	10
维生素 B_1/（mg/d）	影响食欲、消化功能	0.6	0.8
维生素 B_2/（mg/d）	预防口腔生殖综合征	0.6	0.7
维生素 C/（mg/d）	增强抵抗力,缺乏易致免疫力低下	40	50

（三）膳食指导

学龄前儿童生长发育速度减缓,各器官持续发育并逐渐成熟,除保证营养素的合理摄入以满足生长发育所需外,帮助其建立良好的饮食卫生习惯也十分重要。中国营养学会根据学龄前儿童营养需求,提出在一般人群膳食指南基础上增加五条关键推荐:①规律就餐,自主进食,不挑食,培养良好饮食习惯;②每天喝奶,足量饮水,正确选择零食;③食物应合理烹调,易于消化,少调料,少油炸;④参与食物选择与制作,增进对食物的认识与喜爱;⑤经常户外活动,保障健康生长。

1. 规律就餐,自主进食,不挑食,培养良好饮食习惯　学龄前儿童建议一日"三餐两点"。各正餐之间加适量的加餐食物,既保证了营养需要,又不增加胃肠道负担。加餐食物,用以补充能量和营养素的不足,建议选用营养丰富的乳制品、海产品、蛋类、豆制品、新鲜蔬菜及坚果类食品,但晚间加餐不宜安排甜食,以预防龋齿。不随意改变进餐时间、环境和进餐量;从小养成不偏食、不挑食、少零食,细嚼慢咽,不暴饮暴食,口味清淡、摄入多样化食物的良好饮食习惯。

2. 每天喝奶,足量饮水,正确选择零食　奶及奶制品中钙含量丰富且吸收率高,是儿童钙的最佳来源。建议每日饮奶 300~400ml 或相当量的奶制品。学龄前儿童新陈代谢旺盛,活动量多,应保证足量水分摄入。建议学龄前儿童每日饮水量为 600~800ml,以白开水为主,少量多次饮用,避免喝含糖饮料。零食选择应注意几方面:①选择新鲜、天然、易消化食物;②少选油炸食品和膨化食品;③安排在两餐之间,量不宜多。

3. 食物应合理烹调,易于消化,少调料,少油炸　在为学龄前儿童烹调加工食物时,应尽可能保持食物的原汁原味,口味以清淡为好,不应过咸、油腻和辛辣,尽可能少用或不用味精、鸡精、色素等调味品。

4. 参与食物选择与制作,增进对食物的认识与喜爱　鼓励学龄前儿童参与家庭食物选择和制作过程,吸引其对各种食物的兴趣,享受烹饪食物过程中的乐趣和成就。

5. 经常户外活动,保障健康生长　鼓励学龄前儿童经常参加户外活动,建议该年龄段儿童每天至少进行 60min 体育运动,既可以锻炼其体能、智能,维持能量平衡,促进皮肤中维生素 D 的合成和钙的吸收利用,也可有效减少其近视眼的发生。

（四）学龄前儿童平衡膳食宝塔

1. 学龄前儿童平衡膳食关键推荐　①亲近与爱惜食物;②合理烹调;③培养良好饮食习惯;④每日饮奶;⑤奶类、水果做加餐;⑥饮洁净水,少喝含糖饮料;⑦充足户外运动;⑧定期测量体重和身高。

2. 学龄前儿童每日膳食构成　学龄前儿童每日膳食构成见表 4-19。

表 4-19　学龄前儿童每日膳食构成

膳食种类	2~3 岁	4~5 岁	膳食种类	2~3 岁	4~5 岁
加碘食盐（g/d）	<2	<3	肉禽鱼（g/d）	50~75	50~75
油（g/d）	10~20	20~25	蔬菜类（g/d）	100~200	150~300
奶类（g/d）	300~500	350~500	水果类（g/d）	100~200	150~250
大豆（g/d）	5~15	10~20	谷类（g/d）	75~125	100~150
坚果（g/d）	—	适量	薯类（g/d）	适量	适量
鸡蛋（g/d）	50	50	水（ml/d）	600~700	700~800

3. 学龄前儿童平衡膳食宝塔　中国 2~3 岁儿童平衡膳食宝塔见图 4-7;中国 4~5 岁儿童平衡膳食宝塔见图 4-8。

（五）主要营养问题

1. 龋齿　学龄前儿童是龋齿的好发年龄,合理的营养和良好的膳食习惯是保护牙齿的基础。正确做法为:①在平衡膳食基础上,应适当提高蛋白质的摄入;②控制单糖、双糖的摄入,不在睡前吃糖,吃糖后应立即漱口;③少喝酸性饮料,避免对牙釉质的腐蚀;④增加户外活动、及时补充维生素 D 及钙;⑤注意口腔卫生,养成早晚刷牙、饭后漱口的好习惯等。

2. 饮食缺乏规律,易产生偏食挑食　学龄前儿童自主意识强,但自我控制力弱,易产生偏食、吃零食过多等不良饮食习惯,甚至可影响终身。

3. 营养缺乏与热能过多并存　学龄前儿童活泼好动,胃的容量小,肝糖原储存量少,容易饥饿;钙、铁、锌、维生素等微量营养素缺乏是这一时期儿童常见的营养问题。蛋白质、能量摄入不足仍然是

组图:学龄前儿童平衡膳食宝塔

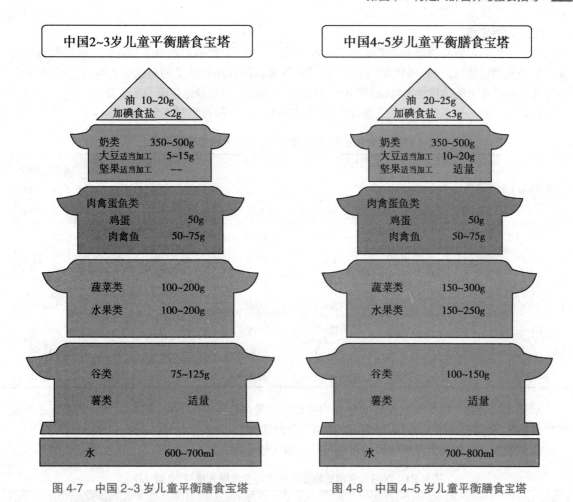

图 4-7　中国 2~3 岁儿童平衡膳食宝塔　　　　图 4-8　中国 4~5 岁儿童平衡膳食宝塔

农村儿童比较突出的问题;城市儿童可因高脂肪、高蛋白食物的摄入过多或运动减少而造成肥胖。

二、学龄儿童营养与膳食指导

微课:学龄
前儿童膳食
指导

情景导入

8 岁男童,身高 141cm,体重 48kg,来医院进行健康查体。
请完成以下任务:
1. 请对男童进行相关的营养测评。
2. 请对男童做详细的膳食指导。

学龄儿童是指从 6 岁到不满 18 岁的未成年人。通常可分为 6~12 岁的小学学龄期和 13~18 岁的中学学龄期。学龄儿童正处于在校学习阶段,是体格、智力发育的关键时期。因此,为学龄儿童提供合理营养、平衡膳食,对其正常的生长发育至关重要。

(一) 生理特点

1. 小学学龄期儿童生理特点　此期儿童生长迅速、代谢旺盛,体格发育稳步增长,活动能力逐步增强,除生殖系统外的其他器官和系统已逐渐接近成人水平,可以接受成人的大部分饮食。

2. 中学学龄期青少年生理特点　中学学龄期相当于初中和高中阶段,此阶段处于青春期,是第二个生长发育的高峰时期,是人生生长发育的一个非常重要的时期。此期在神经内分泌的作用下,生殖系统迅速发育及成熟,第二性征出现,内脏功能、大脑功能和心理发展也进入高峰,身体各器官系统进一步发育成熟。

笔记

（二）营养需要

小学学龄期儿童和中学学龄期青少年生理特点有所不同,营养需求也不尽一致。学龄儿童期青少年生长发育迅速,体内合成代谢旺盛,所需的能量和各种营养素的量相对比成人高,青少年时期对各种营养素的需求量达到最大值,随着机体发育的不断成熟,需要量也逐渐有所下降。

1. 能量、蛋白质、脂肪　学龄儿童期能量、蛋白质（RNI）及推荐脂肪供能比见表4-20。

表4-20　学龄儿童期能量、蛋白质（RNI）及推荐脂肪供能比

年龄（岁）	能量（RNI）				蛋白质（RNI）(g/d)		脂肪占总能量百分比（%）
	（MJ/d）		（kcal/d）				
	男	女	男	女	男	女	
6~	6.69	6.07	1600	1450	35	35	20~30
7~	7.11	6.49	1700	1550	40	40	20~30
8~	7.74	7.11	1850	1700	40	40	20~30
9~	8.37	7.53	2000	1800	45	45	20~30
10~	8.58	7.95	2050	1900	50	50	20~30
11~	9.83	8.58	2350	2050	60	55	20~30
14~17	11.92	9.62	2850	2300	75	60	20~30

2. 碳水化合物　学龄儿童期碳水化合物适宜摄入量占总能量的50%~65%为宜。其主要来源是谷类和薯类,避免直接摄入过多的食用糖,特别是含糖饮料。

3. 矿物质　学龄儿童期矿物质的用途与参考摄入量见表4-21。

表4-21　学龄儿童期矿物质的用途与参考摄入量（RNI 或 AI）

矿物质/单位	主要用途	RNI 或 AI		
		7 岁~	11 岁~	14~17 岁
钙/(mg/d)	促进骨骼生长及恒牙萌出	1000	1200	1000
铁/(mg/d)	①预防缺铁性贫血;②增强免疫能力	13	男 15 女 18	男 16 女 18
锌/(mg/d)	①促进生长发育;②增进食欲;③增强抵抗力	7.0	男 9.0 女 10.0	男 11.5 女 8.5
碘/(µg/d)	促进生长	90	110	120

4. 维生素　学龄儿童期维生素的用途与参考摄入量见表4-22。

表4-22　学龄儿童期维生素的用途与参考摄入量（RNI 或 AI）

维生素/单位	主要用途	RNI 或 AI		
		7 岁~	11 岁~	14~17 岁
维生素 A/(µgREA/d)	促进生长,提高抵抗力	500	男 670 女 630	男 820 女 630
维生素 D/(µg/d)	促进钙的吸收,促进骨骼生长	10	10	10
维生素 B$_1$/(mg/d)	促进食欲、帮助消化	1.0	男 1.3 女 1.1	男 1.6 女 1.3
维生素 B$_2$/(mg/d)	预防口腔生殖综合征	1.0	男 1.3 女 1.1	男 1.5 女 1.2
维生素 C/(mg/d)	增强抵抗力和免疫功能	65	90	100

（三）膳食指导

学龄儿童期是学习营养健康知识、养成良好生活方式、提高营养健康素养的关键时期。中国营养学会根据学龄儿童期营养需求，提出在一般人群膳食指南基础上增加五条关键推荐：①认识食物，学习烹饪，提高营养科学素养；②三餐合理，规律进餐，培养健康饮食行为；③合理选择零食，足量饮水，不喝含糖饮料；④不偏食节食，不暴饮暴食，保持适宜体重增长；⑤保证每天至少活动60分钟，增加户外活动时间。

1. 认识食物，学习烹饪，提高营养科学素养　学龄儿童应了解食物和营养的相关常识，学会选择与合理搭配食物，并养成健康的饮食行为。努力把营养健康知识融入学龄儿童的日常生活中，鼓励学龄儿童参与食物的准备和烹饪，学习餐桌礼仪，体会珍惜食物，鼓励社会提供健康合理的营养氛围。家长应学习和掌握营养知识，改变自身不健康饮食行为，与学校和社会共同努力，关注和开展学龄儿童的营养健康教育，帮助他们提高营养科学素养，从小养成健康的生活方式。

2. 三餐合理，规律进餐，培养健康饮食行为　学龄儿童的一日三餐时间应该相对固定，做到定时定量，进餐时细嚼慢咽。早餐提供的能量应占全天总能量的25%~30%，午餐占30%~40%，晚餐占30%~35%为宜。早餐摄入不足会影响儿童健康、继而影响儿童学习质量和智力发育。健康的早餐应包括谷类、禽畜肉蛋类、奶类或豆类及其制品和新鲜蔬菜、水果等食物，保证上午能量需要。午餐吃好吃饱，晚餐要适量。三餐不能用糕点、甜食或零食代替。每天喝奶，足量饮水，少吃含能量高、脂肪高、食盐高或添加糖分含量高的餐饮和食品。学龄儿童各类食物建议摄入量见表4-23。

3. 合理选择零食，足量饮水，不喝含糖饮料　选择干净卫生、营养价值高、正餐不容易包含的食物如坚果、新鲜果蔬等健康食物作为零食。吃零食的量以不影响正餐为宜，两餐之间可以吃少量零食，不能用零食代替正餐。每天少量多次、足量喝水，学龄儿童每天应摄入800~1400ml的水，首选白开水，不喝或少喝含糖饮料。

4. 不偏食节食，不暴饮暴食，保持适宜体重增长　学龄儿童的营养应均衡，以保持适宜的体重增长。避免盲目节食及采用极端的减肥方式控制体重。做到规律进餐，减缓进食速度，尽早发现、纠正儿童挑食、偏食行为，调整食物结构，增加食物多样性，提高儿童对食物的接受程度。

5. 保证每天至少活动60min，增加户外活动时间　学龄儿童应积极开展身体活动，制定合适学龄儿童生理特点的作息时间表和运动计划，保证学习、运动和睡眠时间。每天累计至少60min中等到高强度的身体活动，以有氧运动为主，每次最好10min以上。鼓励家长与孩子共同进行运动，培养孩子运动兴趣。尽量减少静坐时间和减少使用手机、电脑和看电视时间，越少越好，每天不超过2h，且应保证充足的睡眠。

表4-23　学龄儿童各类食物建议摄入量

食物类别	7岁~	11岁~	14~17岁
谷物（g/d）	150~200	225~250	250~300
全谷物和杂豆（g/d）		30~70	50~100
薯类（g/d）		25~50	50~100
蔬菜类（g/d）	300	400~450	450~500
水果类（g/d）	150~200	200~300	300~350
畜禽肉（g/d）	40	50	50~75
水产品（g/d）	40	50	50~75
蛋类（g/d）	25~40	40~50	50
奶及奶制品（g/d）	300	300	300
大豆（g/周）	105	105	105~175
坚果（g/周）	—	50~70	

注：能量需要量水平计算，按照7岁~（1400~1600kcal/d），11岁（1800~2000kcal/d），14岁~（2000~2400kcal/d）

引自：中国营养学会．中国学龄儿童膳食指南（2016）．北京：人民卫生出版社，2016

（四）主要营养问题

1. 早餐量少质差　早晨起床后常有食欲欠佳,并因赶时间上学匆匆进餐影响食量,容易导致能量、蛋白质的缺乏而影响学习效率。

2. 超重或肥胖　学龄儿童可以接受成人的大部分饮食,少数儿童食量大但运动量小,造成超重或肥胖现象。

3. 饮食习惯不良　学龄儿童的饮食习惯和方式容易受电视广告、同学和家人的影响,出现挑食、偏食、吃零食代替正餐、暴饮暴食、吃不健康食品。

（李　研）

第五节　老年人营养与膳食指导

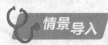

75 岁老人,男性,牙齿松动,近一个月便秘、腹胀、面色苍白、疲乏无力,近 3d 加重。老人平素身体健康,医院就诊未发现任何器质性病变,前来社区咨询。

请问:

1. 这位老人存在什么营养问题?

2. 如何对这位老人进行膳食指导?

一、老年期生理特点

由于目前世界各国政治、经济情况的差异,人口平均寿命是不同的,对老年人的年龄划分也没有统一的标准。近年我国将 65 岁以上的人群界定为老年人群,这与世界卫生组织发达国家老年期的年龄段划分是一致的。一般从 45 岁以后,人体各个部位的组织、器官就会发生不同程度的功能减退,导致人体对外界环境的适应能力下降,这些变化主要表现在以下方面。

（一）消化功能减弱

随着年龄的增长,牙齿松动脱落,消化液分泌减少,消化酶活性下降,不利于食物的消化、吸收。老年人活动减少,胃肠蠕动减慢,常感到饱胀不适,发生便秘。

（二）代谢功能降低

1. 老年人甲状腺激素生成减少,使蛋白质合成减少,基础代谢率降低。

2. 生长激素减少,使蛋白质合成减少、脂肪增多、肌肉萎缩。

3. 甲状旁腺功能老化,直接影响钙、磷吸收,易出现骨质疏松,甚至发生骨折。

4. 胰岛 B 细胞释放胰岛素延迟,糖代谢能力下降;胰岛素受体减少,机体对胰岛素的敏感性下降,使老年人葡萄糖耐量降低,血糖明显升高;胰高糖素分泌增加,2 型糖尿病患病率增加。

5. 抗利尿激素分泌减少,影响血中含氮废物的排出和电解质平衡。

（三）感觉器官功能减退

老年人视力下降,嗅觉、味觉及听觉功能减退,使食物摄取量减少。口味也因此加重,容易摄入过多调味太重的食物。发生营养不良、贫血和慢性疾病的概率增加。

二、老年人营养需要

（一）能量

老年人随着年龄增加,基础代谢功能降低、活动减少,对能量的消耗也随之降低,所以能量供给要相应减少,建议 60 岁以上老年人比青壮年供给能量减少 20% 左右,70 岁以上减少 30% 左右。

（二）蛋白质

老年人由于分解代谢大于合成代谢,易出现负氮平衡,若蛋白质摄入量不足,会影响器官蛋白质合成代谢与更新,影响器官功能。老年人的消化功能减弱,肾脏排泄功能减退,蛋白质摄入过多则会增加肝脏、肾脏负担,对老年人健康不利。建议多摄入优质蛋白质,其比例可达到50%左右,并均衡分布到一日三餐中。谷类、大豆及其制品可作为老年人蛋白质的主要来源,再适量搭配鱼、肉。老年人蛋白质的摄入量可按 1.0~1.5g/(kg·d) 计算,或参考中国居民膳食营养素参考摄入量表(DRIs 2013),轻体力活动的老年人膳食能量需要量(EER)、蛋白质(RNI)参考摄入量见表4-24。

表 4-24　老年人膳食能量需要量、蛋白质参考摄入量

年龄(岁)	能量(EER)(kcal/d)		蛋白质(RNI)(g/d)	
	男	女	男	女
65~79	2050	1700	65	55
80~	1900	1500	65	55

（三）脂类

老年人每日脂肪的供给量可随年龄增加而减少,应以植物性脂肪为主,减少高动物性脂肪和胆固醇食物的摄入量,脂肪供能比占全日总能量的20%~30%,其中饱和脂肪酸、单不饱和脂肪酸、多不饱和脂肪酸占总能量的比例分别为 <8%、10% 和 8%~10%。

（四）碳水化合物

是供应人体能量的主要来源,与成年人相同,碳水化合物占老年人膳食总能量的50%~65%,可适量选择多糖、单糖类食物,减少蔗糖摄入。水果和蜂蜜中所含的单糖既容易消化吸收,又不易在体内转化成脂肪,是老年人理想的糖原。如能配合富含纤维素的食物,可使胃肠蠕动增加,促进消化并预防慢性病的发生。

（五）矿物质

为避免矿物质缺乏,应保证蔬菜、水果和薯类的摄入。老年人矿物质的用途与每日参考摄入量见表 4-25。

表 4-25　老年人矿物质的用途与参考摄入量(RNI 或 AI)

矿物质 / 单位	主要用途	RNI 或 AI
钙 /mg	预防骨质疏松	1000
铁 /mg	预防缺铁性贫血	12
硒 /μg	抗氧化、抗衰老、抗肿瘤	60

（六）维生素

老年人由于体内代谢和免疫功能降低,需要充足的各种维生素以促进代谢、延缓衰老及增强抵抗力。老年人维生素的用途与每日参考摄入量见表 4-26。

表 4-26　老年人维生素的用途与参考摄入量(RNI 或 AI)

维生素 / 单位	主要用途	RNI 或 AI
维生素 A/μgRAE	维持夜间视力,抗癌,抗氧化	700
维生素 D/μg	促进钙、磷吸收,预防骨质疏松症	15
维生素 E/mgα-TE	抗氧化、抗衰老,延长细胞寿命	14
维生素 K/μg	促进血液凝固,参与骨骼代谢	80
维生素 B_1/mg	参与物质代谢和能量代谢,调节神经生理活动	男 1.4 女 1.2
维生素 B_{12}/μg	参与造血,保持免疫系统功能	2.4
叶酸 /DFEμg	参与骨髓红细胞的生成	400
维生素 C/mg	维护血管弹性,防止血管硬化,降低胆固醇,增强免疫力,促进骨胶原形成	100

（七）水

老年人对水分的需要比成年人更敏感，对脱水的反应比较迟钝，若不能及时补充水分就会很快发生脱水。老年人要少量多次、主动饮水，首选温热的白开水，每日 1500~1700ml 为宜。

三、老年人膳食指导

老年人膳食指导主要针对 65 岁以上的健康老年人，应建立在对老年人群营养状况评价的基础上，包括临床检查以发现与营养有关的健康问题或疾病，膳食调查以便将营养素摄入量与公认的标准相比较，实验室检查以提供体内某些营养素含量的数据。中国营养学会于 2016 年制定《中国老年人膳食指南》提出，老年人膳食应在《一般人群膳食指南》的基础上，结合老年人的生活状况、生活环境及营养需要进行科学调整，应控制总能量摄入，饮食饥饱适中，维持理想体重，主要做到以下几点。

（一）食物种类多样，营养物质充足齐全

老年人每日应至少摄入 12 种以上的食物，采用多种方法增加食欲和进食量。合理安排一日三餐，每次正餐占日能量的 20%~25%，两餐之间可适当加餐，占日能量的 5%~10%。食物要粗细搭配、荤素搭配，各类营养物质均衡摄入。每日主食以谷类、薯类及杂豆类为主，200~350g 为宜。保证老年人蛋白质供应，每日可摄入 300g 鲜奶或奶制品、50~100g 鱼虾或禽肉类、50g 畜肉类、25~50g 蛋类、30~50g 大豆及坚果类。每日摄入 500g 蔬菜及 200~350g 水果，水果可作为加餐。

（二）烹调方式合理，食物易于消化吸收

老年人膳食在烹制过程中要根据食物特点选择适宜的烹调方式，既要考虑食物外观，又要保护食物的营养成分不被破坏。既要色、香、味齐全，又要切碎、煮烂，易于咀嚼、消化、吸收。多采用蒸、煮、炖、烩、焖、烧等烹调方式，少用煎、油炸、腌制和熏烤。食物不宜过黏、过硬及过分油腻。

（三）调整膳食结构，预防营养不良和贫血

应根据老年人消化和吸收能力，合理进行饮食搭配，保证每日能量、蛋白质、铁、维生素的均衡摄入，可增加鱼、禽、瘦肉、深色蔬菜、水果、动物肝脏和血制品，或食用畜肉、猪肝、红菇等含铁丰富的食物。饭前、饭后 1h 不宜喝浓茶、咖啡，以免影响铁的吸收。必要时遵医嘱服用补充剂。

（四）摄入高钙食物，预防骨质疏松

我国老年人膳食钙的摄入量普遍较低，饮食中钙摄入不足会引起骨质疏松，甚至发生骨折。应适当在饮食中增加高钙食物，牛奶、豆制品、海产品、黑木耳、芝麻等是含钙量较高的理想食物。

（五）多做户外运动，维持健康体重

老年人应根据身体状况，选择适宜的体育运动，将身体质量指数（BMI）维持在 20.0~23.9kg/m²。老年人进行户外活动，可促进维生素 D 合成，延缓骨质疏松和肌肉衰减，如快走、慢跑、打太极拳，或每日走路 6000 步以上。每天户外锻炼 1~2 次，每次 1h 左右，以轻微出汗为宜。运动应以安全第一、种类适合、强度适当为原则。

（六）创设舒适环境，提高生活质量

温馨舒适的进餐环境，可增进老年人食欲。应为老年人提供安静、舒适的进餐环境，每餐尽量有家人陪伴，保持老年人身心愉悦，对进餐充满期待和渴望，从而增进食欲。以促进老年人身心健康，减少疾病，延缓衰老，提高生活质量。

食谱示例 老年人一日食谱示例见表 4-27。

四、老年人主要营养问题

（一）营养不良和贫血

老年人可因食量减少，胃肠功能降低，消化吸收能力减弱等因素导致食物的摄入量减少而引起营养不良。老年人低体重、贫血患病率远高于中年人群。

（二）骨质疏松和骨折

老年人由于骨密度降低、骨强度下降。妇女绝经后，体内雌激素水平下降，可造成骨量的不断丢失，如果钙摄入量较少、日光照射不足或不进行户外运动，很容易导致骨质疏松和骨折。

微课：老年人膳食指导

表4-27 老年人一日食谱示例

餐次	食谱名称	原料名称和用量
早餐	馒头	标准粉50g
	肉炒青笋	猪肉25g、青笋150g
	凉拌黄瓜	黄瓜100g
	牛奶	牛奶250ml
	白煮蛋	鸡蛋50g
加餐	火龙果	火龙果100g
午餐	二米饭	大米50g、小米10g
	鱼头炖豆腐	大头鱼200g、豆腐100g
	香菇炒油菜	香菇20g、油菜200g
加餐	苹果	苹果100g
晚餐	发面饼	标准粉50g
	肉炒三丝	猪肉30g、豆芽100g、土豆丝75g、胡萝卜丝50g
	杂粮粥	红豆10g、绿豆10g、花生10g、大米30g
加餐	香蕉	香蕉100g

(三) 体重异常和肌肉衰减

随着年龄的增长,老年人骨质疏松发生率增加,脊柱弯曲变形,体内脂肪组织增加,使BMI相应升高。同时,一些高龄老人由于牙齿脱落,消化吸收功能降低,出现体重降低和消瘦。这些情况也是老年人引起肌肉衰减的主要原因。

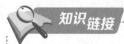

肌肉衰减综合征及其预防

肌肉衰减综合征是与年龄增加相关的骨骼肌量减少并伴有肌肉力量和(或)肌肉功能减退的综合征。其预防措施包括:①多吃富含优质蛋白的动物性食物,尤其红肉、乳类,优质蛋白比例最好达到每日蛋白质的一半以上;②在控制总脂肪摄入量的前提下,多吃富含n-3多不饱和脂肪酸的海产品,如海鱼等海产品;③根据维生素D检测结果适当补充,每日15~20μg,同时增加维生素D含量丰富的食物,如动物肝脏、蛋黄等;④增加深色蔬菜、水果、豆类等富含抗氧化营养素食物的摄入;⑤增加户外活动时间,多晒太阳,身体条件允许可进行抗阻运动,如坐位抬腿、静立靠墙蹲、举哑铃或沙袋、拉弹力带等。

(四) 代谢功能降低,易患各种慢性病

老年人基础代谢率降低,导致能量的需求逐渐减少,摄入过多,会发生超重和肥胖,也增加恶性肿瘤、心脑血管疾病、糖尿病的发病率。但摄入过少可致消瘦,抵抗力降低,故应保持正常的体重,保持能量的平衡。

(五) 吞咽功能减弱

随着老年人器官的萎缩,咽喉、食管变窄,神经中枢控制能力减弱,老年人喝水容易呛咳,吃食物容易噎着,甚至因误吸或食团压迫气道而使呼吸道梗阻,继而引发窒息,危及生命。因进食困难还会造成营养不良。因此,照护人员或家属在照料老年人进食、喝水时应特别把握以下几点:①取坐位或半坐卧位;②用杯子喝水时不要把水杯举得太高,小口慢喝,低头吞咽,可避免食物或液体太快流入咽喉,让进食更安全;③协助吞咽障碍者饮水时不能使用吸水管,可用汤匙喂水,每次取1/3勺;④选择软质、半流质或糊状的黏稠食物,可降低液体的流速,减少呛咳。

(邵培双 季兰芳)

微课:照料生活不能自理的老人饮水

思考题

1. 李女士,身高 160cm,孕前体重 56kg,现怀孕 24 周,体重增至 63kg。

请您:

(1) 评价李女士孕前的体质指数。

(2) 对李女士的孕晚期的体重控制做出指导。

(3) 为李女士做详细的孕晚期膳食指导。

2. 75 岁老人,男性,牙齿松动,近一个月便秘、腹胀、面色苍白、疲乏无力,近 3d 加重。老人平素健康,门诊就诊未发现器质性病变。前来社区咨询,你作为社区卫生服务站的医生对他进行了接待。

请问:

(1) 他可能存在哪些营养问题?

(2) 如何对他进行膳食指导?

思路解析

扫一扫,测一测

学习目标

1. 掌握医院膳食种类、适用范围及膳食原则。
2. 熟悉营养支持输注途径、输注方式和护理要点。
3. 了解临床常用营养制剂。
4. 能对住院病人进行营养支持护理。
5. 具有关爱病人的服务意识。

第一节　医院膳食种类

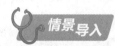
情景导入

某患儿,因金黄色葡萄球菌感染入院。查体:眼睑、口唇肿胀,全身皮肤黏膜散在红色斑丘疹,形态大小不一,部分伴有水疱、破溃、脱皮结痂。口唇口腔黏膜可见破溃,无法经口正常饮食。

作为营养护理人员的你,请科学、合理地为患儿安排膳食。

医院膳食是为住院病人制定符合其人体基本营养需要和各种疾病治疗需要的膳食。医院膳食包括常规膳食、治疗膳食和试验代谢膳食。

一、常规膳食

住院病人常用基本饮食有4种,即普通膳食、软食、半流食和流食,属于医院的常规膳食。除普通膳食与正常健康人饮食基本相似外,其余几种饮食都是根据不同疾病的病理和生理需要,将各类食物用改变烹调方法或改变食物质地而配制的膳食,其营养素含量一般不变。

(一) 普通膳食

普通膳食简称普食,与正常人平时所用膳食基本相同。在住院病人中采用普食的病人数量最多,是应用比例最大的一种膳食。

1. 适用范围　凡体温正常、咀嚼能力无问题、消化功能无障碍、在治疗上无特殊的膳食要求又不需任何限制的病人,都可接受普食。

2. 膳食原则和要求　普食是平衡膳食,要求能量及营养素含量必须达到每日膳食营养素摄入量。

(1) 能量:每日 1800~2500kcal,应用时应根据个体差异(如年龄、身高、体重、性别等)适当调整。

笔记

能量应适当分配于各餐,通常早餐 25%~30%,午餐 40% 左右,晚餐 30%~35%。

（2）蛋白质:每日 70~90g,占总能量的 12%~14%,优质蛋白质应占蛋白质总量的 50% 以上。其中有一部分应为大豆蛋白质。

（3）脂肪:每日 44~55g,占总能量的 20%~25%,不宜超过 30%。

（4）碳水化合物:每日 275~400g,占总能量的 55%~65%。

（5）维生素和矿物质的供给量应参考 DRIs 供给充足。

（6）食物应美观可口,注意色、香、味、形,以提高病人食欲并促进消化。少用较难消化、具有刺激性及易胀气的食物,如油炸食品、动物油脂、干豆类等。过于辛辣及气味浓烈的调味品,如辣椒、大蒜、芥末、胡椒、咖喱等。

（二）软食

软食是介于普食和半流食之间的一种平衡膳食,特点是质软、易咀嚼、比普食更易消化。

1. 适用范围　适用于牙齿咀嚼不便、不能食用大块食物、消化吸收能力稍弱的病人、低热病人、老年人及幼儿等。也可用于肛门、结肠、直肠术后以及痢疾、急性肠炎等恢复期病人。

2. 膳食原则及要求　软食是平衡膳食,要求能量及营养素含量必须达到每日膳食营养素供给标准。

（1）能量:每日 1800~2200kcal。

（2）蛋白质:每日 70~80g。

（3）食物选用应少含粗糙的膳食纤维及较硬的肌肉纤维,或在经过制备后使它们软化。

（4）制备方法要适当,要求易咀嚼、易消化、比较清淡、少油腻。

（三）半流质膳食

半流质膳食简称半流食,是介于软食和流质膳食之间的过渡膳食,较稀软,成半液态状,易于咀嚼和消化。

1. 适用范围　中度发热、消化道疾患、口腔疾病或咀嚼困难、身体比较衰弱、缺乏食欲、外科手术后暂作过渡的病人。

2. 膳食原则和要求

（1）能量及营养素:全天供给总能量 1500~1800kcal;蛋白质按正常量供给;注意补充足量的维生素和矿物质。尽量保证营养充足,平衡合理,味美可口。

（2）食物要求:食物应呈半流质状态,较稀软,膳食纤维较少,易于咀嚼和消化。

（3）餐次安排:半流质膳食能量密度较低,需少量多餐,以保证在减轻消化道负担的同时,尽量满足病人能量及营养素的需求。通常每隔 2~3h 一餐,每日 5~6 餐。

（4）主食选择:可选粥、面条、面片、馄饨、面包、蛋糕、饼干、小包子、小花卷、藕粉等。

（5）副食选择:肉类选用肉泥、肉丸、鸡丝等,也可选用虾仁、软烧鱼块、鱼丸、碎肝片等。蛋类除油煎炸之外,其他如蒸蛋羹、荷包蛋、炒蛋等均可选用。乳类及制品,如牛奶、奶酪等都可选用。豆类宜制成豆浆、豆腐脑、豆腐、豆腐干等食用。水果及蔬菜需制成果冻、果汁、菜汁、菜泥等后食用,还可食少量的碎嫩菜叶。

（6）少选或忌选食物:豆类、大块蔬菜、大量肉类、油炸食品、蒸米饭、烙饼等硬而不易消化的食物;忌选刺激性调味品。

（四）流质膳食

流质膳食简称流质,是极易消化、含渣很少、呈液体状态或在口腔内能融化为液体的膳食。常用流质膳食可分为一般流质、清流质、浓流质、冷流质及不胀气流质 5 种。

1. 一般流质

（1）适用范围:急性重症、极度衰弱、无力咀嚼食物的病人,高热、口腔手术后、面、颈部手术及外科大手术后的病人,消化道急性炎症病人,食管癌等致食管狭窄的病人。

（2）膳食原则和要求:①所提供的能量、蛋白质及其他营养素均不足,只能短期或过渡期应用,如长期应用时必须增加能量、蛋白质等摄入量,或添加肠内营养制剂;②少量多餐,每日进食 6~7 次,每餐液体量 200~250ml;③不含刺激性食物及调味品。

图片:半流质膳食

2. 清流质 为限制较严格的流质膳食,不含任何渣滓及产气的食品,比普通流质膳食更清淡,如过箩米汤、过箩肉汤、过箩菜汤、稀藕粉等。服用清流质膳食,可供给液体、少量能量和电解质,以防身体脱水。

(1) 适用范围:腹部手术后,由静脉输液过渡到食用全流质或半流质膳食之前,先采用清流质膳食;用于准备肠道手术或钡灌肠之前;作为急性腹泻的初步口服食物,以液体及电解质为主,仅可作为严重衰弱病人的初步口服营养。

(2) 膳食原则及要求:①不用牛奶、豆浆、浓糖及一切易致肠胀气的食品;②每餐数量不宜过多;③所供能量及其他营养素均不足,只能短期内应用,长期应用将导致营养缺乏。

3. 浓流质 以无渣较稠食物为宜,如较稠的藕粉、鸡蛋面糊等。

4. 冷流质 冷的无刺激性的流质,一般选用冷牛乳、冷米汤、冷豆浆、冷蛋羹、冷藕粉、冰激凌等。适用于喉部手术第1~2d的病人,上消化道出血的病人。不宜用热食、酸味食品及含刺激性香料的食品,防止引起伤口出血及对喉部刺激。

5. 不胀气流质 应忌用蔗糖、牛乳、豆浆等产气食品,其他同流质。

组图:清流质食物

图片:浓流质

二、治疗膳食

治疗膳食是指根据病人不同的病情,调整膳食成分和质地,以满足疾病治疗对营养素的需要,起到治疗疾病和促进健康的作用。治疗膳食的基本原则是以平衡膳食为基础,在允许的范围内,除必须限制的营养素外,其他均应供给齐全,配比合理。同时饮食的制备应适合病人的消化、吸收和耐受能力,并照顾病人的饮食习惯,注意食物的色、香、味、形以及品种多样化。

(一) 高能量高蛋白质膳食

此类膳食的能量及蛋白质含量均高于正常人膳食标准。成年人每日能量摄入量应大于2000kcal,蛋白质每日不应小于1.5g/(kg·bw),100~120g,其中优质蛋白占50%以上。

1. 适用范围 适于严重营养缺乏的病人或手术前后病人;处于分解代谢亢进状态下的病人,如营养不良、大面积烧伤、创伤、高热、甲状腺功能亢进等;体力消耗明显增加者,如运动员、重体力劳动者等。

2. 膳食原则和要求

(1) 推荐能量与氮之比为100~200:1,否则治疗效果不良。蛋白质摄入过低易导致负氮平衡,如能量摄入不足则可能将所摄入的蛋白质用于能量需要而被消耗。

(2) 供给能量应根据病情调整。例如大面积烧伤病人其每日能量和蛋白质的需要大大增多,能量为2000~2200kcal/m^{2}体表面积,蛋白质约为94g/m^{2}体表面积。

(3) 为了防止血脂升高,应尽量降低膳食中胆固醇及糖类的摄入量,调整饱和与不饱和脂肪酸的比例。

(4) 长期采用高蛋白膳食,维生素A和钙的需要量也随之增加,故应增加膳食中维生素A及胡萝卜素和钙质的含量。

(5) 提高摄入量可采用增加餐次的方法,少食多餐可提高治疗效果。

(6) 摄入量增加应循序渐进,不可一次性给予,否则,容易造成胃肠功能紊乱。

(二) 低蛋白质膳食

低蛋白质膳食蛋白质含量较正常膳食低,目的是减少体内氮代谢废物,减轻肝、肾负担,以较低、优质蛋白质摄入量维持机体接近正常生理功能的运行。

1. 适用范围 急性肾炎、急慢性肾功能不全、肝性脑病或肝性脑病前期病人。

2. 膳食原则和要求

(1) 蛋白质供应量应根据病情随时调整,每日供给蛋白质0.6~0.8g/kg,必要时应辅助麦淀粉饮食以减少植物蛋白质的摄入。在蛋白质限量范围内要设法供给适量的优质蛋白较多的食品,如蛋、乳、瘦肉类等,目的是增加必需氨基酸量,避免负氮平衡。长期服用低蛋白饮食更应注意。

(2) 总能量供应必须充足,以节约蛋白质使用并减少体组织分解。若进食量难以满足需要时,则要用肠内或肠外营养补充。

笔记

(3) 矿物质和维生素一般应供给充足。

(4) 注意烹饪方法,在食品制备方面除注意色、香、味、形外还要多样化,以促进食欲。

(三) 限制碳水化合物膳食

是一种限制碳水化合物类型及含量的膳食,以预防或减缓倾倒综合征的症状。

1. 适用范围　胃大部切除术后或幽门括约肌手术后病人。

2. 膳食原则和要求

(1) 为低碳水化合物、高蛋白质、中等脂肪量膳食。碳水化合物应以多糖类复合碳水化合物为主,忌用单糖浓缩甜食,如精制糖果、甜点心、甜饮料等。

(2) 少量多餐,避免胃肠中蓄积过多。每餐根据病人耐受情况,由少到多循序渐进,细嚼慢咽。

(3) 每餐后平卧 20~30min 或经常锻炼俯卧运动可减轻症状。

(4) 凡合并高脂血症、心血管疾病、肾病、尿毒症病人其膳食中蛋白质、脂肪的含量和内容应按照合并症的治疗原则选择食物。

3. 治疗方法

(1) 第一阶段:手术后开始进食时只能进食流质,此时应尽量控制食物进入肠道的速度,在进食时和餐后平卧,餐后至少平躺 20~30min。流质内容应尽量减少碳水化合物食品,禁食浓缩甜食、果汁饮料、酒类等。可用蒸蛋、鸡汤、过箩粥、豆腐脑等。

(2) 第二阶段:应以干样食物为主,干稀分开。三餐主食避免液体类食物,加餐时再适当摄入汤汁类食品。进食时及餐后平卧数分钟。应适当补充优质蛋白质和能量摄入量。以后根据恢复情况逐渐增加膳食中碳水化合物比例。

(四) 限脂肪膳食

又称低脂肪膳食,即限制膳食中脂肪的摄入,用于治疗或改善因脂肪吸收、转运、水解、合成等各个代谢环节不正常所致的疾病。可分为 4 种:①完全不含脂肪的纯碳水化合物膳食;②严格限制脂肪膳食:脂肪总量(包括食物所含脂肪及烹调油)每日不超过 20g;③中度限制脂肪膳食:脂肪总量(包括食物所含脂肪及烹调油)不超过 40g;④轻度限制脂肪膳食:脂肪总量(包括食物所含脂肪及烹调油)不超过 50g。

1. 适用范围　急慢性胰腺、胆囊疾患、肥胖症、高脂血症、与脂肪吸收不良的其他有关疾病,如肠黏膜疾患、胃切除和短肠综合征等引起的脂肪泻等。

2. 膳食原则和要求

(1) 限制脂肪摄入,除选用含脂肪少的食物除外,还应减少烹调油用量,烹调时可选用蒸、炖、煮、熬、烩、卤拌等方法。

(2) 禁用油炸、油煎食物。食物应清淡,少刺激性,易于消化,必要时应少食多餐。

(3) 脂肪泻可导致多种营养素的丢失,包括能量、必需氨基酸、脂溶性维生素 A、维生素 D、维生素 E、维生素 K 以及游离脂肪酸共价结合随粪便排出体外的钙、铜、锌、镍等元素,因此应注意进行必要的补充。

(五) 限饱和脂肪限胆固醇膳食

是控制总能量,限制膳食中饱和脂肪酸和胆固醇的膳食。

1. 适用范围　高脂血症、高血压、动脉粥样硬化、冠心病、肥胖症、胆石症等。

2. 膳食原则和要求

(1) 控制总能量:以期达到或维持理想体重或适宜体重,避免肥胖。但成年人每日能量供给量最低不应少于 1000kcal,这是较长时间能坚持的最低水平,否则不利于健康。

(2) 碳水化合物占总能量的 60%~70%,并以复合碳水化合物为主(如淀粉、非淀粉多糖、低聚糖等),少用精制糖,因为精制糖会升高血脂,尤其是甘油三酯。

(3) 限制脂肪总量:由脂肪提供的能量不应超过总能量的 20%~30%,或全日供给量不超过 50g。调整膳食脂肪酸比例,减少饱和脂肪酸摄入。较理想的供给比例为饱和脂肪酸:单不饱和脂肪酸:多不饱和脂肪酸 =1:1:1。

(4) 胆固醇摄入量应限制在每日 300mg 以下。

（5）在限制胆固醇的同时，要保证摄入充足的蛋白质，可用优质植物蛋白代替部分动物性蛋白。

（6）充足的维生素、矿物质和膳食纤维：适当选用些粗粮、杂粮、新鲜蔬菜和水果，以满足维生素、矿物质和膳食纤维的供给量。

（六）调整膳食纤维的膳食

1. 低膳食纤维膳食　低膳食纤维膳食称为少渣膳食，是一种膳食纤维含量极少，易于消化的膳食。目的是尽量减少膳食纤维对胃肠道的刺激和梗阻，减慢肠蠕动，减少粪便数量。

（1）适用范围：各种急性肠炎、结肠憩室炎、伤寒、痢疾及肠道肿瘤等，消化道少量出血、肠道手术前后、痔瘘、肠道或食管狭窄及食管静脉曲张病人。

（2）膳食原则和要求：①尽量少用含纤维多的食品，如粗杂粮、整豆、硬果、蔬菜、水果，以及含结缔组织多的动物肌腱等，以减少对炎症病灶的刺激性，以及刺激肠道蠕动和粪便形成。②注意食物制备方法，将食物切碎煮烂，做成泥状，使之易于消化吸收，每次进食数量不宜太多，少食多餐。忌用油炸、油煎的烹调方法。③脂肪数量不宜太多，因腹泻病人对脂肪的吸收能力减弱，易致脂肪泻。④由于食物选择的限制，膳食营养难以平衡，而且限制蔬菜和水果，易致维生素 C 和某些矿物质的缺乏，必要时可补充维生素和矿物质制剂。

2. 高膳食纤维膳食　高膳食纤维膳食（多渣膳食）是增加膳食纤维数量的膳食。每日所供膳食纤维的数量为 35~40g。其作用主要包括：①增加肠道蠕动，促进粪便排出；②产生挥发性脂肪酸，具有滑泻作用；③吸收水分，使粪便软化利于排出；④减轻结肠管腔内压力，改善憩室病症状；⑤可与胆汁酸结合，增加粪便中胆汁酸的排出，有利于降低血清胆固醇。

（1）适用范围：无张力便秘、无并发症的憩室病等需要增加膳食纤维的情况；预防和控制高脂血症、冠心病、糖尿病、肥胖等需要增加膳食纤维的情况。

（2）膳食原则和要求：①多食茎、叶类蔬菜，以增加膳食纤维的摄入量；②多饮水，保证每日饮水量 2500~3000ml 或更多；③膳食中可添加有润肠通便作用的食物，如蜂蜜、芝麻、香蕉等。

（3）大量进食膳食纤维的副作用：长期过多食用膳食纤维可能产生腹泻，并增加胃肠胀气，影响食物中如钙、镁、铁、锌及一些维生素的吸收和利用。

（七）限钠（盐）膳食

钠是细胞外液的主要阳离子，是维持机体水、电解质平衡、渗透压和肌肉兴奋性的主要成分。一旦体内水、钠平衡的调节机制遭到破坏，即可出现水、钠潴留或丢失过多。限制钠（盐）膳食是纠正水、钠潴留的一项治疗措施。食盐是钠的主要来源，因此，限钠实际是限食盐为主。每克食盐含钠 393mg。我国膳食中的食盐含量每人每日 8~15g，远远超过需要。

1. 限钠膳食种类

（1）低盐膳食：全日供钠 2000mg 左右。饮食中忌用一切咸食，如咸菜、甜面酱、咸肉、腊肠以及各种荤食、素食罐头等，但允许在烹制或食用时加食盐 2~3g 或酱油 10~15ml。

（2）无盐膳食：全日供钠 1000mg 左右，除低盐膳食中不提供食盐和酱油外，其他同低盐膳食。

（3）低钠膳食：全日钠供给量控制在 500mg 以内。除无盐膳食的要求外，还要限制一些含钠量高的蔬菜（每 100g 蔬菜含钠 100mg 以上），如油菜苔、芹菜、茴香，以及用食用碱制作的发面蒸食等（可以用酵母替代食碱发酵）。

2. 适用范围　肝硬化腹水、高血压、缺血性心力衰竭、肾脏疾病、用肾上腺皮质激素治疗的病人。

3. 膳食原则和要求

（1）根据病情变化及时调整钠供给量。如肝硬化腹水病人，开始时可用无盐或低钠膳食，然后改为低盐膳食，待腹水消失后，可恢复正常饮食。对有高血压或水肿的肾小球肾炎、肾病综合征、妊娠子痫的病人，使用利尿剂时用低盐膳食，不使用利尿剂而水肿严重者，用无盐或低钠膳食。不伴高血压或水肿及排尿钠增多者不宜限制钠摄入量。最好还是根据 24h 尿钠排出量、血钠和血压等指标确定是否需要限钠及限钠程度。

（2）对于 60 岁以上的贮钠能力低的病人、心肌梗死病人、回肠切除手术后、黏液性水肿和重型甲状腺功能减退合并腹泻的病人，限钠应慎重，最好是根据 24h 尿钠排出量、血钠、血压等临床指标来决定是否限钠。

（3）改进烹饪方法。可采用番茄酱、芝麻酱等调料以改善口味，或用原汁蒸、炖法以保持食物本身的鲜美的味道。此外，在配膳方法上，应注意菜肴的色香味使之能引起食欲。

（4）目前市售的低钠盐可根据说明适当选用。市售无盐酱油是以氯化钾代替氯化钠，故高血钾病人不宜使用。

（八）高钾和低钾膳食

钾是人体细胞内液的主要阳离子，有维持体内水、电解质平衡、渗透压以及加强肌肉兴奋性和心跳规律性等方面的生理功能。我国推荐，成人适宜的每日摄入量为 2000mg。

1. 适用范围

（1）高钾膳食：用于纠正低钾血症（血清钾 <5.5mmol/L）。高钾膳食的钾含量应超过 80mmol/L（3120mg），适用于防治高血压，可预防由于服用利尿剂而引起的低钾血症。

（2）低钾膳食：用于纠正高钾血症（血清钾 >5.5mmol/L）。低钾膳食的钾含量应低于 40~60mmol/L（1560~2340mg），适用于因肾脏排钾功能障碍而引起的高钾血症。

2. 膳食原则和要求

（1）高钾膳食：应多选择富含蛋白质的瘦肉、鱼、虾和豆类食品（低蛋白质饮食除外）、粗粮、鲜水果；可用土豆、芋头替代部分主食（土豆、芋头含钾丰富）。浓肉汤、菜汤和鲜果汁饮料等也是钾的良好来源。

（2）低钾膳食：应少用富含蛋白质的瘦肉、鱼、虾、豆类食品和浓的汤汁、果汁；尽量选择含钾 250mg 以下的食物；将食物置水中浸泡或水煮去汤可以减少钾含量。

3. 食物选择

（1）可根据食物钾的含量加以选择。

（2）除含量外，食物中的钾多集中在谷皮、果皮和肌肉中，钾离子容易溶于水。故细粮中钾的含量低于粗粮，去皮的水果含量低于带皮水果，肥肉的钾含量低于瘦肉，罐头水果或煮水果的钾含量低于新鲜水果。浓菜汤、果汁和肉汤中均含有较多的钾。

（九）其他治疗膳食

如贫血膳食、糖尿病膳食、低嘌呤膳食等。

三、试验代谢膳食

试验膳食和代谢膳食是用于疾病诊断、辅助检查或代谢研究的特殊膳食。包括钡灌肠检查用试验膳食、胆囊造影试验膳食、肌酐试验膳食、潜血试验膳食、高脂肪试验膳食、葡萄糖耐量试验膳食、钙磷代谢膳食和钾钠代谢膳食等。诊断用的试验膳食和代谢膳食是医院膳食的重要组成部分，对辅助临床诊断有重要的参考价值。

（一）结肠镜（或钡灌肠）检查用膳食

1. 目的　减少肠道残留的食物残渣，用于检查肠道疾患。

2. 方法

（1）检查前一天（或两天）食用少油、少渣半流质。

（2）饮食中免用牛奶、蔬菜、水果、肉类和油炸食物。

（3）每天超过 2L 的清洁饮料，在检查前晚 18:00 左右使用渗透性泻药（如柠檬酸镁），20:00 使用一种接触性泻药。

（4）检查当天早餐用清流食。

（二）口服葡萄糖耐量试验

1. 目的　口服葡萄糖耐量试验（oral glucose tolerance test, OGTT）用高碳水化合物膳食来测验人体对葡萄糖的耐量，协助诊断糖尿病。

2. 方法　实验前 3d 病人每日饮食中需含足够的能量及 150~300g 的碳水化合物。实验前日晚餐后禁食 8h 以上。空腹采血后，给病人服用葡萄糖水（75g 葡萄糖溶于 250ml 水中），于 5~15min 内饮入，分别于 0.5、1、2、3 小时各抽一次血，测定其中葡萄糖含量及胰岛素分泌情况。

（三）潜血试验膳食

1. 目的　配合检验粪便中是否有潜血，以诊断消化道有无出血。

微课：结肠镜检查前肠道准备

2. 方法　一般试验期为 3d,3d 后测定粪便潜血。试验期内选择低铁食物,可食用牛奶、豆制品和白色蔬菜,禁用红色肉类、肝脏、动物血、深色蔬菜及其他含铁丰富的食物。

(四) 肌酐试验膳食

1. 目的　确定内生肌酐清除率,估计病人的肾小球滤过情况。

2. 方法　用试验膳食 3d。每天膳食中蛋白质含量限制在 40g 以内。避免食用各种肉类,在蛋白质限量范围内可用牛奶、鸡蛋、谷类及其制品。蔬菜、水果可不限。由于谷类含蛋白质 7%~10%,故主食的全日进量不宜超过 350~400g。可用马铃薯、红薯、藕粉、甜点心等富含碳水化合物的低蛋白质食物充饥。忌饮茶和咖啡。第 4d 上午采集抗凝血 2ml 和收集 24h 尿送检。

(吴晓娜　季兰芳)

第二节　肠内营养支持

临床上有各种原因引起的营养不良:如疾病因素不能经口进食、厌食、吸收障碍、消化道瘘、机体代谢增加等导致的机体营养不良,营养不良又将给机体带来代谢障碍、器官功能衰竭、甚至病人死亡,因此在临床上营养支持十分重要。根据营养支持的途径不同可以分为肠内营养和肠外营养。

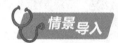

病人,朱××,男性,56 岁,因上腹部隐痛不适 5 个月余来院就诊,胃镜提示:胃窦部溃疡性质待定,拟"胃癌?"入院,经常规术前准备后,在全麻下行胃癌根治,术后予禁食、胃肠减压、抗感染、补液等治疗 4d 后,医生决定给予营养支持。

请完成以下任务:

1. 你认为可以采取何种营养支持?

2. 你将怎样来实施营养支持?

肠内营养是指经口或喂养管等胃肠道途径提供人体代谢所需的营养素。自从 20 世纪 80 年代中期认识了肠道的免疫和屏障功能后,临床上越来越重视肠内营养支持,"只要肠道有功能,首选肠内营养"已成为共识,在病情许可的情况下,尽早、尽量给予肠内营养支持。肠内营养支持适用于:①意识障碍、某些神经系统疾病:如脑外伤、脑血管病、脑肿瘤等病人,阿尔茨海默病或精神失常、严重抑郁病人;②吞咽困难或失去咀嚼能力的病人:如咽下困难、口咽部外伤及手术后、重症肌无力;③消化道疾病稳定期:如消化道瘘、短肠综合征、炎症性肠病、重症急性胰腺炎等;④慢性消耗性疾病:如肿瘤、结核、恶性肿瘤放疗化疗、免疫缺陷性疾病等;⑤处于高分解状态者:如严重感染、大面积烧伤、严重创伤、大手术后等;⑥其他:如心、肺、肝等功能不良者、腹部外科手术后胃排空障碍者等。但有消化道梗阻、出血、短肠综合征早期、炎症性肠病不稳定期等病人禁用。

一、常用肠内营养制剂

肠内营养制剂是指用于临床肠内营养支持的各种产品的统称,其营养成分主要包括糖、脂肪、蛋白质、氨基酸、维生素、矿物质、膳食纤维等;根据所含成分的不同及营养素预消化程度可以分为以下几种:

1. 匀浆膳　用牛奶、鱼、肉、蔬菜、水果等食物配制,家庭制作方便、经济,但是受食物种类的限制,营养素不够全面。

2. 要素膳　化学成分明确、无需消化、无渣,可以直接被消化道吸收和利用,适用于危重病人或胃肠消化功能弱的病人,但是它渗透压比较高,容易出现腹泻,使用时应加强护理。

3. 整蛋白型制剂　如含膳食纤维的能全素、能全力等。

4. 短肽类制剂　如百普力、百普素等,不含乳糖和膳食纤维,适用于消化吸收功能较差以及肠内营养耐受性欠佳的病人。

5. **疾病特异型** ①中链甘油三酯（medium chain triglyceride，MCT）：适合胆盐、胰酶缺乏的肝胆胰疾病者，能快速供能，保护肝脏；②康全力：适合于糖尿病病人；③其他：严重应激、肝病、肾病、肺部疾病、癌症、免疫增强制剂。

6. **组件制剂** 如蛋白组件、脂肪组件、维生素组件、糖类组件等供选择，从而满足个性化营养支持的需求。

二、肠内营养输注途径

肠内营养输入途径有经口摄入和管饲摄入两种，经口摄入不足或受限的情况下给予管饲，以满足机体需要。

1. 经鼻胃管、鼻十二指肠管或鼻空肠管，三者的技术是相似的。①鼻胃管：将营养管经鼻腔放置胃内，适用于胃功能良好者。②鼻十二指肠管将营养管经鼻腔放置至十二指肠内，适用于胃功能不良、易误吸和反流者。③鼻空肠管是术前同胃管一起放置至胃内，术中将营养管调整至胃肠吻合口远侧20~40cm的空肠处，适用于腹部外科手术的病人；另外可以内镜下放置鼻空肠管或盲插后（利用螺旋形鼻胃管蠕动功能进入空肠）经 X 线证实营养管头端在空肠，适用于胃功能不良、有误吸可能的病人、重症胰腺炎、腹部外科术后胃排空障碍等。

2. **胃造口或空肠造口** 适用于需要长期肠内营养的病人。可根据实际情况行经皮内镜下胃造口或空肠造口、外科手术或腹腔镜下行胃造口或空肠造口术。

三、肠内营养输注方式

1. **鼻饲注入** 适用于鼻胃管病人，将配制好的营养液，用专用的鼻饲注射器分次缓慢注入（图5-1）。注入前检查胃内的残留量，每次注入 100~300ml，注入速度宜慢，10~20min 完成，每次鼻饲完毕用温开水冲洗干净，以防营养液残留管壁引起堵管；该方式比较经济，适合家庭。

2. **连续输注** 采用专用的营养泵及泵管输注，根据病人情况及耐受程度调节输注速度，可以每小时几毫升到几百毫升不等，适用于外科胃肠、胰腺手术后早期肠内营养、耐受性较差及病情危重的病人，便于速度调节，尤其需要记录出入量的病人，可以准确计算进入量，肠内营养连续输注见图5-2。

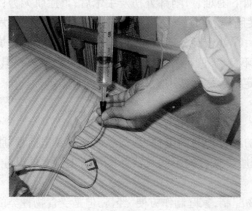

图 5-1 鼻饲注入

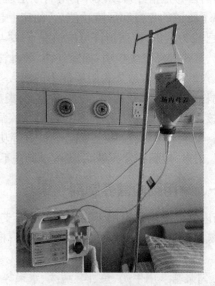

图 5-2 肠内营养连续输注

3. **重力滴注** 近年来有专用的重力滴注管供临床使用，将重力滴注管与营养液连接，借助重力缓慢滴注，适用于肠内营养后期（如重症胰腺炎病人）或者对肠内营养耐受比较好的病人。

4. **其他** ①间隙滴注法：24h 循环滴注，但有间隙休息期，如输注 4h，然后休息 2h 或者输注 3h，休息 1h,病人可有较大的活动度;②夜间输注法:利用夜间时间输注,而白天可有更多自由活动时间。

该病人选择连续输注,专用的营养泵及泵管从 20ml/h 开始,维持 2d 后改为 40ml/h,逐渐增加至 90ml/h,每日量达到 1500ml 至出院。

四、肠内营养护理

1. 解释　操作前向病人说明肠内营养目的,取得配合。

2. 固定　置入肠内营养管后予以固定,防止营养管脱出或移位,如为鼻胃管或鼻空肠管,在鼻部及耳垂处用 3M 弹力绷带固定(图 5-3),期间做好鼻腔护理,防止鼻部压疮的发生;如为胃造口或空肠造口,则按要求固定好,防止移位或脱出,尤其移位入腹腔会引起腹膜炎,加重病情,注意观察;对神志不清、躁动不安、剧烈呕吐者妥善固定,防止意外拔管。

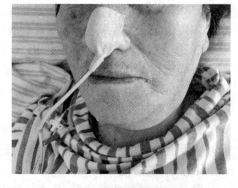

图 5-3　肠内营养鼻部固定法

3. 安置体位　经鼻胃管或胃造口途径进行肠内营养时,取 30°~45°半卧位。

4. 控制温度、速度　肠内营养液温度控制在 37~40℃
(冬天或室温较低时可以用加温器在输入端自管外加热,应用加温器时注意防止烫伤);用专用的营养泵控制速度,从 20ml/h 开始,以后根据病人具体情况逐渐增加每小时的输入量,最高增至 120ml/h。

5. 保持通畅　病人在输注过程中,每 2~4h 用温开水或生理盐水 20~40ml 冲管;在鼻饲前后、如厕、下床及输注结束后也应及时给予冲管;如需要鼻饲口服药必须充分研碎、溶解后注入,注药前后充分冲管,防止堵管。

6. 安全护理　任何时候、任何环境接受肠内营养的病人,必须有明显的肠内营养标识:①肠内营养管上有标识;②泵管管子的起始端;③莫菲氏滴管下端;④靠近病人端;⑤另外架子上悬挂肠内营养标识。每日更换输注管,特别注意是非静脉用管子,保障输注安全。

7. 记录　在护理文书上记录肠内营养管置入长度、固定情况、肠内营养实施情况,每班进行交接班。

五、肠内营养并发症防治

(一)胃肠道并发症

常见的胃肠道并发症有恶心、呕吐、腹泻、腹胀、便秘等,其防治措施为:

1. 恶心、呕吐、腹胀　①注意营养液配方的渗透压,越接近等渗,恶心、呕吐、腹胀等并发症的可能性愈小;②倾听病人主诉,及时发现,及时处理;③减慢输注速度到原来能耐受的速度,然后逐渐上调输注速度;④少量多次或持续输注:对间隙输注或口服者,增加进食频率,减少进食量,或者间隙输注改为持续输注;⑤根据医嘱给予胃肠动力药。

2. 腹泻　腹泻为肠内营养最常见的并发症,其防治措施为:①加温:冬天或室温过低可以使用加温器加温,加温器放在靠近输入端,可避免因温度太低而出现的腹泻;②每 24h 更换输注管,以防因细菌生长导致腹泻;③肠内营养液开启后 24h 内用完,如没有用完应弃去,以免因细菌生长而发生的腹泻;④如在实施肠内营养的过程中出现腹泻,注意及时更换无膳食纤维的制剂,根据病人的耐受程度,逐渐增加肠内营养的输注速度及供给量;⑤增加肠外营养,减轻肠道水肿;⑥腹泻不止者予停用肠内营养,并做好肛周皮肤护理。

3. 便秘　如有便秘者,应及时调整配方,使用含有膳食纤维的营养液,增加液体摄入量,使用乳果糖软化大便,必要时可以采用灌肠。

(二)感染并发症

常见感染并发症有:吸入性肺炎、腹腔感染、造口周围感染或喂养管瘘等。

1. 吸入性肺炎的预防　预防吸入性肺炎关键的是预防误吸:①安置合适体位,经鼻胃管或胃造口途径进行肠内营养时取 30°~45°半卧位;②输注前评估胃内残留,如超过 150ml,应通知医生,暂停或减慢速度,防止反流和误吸;③长期置管者需警惕咳嗽反射消失,因置管抑制了咳嗽、纤毛运动等正常的肺部防御机制,促进鼻咽部分泌物的吸入;④注意观察病情变化,如体温升高、突然出现呛咳、呼吸急促或咳出类似营养液时,则疑有误吸可能;⑤对需要长期肠内营养支持或有误吸可能的病人,宜采用胃造口或空肠造口;⑥一旦发生误吸,应立即停止输入,并抽出胃内容物。

2. 其他感染预防 ①肠内营养之前,应抽吸胃液、注气听诊、X线证实营养管在胃内或肠道内,期间注意观察营养管有无移位。如果导管位置异常未被发现而输入营养液,病人出现营养液输入肺内或胸腔内造成严重后果。②注意观察腹腔引流液的性状、量及其腹部体征,如有腹痛、腹胀、恶心、呕吐、肛门停止排气、排便,应及时停用,并给予禁食、胃肠减压或手术处理。③胃造瘘和空肠造瘘者,若造瘘管周围有胃液或肠液流出、周围皮肤发红、疼痛、糜烂甚至化脓,局部涂以氧化锌软膏保护,停用肠内营养,必要时予以吸引,及时换药,保持干燥。

(三) 代谢并发症

常见的代谢并发症有:高血糖、电解质紊乱、肝功能异常等。应注意监测水、电解质、酸碱平衡、肝肾功能及血糖变化,及时发现高血糖或低血糖等异常现象,以能及时处理。

(四) 机械性并发症

常见的机械性并发症有:鼻、咽、食管黏膜损伤,食管静脉曲张破裂出血、导管位置异常、管道堵塞、脱出、不能拔出等。其防范措施为:①选用材质较好、相对细软的喂养管;②插管时动作轻柔,遇有阻力时,不可盲目蛮插;③如确因病情需要放置时间较长者选择胃造口或空肠造口,妥善固定肠内营养管,经常更换固定的胶布,防止鼻部形成与胶布相关的压力性损伤;④经胃、空肠造口者,保持造口周围皮肤清洁、干燥,观察造口处有无出血、渗液、瘘、感染、梗阻;⑤在鼻饲前后及输注过程中按要求用温开水或生理盐水冲管;⑥长期鼻饲者做好口腔护理,定时更换鼻饲管,以防管道不能拔出或断裂。

(五) 其他

在实施肠内营养过程中注意营养液输注过快或者营养液输注过慢,确保肠内营养按初步设定的速度运行,在输注瓶上做好标记,及时巡视病房,保障肠内营养按时完成。

(金如燕)

微课:肠内营养并发症防治

第三节　肠外营养支持

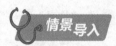
情景导入

病人王××,男性,79岁,因上腹部隐痛3个月余,去医院胃镜检查,胃镜认为可能是胃癌,做病理检查证实是:胃窦部中分化腺癌,该病人近来有体重下降5kg、食欲缺乏,生化检查提示:清蛋白28g/L,护士为其做了营养风险筛查。

请问:

1. 该病人术前需要营养支持吗?

2. 如需要应选择哪种营养支持? 如何实施?

肠外营养(parenteral nutrition,PN)是通过静脉途径供应病人所需要的葡萄糖、脂肪乳剂、氨基酸、维生素、矿物质等营养素,使病人在无法正常进食的状态下仍可以维持营养状况。肠外营养分为完全肠外营养(total parenteral nutrition,TPN)和部分补充肠外营养(partial parenteral nutrition,PPN)。肠外营养支持适用于急性重症胰腺炎、短肠综合征、严重感染、大面积烧伤、腹部大手术前后、放疗、化疗期间胃肠道反应比较重等各种原因引起的营养不良或有营养风险者;休克期间或内环境紊乱病人禁用。

一、常用肠外营养制剂

1. 葡萄糖 是肠外营养的主要能源物质,临床常用50%葡萄糖,成人常用量为4~5g/(kg·d),也有5%葡萄糖、10%葡萄糖。患有糖尿病或者机体在创伤、应激情况下,可以适当减少葡萄糖的用量,同时按比例加入胰岛素(一般 8~10g 糖加入 1 单位胰岛素)。

2. 脂肪乳剂　是肠外营养的另一重要能源,供给机体非蛋白质热量需要的 20%~30%,成人常用量为 0.7~1.3g/(kg·d),常用有 10%、20%、30% 英脱利匹特等制剂。目前,临床常用的为中-长链脂肪乳、结构脂肪乳等,即使机体出现应激创伤时代谢也不会受到影响;因为含有中链脂肪酸,能够减轻因为肉碱缺乏导致的脂肪代谢异常,快速提供能量,改善免疫功能,适用肝脏功能不良的病人;现在还有新型的脂肪乳剂,如含有橄榄油或鱼油的脂肪乳剂,其主要成分是 ω-3 脂肪酸,它能维护机体免疫功能、减少炎症反应和血小板聚集等功能。

3. 氨基酸　是肠外营养的氮源,用于人体合成蛋白质,正常机体需要量为 0.8~1.0g/(kg·d),机体在创伤、应激时对蛋白质需要量增加,可按 1.2~1.5g/(kg·d) 供给。临床上有平衡型和特殊型氨基酸两种制剂,①平衡型氨基酸:为人体所需要的必需氨基酸和非必需氨基酸,临床常用的氨基酸浓度有:5%、8.5%、11.4%;②特殊型氨基酸:专用于不同疾病也称治疗型氨基酸,如肝性脑病时应用的支链氨基酸、复方氨基酸(4.26%),有专用于肾病、创伤和婴幼儿的氨基酸。丙氨酰谷氨酰胺为非必需氨基酸,适用于严重分解代谢的病人。

4. 维生素　包括水溶性和脂溶性维生素,水溶性维生素在体内没有储备,肠外营养时应每日给予补充;脂溶性维生素在体内有储备,禁食时间超过 2 周以上需要补充。临床常用的维生素:①水溶性维生素:临床常用复方水溶性维生素制剂,内含维生素 B_1 3.0mg、维生素 B_2 3.6mg、烟酰胺 40mg、维生素 B_6 4.0mg、泛酸 15mg、维生素 C 100mg、生物素 60μg、叶酸 0.4mg、维生素 B_{12} 5.0μg、甘氨酸 300mg、依地酸钠 0.5mg 等;②脂溶性维生素:临床常用复方脂溶性维生素制剂,内含维生素 K_1、维生素 D_2、维生素 A、维生素 E 四种维生素。

5. 电解质　凡是营养支持的病人常伴有电解质紊乱,需相应地补充钾、钠、氯、钙、镁、磷等矿物质。临床常用的有 10% 氯化钾、10% 氯化钠、10% 葡萄糖酸钙、25% 硫酸镁及甘油磷酸钠注射液。

6. 微量元素　临床常用多种微量元素注射液(Ⅱ),如安达美,含人体所需的锌、铜、铁等。

7. 水　正常成人需水量为 30ml/(kg·d)。肠外营养时可有高渗性利尿作用,若供水不足,可使细胞内脱水易产生高渗性非酮性昏迷,故肠外营养者如心肺功能良好者应按 50ml/(kg·d) 补充水分,每天补液量可达 3000~3500ml。

图片:肠外营养制剂

目前,临床上通常根据病人实际需要将以上制剂通过全合一"三升袋"或全合一"三腔袋"输入。

1. 全合一"三升袋"　全营养混合液是指将人体的所需要的葡萄糖注射液、复方氨基酸注射液、脂肪乳注射液、脂溶性与水溶性维生素、各种电解质、多种微量元素以及磷制剂等所有的基本营养物质在无菌条件下在静脉营养袋中混合形成的均匀无菌液体,又称为"全合一(all in one)混合液",一般根据病人的需要设计营养处方,在输注前由医院静脉药物配制中心混合配制。全合一"三升袋"见图 5-4。

2. 全合一"三腔袋"　通用名为脂肪乳氨基酸(17)葡萄糖(11%)注射液,是从"全合一"基础上发展起来的工业化生产的全合一营养液,在严格无菌的生产环境下将葡萄糖、氨基酸、脂肪乳剂分别置于三腔之中,见图 5-5 和图 5-6。在临床使用时,只需将两个密封条撕开,用力将三腔内的葡萄糖-氨基酸-脂肪乳混在一起即可完成"全合一"营养液的混合过程,数秒钟即能完成,最大程度地简化了操作,在减少医院配制中心工作量的同时,也杜绝了污染和剂量误差。临床也可以根据病人情况加入适量电解质、维生素、丙氨酰谷氨酰等。

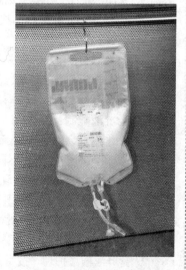

图 5-4　全合一"三升袋"

微课:全合一"三腔袋"配制

二、肠外营养输入途径

肠外营养输入途径可经周围静脉和中心静脉输入,临床上可根据营养液渗透压、输注时间、病人具体情况合理选择肠外营养输注途径。

1. 周围静脉肠外营养支持(peripheral parenteral nutrition,PPN)　常用于术前短期营养支持的

笔记

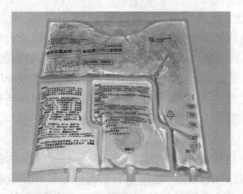

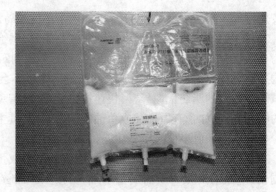

图 5-5　未混合的全合一"三腔袋"　　　　图 5-6　已混合的全合一"三腔袋"

病人。

2. 中心静脉肠外营养支持（central parenteral nutrition，CPN）　可从颈内静脉、锁骨下静脉、股静脉穿刺，近几年来也有经外周置入中心静脉置管（PICC）或输液港进行肠外营养支持，需有专业人员操作，价格相对昂贵，适用于周围静脉穿刺困难、需要长期进行肠外营养、输注量较大、渗透压较高的病人。

3. 颈外静脉穿刺置管　用普通周围静脉留置针从颈外静脉穿刺置管输液，在解决病人输液难的同时也减少病人的费用。

三、肠外营养护理

1. 肠外营养液配制　近年来国内大型医院陆续成立静脉药物配制中心（Pharmacy Intravenous Admixture Services，PIVAS），由专职的技术人员在万级洁净、密闭环境下，局部百级洁净的操作台上进行规范配制（图 5-7）。确保药品质量和输液安全。其配制步骤为：

（1）核对：确认有效医嘱并打印出治疗单据，根据治疗单据准备营养液制剂，经第二人核对无误后进行营养液配制。

（2）营养液配制：①第一步：先将电解质、微量元素、水溶性维生素、胰岛素加入到葡萄糖液或氨基酸中（磷酸盐和钙剂需稀释于不同的溶液中）；②第二

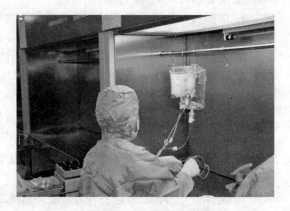

图 5-7　肠外营养液配制

步：将脂溶性维生素加入脂肪乳剂中；③第三步：将上述第一步配制好葡萄糖液和氨基酸液注入 3L 袋中，最后将第二步配制的脂肪乳剂注入 3L 袋中（葡萄糖→氨基酸→脂肪乳依次注入）并充分混匀备用。

（3）核对、检查：再次核对，检查营养液性状，排气，封口，检查有无渗漏，贴上标签，写上配制日期、具体时间及配制者备用。

2. 营养液输注护理　按身份核对→排气→扎止血带（中心静脉输入者消毒肝素帽）→消毒→静脉穿刺→固定→注明穿刺日期、时间及签名→调节滴速等步骤输注营养液。配制好的营养液要求在 24 小时内输完。如配制好的营养液暂时不输注，需用无菌治疗巾包好后放入 4℃的冰箱中保存，输注前在室温下复温，避免液体过冷给病人带来不适。

3. 导管护理　①封管：每次输液结束后用稀释的肝素液封管，防止血栓形成，保持导管通畅，肝素帽如有血迹要及时更换；②使用透明敷贴并及时更换：置管后 24h 内予以更换 1 次，以后可以每周更换 2 次，如有局部渗血、渗液、敷贴卷边等情况应随时更换，每次更换后写上置管时间、置入深度、更换时间及更换者姓名等；③每周进行导管评估并记录；④为了减轻发热、静脉炎等并发症的发生，在输液终端可以加用精密药液过滤器；⑤防止导管意外脱出或移位：输注期间加强宣教，让病人有意识地自我保护静脉导管，防止静脉导管压在病人肩下或翻身活动时牵拉导致接头处脱出、导管移位或脱出。

微课：全合一"三升袋"配制

笔记

四、肠外营养并发症防治

（一）与静脉穿刺置管有关的并发症

穿刺方法不当可致气胸、空气栓塞、导管移位、血栓性静脉炎、血管损伤、胸导管或神经损伤，置管后可引起穿刺部位感染、导管性感染、导管性脓毒症等并发症。应重在预防：①中心静脉输液时请专业护士或者请麻醉科医生进行静脉穿刺，穿刺过程中严格执行无菌操作，妥善固定、接头连接紧密等，一旦出现气胸表现即应给予相应处理，若导管移位致液体外渗即应拔管并作局部处理；②如病人出现畏寒、寒战、高热，在排除其他感染的同时应考虑导管性感染或导管性脓毒症，遵医嘱拔除导管、导管尖端送培养、抽血培养标本送检，并予以心理安慰、物理降温、遵医嘱使用激素等相应的处理；③周围静脉留置输注者，导管留置时间不超过 3d，如出现沿静脉走向的红、肿、热、痛等静脉炎表现时，应立即拔除，局部用 33% 硫酸镁湿敷。

（二）代谢并发症

肠外营养时，病人易发生高血糖、低血糖、高渗性非酮性昏迷、肝功能异常、氨基酸代谢异常、电解质及微量元素缺乏等代谢相关并发症，应根据医嘱定期检测血糖、电解质、肝、肾功能以及血尿常规，如有异常及时汇报医生处理。

1. 糖代谢紊乱　在严重创伤、应急状态、病人有糖尿病情况下，营养液输注过快，糖浓度相对过高可使血糖急骤升高。对合并糖尿病的病人实施肠外营养支持时，要按照比例加入适量的胰岛素（一般情况下 8~10g 葡萄糖加 1 单位的胰岛素）；输注过程中注意胰岛素的吸附（胰岛素溶液在流经输液装置时部分胰岛素吸附到输液器表面的现象）和洗脱（吸附的胰岛素被流经的液体从输液器表面冲洗到液体中的现象）作用，防止低血糖的发生，及时监测简易血糖的变化，并根据血糖值及时调整胰岛素的用量，必要时可以采用静脉微泵控制胰岛素速度。如病人出现头晕、脉搏加快、出冷汗，疑有低血糖休克，应立即测血糖并采取相应措施。一旦发现神志改变、尿量突然增多，应疑有高渗性非酮性昏迷，此时立即停用葡萄糖，用低渗盐水输入以降低血渗透压。

2. 氨基酸代谢紊乱　过多输入含氯高、游离氨高的氨基酸，可引起高氯性酸中毒和高血氨症，出现转氨酶、碱性磷酸酶、血清胆红素升高等肝毒性反应，多为氨基酸耐受不良所致。

3. 脂肪代谢紊乱　如长期不用脂肪乳，则可发生必需脂肪酸缺乏，最好每日补充脂肪乳剂作为供能物质之一，至少每周 2 次，每次 50g。但如长期超量输入脂肪乳和葡萄糖，因其不能完全被利用，可引起肝脂肪变性，血脂、总胆红素、丙氨酸转氨酶升高等肝功能损害表现，停用脂肪乳后症状即能缓解。

4. 代谢性骨病　营养液中的钙和磷有限，有可能在配制时钙、磷没有充分稀释就混合，形成不溶于水的磷酸钙而沉淀，导致钙、磷摄入不足而发生代谢性骨病，预防的方法为：配制时将磷酸盐和钙剂稀释于不同的溶液中，使其充分稀释后再混合。

5. 维生素 B_1 缺乏症　长期完全肠外营养容易产生维生素 B_1 缺乏，甚至并发韦尼克脑病（Wernicke encephalopathy）。及时补充维生素 B_1 是预防及治疗长期胃肠外营养病人发生 Wernicke 脑病的关键。

6. 其他　营养液输注过快时病人会出现恶心、呕吐，有的甚至出现发热、心慌、全身骨骼肌疼痛等脂肪超载综合征，或发生高血糖、渗透性利尿等情况。

（金如燕　季兰芳）

思考题

1. 女性，85 岁，腹腔镜胃癌根治术后第 5d，禁食。血生化：清蛋白 25g/L，经鼻空肠管予以肠内营养支持 20ml/d，肠内营养第 3d，病人主诉腹部有不适，大便 8 次，为不成形便。
请分析：
（1）该病人出现什么并发症？
（2）肠内营养期间出现上述并发症的相关因素有哪些？
（3）肠内营养支持的病人如何预防上述并发症？

2. 男性,56 岁,因腹痛 2d 急诊入院,入院时病人胸闷、气闭明显,腹胀,全腹有压痛、反跳痛,以左上腹明显,呼吸急促 26 次 /min,心率 126 次 /min,血氧饱和度 94%,血压 150/95mmHg,B 超:胆囊结石,胆囊炎,胰腺周围渗出明显,胰头水肿。病人既往有高血压病史。

请分析:

(1) 你将为该病人实施何种营养支持?

(2) 该营养支持的输注途径有哪些,如何选择?

(3) 该营养支持的主要并发症有哪些?

思路解析

扫一扫,测一测

第六章 常见病膳食营养防治

第一节 呼吸系统疾病膳食营养防治

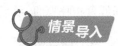

朱先生，年龄 65 岁，确诊为慢性阻塞性肺疾病。护士跟他亲切沟通后，测量体温 36.5℃、身高 172cm、体重 67kg，并询问了日常饮食情况和身体活动情况。

请：

1. 计算朱先生每日所需总能量。
2. 为朱先生进行膳食营养指导。

营养与呼吸系统密切相关。经肺脏的气体交换，人体可将外界吸入的氧气供给全身各器官、组织和细胞，满足机体的代谢需要；同时从外界摄入及在体内储存的各种营养素可满足肺脏和呼吸肌做功、新陈代谢、组织修复的作用。

一、慢性阻塞性肺疾病膳食营养防治

(一) 概述

慢性阻塞性肺疾病(chronic obstructive pulmonary disease, COPD) 简称慢阻肺，是以持续气流受限为特征的可以预防和治疗的疾病，其气流受限多呈进行性发展，与气道和肺组织对香烟烟雾等有害气体或有害颗粒的异常慢性炎症反应有关。肺功能检查对确定气流受限有重要意义。在吸入支气管扩张剂后，第一秒用力呼气容积(FEV_1)/用力肺活量(FVC) (FEV_1/FVC<0.70 表明存在持续气流受限。吸烟是 COPD 主要的危险因素，环境暴露如生物燃料、空气污染等也是重要因素，宿主因素也会导致个体发生 COPD。营养不良是慢阻肺病人常见的并发症之一，会影响病人的肺功能、生活质量及预后，同时也是影响慢阻肺病人死亡率及病死率的独立危险因素。对慢阻肺病人进行营养治疗，能使病人维持良好的营养状态，增强呼吸肌肌力，改善体力活动能力，维持有效的呼吸通气功能，增强机体免疫力，有利于减轻急性呼吸道感染的症状，降低急性并发症发生率。

慢阻肺的流行病学进展

慢阻肺是国内外常见的慢性呼吸道疾病，患病率和病死率均居高不下。据报道(世界卫

生组织,1990 年),世界范围男性患病率为 9.43‰,女性为 7.33‰,而老年和高吸烟者可达到 80‰~100‰。1992 年在我国北部和中部地区对 102 230 名成年人进行了调查,慢阻肺的患病率为 3%。

近年来对我国 7 个地区 20 245 名成年人进行了调查,慢阻肺的患病率占 40 岁以上人群的 8.2%。因肺功能进行性减退,慢阻肺病人的劳动力和生活质量受到了严重影响,同时慢阻肺也造成了巨大的社会和经济负担。根据世界银行 / 世界卫生组织发表的研究,预计至 2020 年慢阻肺将占世界疾病经济负担的第五位。

(二)营养相关因素

1. **高能量消耗** COPD 病人每日呼吸耗能是正常人的 10 倍,且食物的特殊动力作用使 COPD 病人产生更多的 CO_2,增加了呼吸肌负荷。由于外周肌肉工作效率下降、做功增加,COPD 病人体力活动的能量消耗明显增加,导致体重下降,病情越来越严重。

2. **蛋白质分解加速** 肺部慢性炎症,使蛋白质分解加速,导致蛋白质 - 能量营养不良,免疫功能低下,因此应保证蛋白质的摄入。但过量的蛋白质会增加 COPD 病人的呼吸做功,使病人呼吸困难,且会导致尿钙增多,体液失衡,使钙需要量增加。

(三)膳食营养防治

COPD 病人的饮食治疗必须考虑食物中营养物质的组成对气体交换的影响。因此,总的饮食原则是在满足病人机体需要和组织修复需要的基础上,尽量减少食物消耗的氧气量,降低食物呼吸商,帮助纠正高碳酸血症,采用适宜热量、适量蛋白质、高脂肪、低碳水化合物治疗饮食。

1. **急性期或伴有感染** 病人出现急性呼吸道感染或病情突然加重,做面罩或人工气道辅助机械通气时,应首选肺病专用型特膳肠内营养支持。若出现严重胃肠道反应,如恶心、呕吐、腹胀、腹泻、便秘等,应先做短期的静脉营养支持,1~2d 症状缓解后再改为肠内营养支持。

2. **稳定期**

(1) 摄入充足能量:能量消耗计算公式是:每日能量 = 基础能量消耗(BEE)× 活动系数 × 体温系数 × 应激系数 × 校正系数。

男性 BEE(kcal)=66.4730+13.75 × 体重(kg)+5.0033 × 身高(cm)–6.7550 × 年龄(岁);

女性 BEE(kcal)=655.0955+9.463 × 体重(kg)+1.8496 × 身高(cm)–4.6756 × 年龄(岁);

活动系数为卧床 1.2,下床轻度活动 1.25,正常活动 1.3;体温系数为 38℃取 1.1,39℃取 1.2,40℃取 1.3,41℃取 1.4;应激系数为体温正常 1.0,发热 1.3;校正系数是男性 1.16,女性 1.19。

(2) 适量蛋白质的摄入:为了维持氮平衡,蛋白质供给量按 1.0~1.5g/(kg·d),蛋白质供给量需增加至 20%~50%。保证鱼、禽、蛋、瘦肉及大豆蛋白等优质蛋白的摄入,优质蛋白应占 50% 以上。

(3) 增加脂肪的摄入:脂肪具有较低的呼吸商,能减少二氧化碳的产生,对 COPD 病人有利,尤其对高碳酸血症及通气受阻的病人。脂肪供能占总能量的 40%~45%,其中饱和脂肪酸摄入不宜过高,可增加不饱和脂肪酸的摄入,必要时可用中链脂肪酸代替。中链脂肪酸能减低蛋白质的氧化率和更新率,增加蛋白质的合成,出现节氮效应。可通过植物油和动物性食物摄入一定量的脂肪,如花生米、核桃、芝麻。

(4) 适量碳水化合物的摄入:大量的碳水化合物摄入会增加二氧化碳累积,对于严重通气功能障碍的病人不利,特别是患有高碳酸血症的病人,应降低碳水化合物在总热量供应中的比重,但过分限制碳水化合物的饮食也会导致组织蛋白的过度分解以及体液和电解质的丢失,易引起酮症。碳水化合物供能占总能量的 50%~55% 为宜,每日至少有 50~100g 碳水化合物摄入。

(5) 补充维生素和微量元素:COPD 病人容易缺乏各种维生素和矿物质,造成氧自由基对机体的损伤,加重呼吸肌无力。维生素 A 的缺乏导致呼吸道上皮细胞修复能力的降低和黏膜分泌细胞的退化,增加机体对感染的易感性。同时注意补充富含维生素 C、维生素 E 等维生素丰富的食物,如选用动物肝脏、深色蔬菜、水果等。补充钙、铁、镁、磷和钾等。

(6) 适量水的摄入:水可以稀释呼吸道分泌物,利于气道湿化,促进痰液排出。当出现潴留、心肺功能障碍时应限制水的入量。严重感染出现脱水或者呼吸机支持引起液体丢失过多时,应该增加液体的供给,纠正脱水现象。

(7)少量多餐:采取少量多餐,每天5~6餐,促进食物的消化吸收,减轻一次性摄入高能量食物对胃肠道的负担。可在餐前或者餐后给予吸氧治疗。

(8)食谱示例

案例:朱先生,年龄65岁,身高172cm,体重67kg,确诊为COPD,体温正常,病情稳定,能够正常活动。计算朱先生全日能量,并为他推荐一日高能量、高脂肪、适量碳水化合物食谱。

能量及产能营养素摄入目标:

BEE=66.47+(13.75×67kg)+(5.00×172cm)−6.76×65 岁 =1408kcal

全日能量摄入 =1408.32×1.3×1.0×1.0×1.16kcal =2124kcal

蛋白质 =(1.0~1.5g/kg)×67kg=67~111g

脂肪 = 全日能量的 30%~35%=2123.75kcal×(30%~35%)÷9=71~83g

碳水化合物 = 全日能量的 50%~55%=2123.75kcal×(50%~55%)÷4=265~292g

慢性阻塞性肺病一日食谱示例见表6-1。

表 6-1 慢性阻塞性肺病一日食谱

餐次	食谱名称	原材料名称及用量
早餐	小米粥	小米 25g
	包子	面粉 50g、猪肉 25g、大白菜 100g
	卤花生	花生米 10g
加餐	牛奶	牛奶 250g
中餐	米饭	稻米 100g
	排骨炖萝卜	排骨 75g、萝卜 100g
	炒木耳油菜	木耳 50g、油菜 100g
	芝麻酱拌豆角	芝麻酱 10g、豆角 50g
加餐	香蕉	香蕉 200g
晚餐	大米饭	稻米 100g
	炸黄花鱼	黄花鱼 75g
	豆腐干炒西芹	豆腐干 50g、西芹 100g
	全日用油	豆油 25g

营养分析:该食谱提供2103kcal能量,其中蛋白质82g、占总能量的16%,脂肪72g、占总能量的30%,碳水化合物281g、占总能量的54%。三餐膳食结构主副食、荤素搭配合理。选择鸡蛋、鱼、瘦肉等动物性食物提供足量的优质蛋白质和微量元素,利用牛奶、豆制品提供足量的钙,丰富的蔬菜提供充足的维生素。膳食高能量、高脂肪,碳水化合物适量,能够满足上述慢性阻塞性肺疾病病人营养治疗需要。

组图:慢性阻塞性肺病一日食谱

二、肺结核膳食营养防治

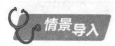

情景导入

费女士,46岁,家政服务人员。她于1个月前受凉后出现低热、咳嗽,自认为"感冒",服用各种治疗感冒的药物和止咳药,症状未见好转。近来自觉体重下降,乏力感逐渐加重,遂来医院就诊,诊断为肺结核。护士与她亲切沟通后,测量体温37.6℃、身高160cm、体重43kg,然后询问了日常饮食情况。

请:

1. 计算费女士的BMI,并判断体重是否正常。

2. 为费女士做膳食营养指导。

(一) 概述

肺结核(pulmonary tuberculosis)是结核分枝杆菌引起的肺部慢性传染性疾病。其症状主要表现为咳嗽、咯血、潮热、乏力、盗汗、食欲缺乏、体重减轻等。当过度疲劳、过量饮酒等因素造成机体免疫力下降时,受到结核杆菌的感染,就容易引起发病。通过肺结核的营养治疗可减少药物治疗的副作用,加速结核病灶的钙化,提高机体免疫力,促进机体康复。

(二) 营养相关因素

1. 基础代谢升高 肺结核是慢性消耗性疾病,体温升高使基础代谢增加,特别是长期发热和盗汗使能量的消耗更加明显。

2. 蛋白质分解加速 肺结核病人长期不规则低热,导致消耗增多,体内蛋白质分解加速,而结核病灶的修复需要大量的蛋白质,且充足的蛋白质有助于机体合成免疫球蛋白。

3. 贫血、缺钙 肺结核病人因咯血,可能会出现贫血。另外,结核病康复过程中出现的"钙化"需要大量的钙。

(三) 膳食营养防治

1. 补充充足的能量 膳食高能量,增加食物的摄入量,应以维持理想体重为原则。如在一日三餐的同时加餐 1~2 次,按理想体重供能量为 40~50kcal/(kg·d)。脂肪供能不宜过高,占总能量的 25%~30%。

2. 摄入足量的蛋白质 蛋白质供给量按理想体重计算应达到 1.5~2.0g/(kg·d),其中优质蛋白质占 50% 以上,如肉、乳、蛋和豆制品等。尽量增加含酪蛋白高的食物,因酪蛋白有促进病灶钙化作用,牛奶及乳制品含丰富酪蛋白及钙,都有利于结核灶钙化。

3. 供给丰富的维生素 包括维生素 A、维生素 D、维生素 C 和 B 族维生素等。其中维生素 A 能增强呼吸系统上皮细胞抵抗力;维生素 B_6 可对抗异烟肼的副作用;维生素 C 能增强肺部和血管的功能;维生素 D 有助于钙的吸收,鼓励病人多进行日光浴或户外活动,增加维生素 D。多食青菜、胡萝卜、土豆、豆类等新鲜蔬菜及柿子、梨、橘子、苹果、番茄、百合、莲子、藕、菱、荸荠等水果。

4. 补充钙和铁 奶及奶制品、豆类及其制品含钙丰富,应每天食用。牛乳中钙含量高,吸收好,每天饮牛奶 250~300ml,可增加钙供给量。除牛奶外,豆制品、海带、紫菜、虾皮也是供钙的良好来源。肝脏、血液、瘦肉等是饮食中铁的良好来源。

5. 膳食多样化 食物多样化不仅能摄入多种营养素,还能摄入更多有益的植物化学物质,提高机体的免疫力,有利于机体康复。

6. 食谱示例

案例 费女士,46 岁,身高 160cm,体型消瘦。因咳嗽、胸痛、低热、乏力 1 个月余,诊断:肺结核。计算费女士一日能量摄入,并为她设计一份高能量高蛋白高维生素食谱。

能量及产能营养素摄入目标:

全日总能量 = 标准体重 × (40~50kcal)=(160−105)× (40~50kcal)=2200~2750kcal

蛋白质 = 标准体重 × (1.5~2.0g/kg)=(160−105)× (1.5~2.0g/kg)=83~110g

脂肪 = 全日能量的 25%~30%=(2200~2750kcal)× (25%~30%)÷9=61~92g

碳水化合物 = 全日能量的 50%~60%=(2200~2750kcal)× (50%~60%)÷4=275~410g

肺结核病人一日食谱示例见表 6-2。

图片:肺结核高营养食物

表 6-2 肺结核病人一日食谱

餐次	食谱名称	原材料名称及用量
早餐	小米粥	小米 25g
	包子	面粉 100g、瘦猪肉 75g、香菇 50g
加餐	梨	梨 200g
中餐	二米饭	稻米 100g、小米 25g
	猪肝青椒	猪肝 50g、青椒 100g
	豆腐炖海带	豆腐 100g、海带 50g
	金针菇拌黄瓜	金针菇 30g、黄瓜 30g

笔记

续表

餐次	食谱名称	原材料名称及用量
加餐	牛奶	牛奶300g
晚餐	大米饭	大米125g
	西红柿炒鸡蛋	西红柿100g、鸡蛋100g
	木耳炒百合	木耳50g、百合50g
	拌莴苣	莴苣50g
	全天用油	豆油40g

营养分析:该食谱提供2515kcal能量,其中蛋白质96g、占总能量的15%,脂肪75g、占总能量的27%,碳水化合物355g、占总能量的57%,产能营养素提供能量比例合理。三餐膳食结构主副食、荤素、干湿搭配合理。在食物的用量上选择了鸡蛋、鱼、瘦猪肉、猪肝等动物性食物提供足量的优质蛋白质和铁,利用牛奶、豆制品提供足量的钙,蔬菜量充足,可以提供充足的维生素C。食谱高能量、高蛋白、高维生素,能够满足上述肺结核病人营养治疗需要。

(谢　虹　杨　芳)

第二节　心血管疾病膳食营养防治

一、血脂异常膳食营养防治

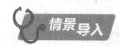

刘先生,50岁,体检:身高171cm,体重80kg,甘油三酯、LDL-C偏高,HDL-C偏低,血糖、血压正常,医生建议先通过饮食疗法改善血脂水平。

请问:

1. 刘先生是哪种类型的血脂异常?

2. 刘先生的体重是否正常?

3. 为刘先生制定一份食谱,并进行膳食营养指导。

(一) 概述

血脂是血浆中的胆固醇、甘油三酯(TG)和类脂(如磷脂)等的总称。由于脂肪代谢异常或转运异常使血浆中的一种或几种脂质高于正常称为高脂血症,可表现为高胆固醇血症、高甘油三酯血症或两者兼有;脂代谢紊乱状态还可表现为高密度脂蛋白胆固醇(HDL-C)降低或其他类型的异常,统称为血脂异常。血脂异常会引发血管内血小板聚集,造成动脉粥样硬化,从而增加心血管疾病的发病率。鼓励民众采用健康的膳食结构及生活方式是防治血脂异常和动脉粥样硬化性心血管疾病(ASCVD)的基本策略。我国人群的血脂水平分层标准见表6-3。

表6-3　血脂水平分层标准[mmol/L(mg/dl)]

分层	TC	LDL-C	HDL-C	非-HDL-C	TG
理想水平		<2.6(100)		<3.4(130)	
合适水平	<5.2(200)	<3.4(130)		<4.1(160)	<1.7(150)
边缘升高	≥5.2(200)且<6.2(240)	≥3.4(130)且<4.1(160)		≥4.1(160)且<4.9(190)	≥1.7(150)且<2.3(200)

续表

分层	TC	LDL-C	HDL-C	非 -HDL-C	TG
升高	≥6.2(240)	≥4.1(160)		≥4.9(190)	≥2.3(200)
降低			<1.0(40)		

中国成人血脂异常流行病学概况

近 30 年来,中国人群的血脂水平逐步升高,血脂异常患病率明显增加。2012 年全国调查结果显示,高胆固醇血症的患病率 4.9%,高甘油三酯血症的患病率 13.1%;低高密度脂蛋白胆固醇血症的患病率 33.9%。成人血脂异常总患病率高达 40.40%,较 2002 年呈大幅度上升。人群血清胆固醇水平的升高将导致 2010~2030 年我国心血管病事件约增加 920 万。对血脂异常病人,防治工作重点是提高血脂异常的知晓率、治疗率和控制率。

(二)营养相关因素

1. 能量摄入过多 过多的能量将转化为脂肪,每天能量不能超过需要量,对于超重或肥胖的血脂异常病人应减少能量摄入。

2. 高脂肪膳食 高脂肪膳食易导致血浆胆固醇水平升高。脂肪不仅能促进胆汁分泌,其水解产物还有利于形成混合微胶粒,并能促进胆固醇在黏膜细胞中进一步参与乳糜微粒,转运入血,从而使血浆胆固醇水平升高。胆固醇摄入量增加会引起血清胆固醇升高,每增加 100mg 胆固醇摄入,男性血清胆固醇水平增加 0.038mmol/L,女性增加 0.073mmol/L。膳食中饱和脂肪酸含量过高,可使血清胆固醇水平升高,反式脂肪酸摄入量过高会导致血脂异常,而单不饱和脂肪酸有降低血清胆固醇和低密度脂蛋白、升高血清高密度脂蛋白的作用,亚油酸和 α- 亚麻酸等多不饱和脂肪酸可使血清胆固醇和低密度脂蛋白水平降低。

3. 碳水化合物摄入过多 摄入过多的碳水化合物,尤其是蔗糖、果糖,可使血浆甘油三酯水平升高。过多的碳水化合物除了转化为糖原外,大部分变成脂肪储存,导致体重增加。

(三)膳食营养防治

饮食治疗是血脂异常治疗的综合治疗之一,需长期坚持。根据血脂异常的程度、分型以及性别、年龄和劳动强度等制订食谱。

1. 控制能量摄入 血脂异常病人每天能量摄入不能超过需要量,产能营养素供能合适的比例为:碳水化合物 50%~65%,蛋白质 15%~20%,脂肪不超过 20%~30%。伴超重和肥胖的病人能量摄入要更加严格,一般 1500~2000kcal/d。高甘油三酯血症者尤其要注意减少每日摄入脂肪总量,每日烹调油应少于 30g。

2. 减少饱和脂肪酸摄入 通常一般人饱和脂肪酸小于总能量的 10%。高胆固醇血症病人饱和脂肪酸限制在 7% 以下,胆固醇摄入 <300mg/d,并适量补充植物固醇(2~3g/d)和可溶性膳食纤维(10~25g/d)。

3. 食物选择

(1)烹调油提倡以不饱和脂肪酸含量高的植物油为主,如橄榄油、豆油、花生油等。忌用肥肉、黄油、油炸食品等高脂肪食物。

(2)吃适量的鱼、禽、蛋、瘦肉,膳食动物蛋白质摄入过多时,往往也会增加动物性油脂和胆固醇摄入;提倡多食不饱和脂肪酸含量高的食物,如海鱼和大豆类等,忌用动物内脏等高胆固醇食物。补充蛋白质尽量多吃大豆及大豆制品。

(3)主食粗细搭配:选择富含膳食纤维和低血糖指数的碳水化合物。主食多选用全谷、燕麦、玉米、高粱米等,以增加膳食纤维和 B 族维生素的摄入量。加工食品中添加糖不应超过总能量的 10%(对于肥胖和高甘油三酯血症者要求比例更低),食物添加剂如植物固醇 / 烷醇、水溶性 / 黏性膳食纤维则有利于血脂控制。

（4）多吃蔬菜、水果：蔬菜、水果中的 β- 胡萝卜素、维生素 C、钾、膳食纤维和植物化学物质等成分，有助于降低血脂和保护血管。每天应食用蔬菜 400~500g，水果 200~400g。

（5）戒烟限酒：完全戒烟和有效避免吸入二手烟，有利于预防动脉粥样硬化性心血管疾病，并升高 HDL-C 水平。中等量饮酒（男性每天 20~30g 乙醇，女性每天 10~20g 乙醇）能升高 HDL-C 水平。但即使少量饮酒也可使高甘油三酯血症病人 TG 水平进一步升高。饮酒对心血管的影响尚无确切证据，提倡限制饮酒。血脂异常膳食控制方案见表 6-4。

表 6-4 血脂异常膳食控制方案

食物类别	限制量	选择品种	减少或避免品种
肉类	75g/d	瘦牛、羊、猪肉、去皮禽类、鱼类	肥肉、加工肉类制品、鱼籽、鱿鱼、动物内脏
蛋类	3~4 个/月	鸡蛋、鸭蛋、蛋清	蛋黄
奶类	250g/d	牛奶、酸奶	全脂奶粉等奶制品
食用油	20g/d	花生油、菜籽油、豆油、葵花籽油、色拉油、调和油、香油	猪油、牛羊油、奶油、鸡鸭油、黄油
糕点、甜食	最好不吃		油条、油饼、奶油蛋糕、巧克力、冰激凌、雪糕
糖类	<10g/d	红糖、白糖	
新鲜蔬菜	400~500g/d	深绿、深黄色蔬菜	
新鲜水果	50g	各种水果	加工果汁、加糖果味饮料
盐	<6g/d		含盐高的食物和饮料（如酱菜、酱豆腐等）
谷类	<500g/d（男） <400g/d（女）	米、面、杂粮	
干豆	30g/d	黄豆及豆腐等制品	油豆腐、豆腐泡、素什锦等含油多的豆制品

4. 食谱示例　中年男性，肥胖，轻体力劳动。体检结果：甘油三酯、低密度脂蛋白偏高、高密度脂蛋白偏低，血糖、血压正常，医生建议先通过饮食疗法改善血脂水平。请为他设计一日参考食谱。血脂异常病人一日食谱示例见表 6-5。

表 6-5 血脂异常病人一日食谱

餐次	食谱名称	原材料名称及用量
早餐	燕麦粥	燕麦片 25g
	素馅包子	面粉 75g、鸡蛋白 25g、韭菜 150g
	苹果	苹果 200g
中餐	二米饭	稻米 50g、高粱米 50g
	清蒸鱼	鲑鱼 100g
	炒西芹木耳	西芹 100g、木耳 50g
晚餐	糙米饭	糙米 100g
	小白菜炖豆腐	小白菜 100g、豆腐 100g
	海蜇拌黄瓜	海蜇 25g、黄瓜 50g
	脱脂酸奶	脱脂酸奶 250g
全天用油		豆油 15g

营养分析:该食谱提供 1672kcal 能量,其中蛋白质 74g,占总能量的 18%;脂肪 31g,占总能量的 17%;碳水化合物 267g,占总能量的 65%,产能营养素提供能量比例合理。三餐膳食结构主副食、荤素、粗细、干湿搭配合理。选择了鱼、瘦肉、豆制品等提供足量的优质蛋白质,利用脱脂酸奶、豆制品提供足量的钙,蔬菜量充足,其中深色蔬菜占一半以上,可以提供充足的维生素 C 等微量营养素和膳食纤维。食谱低能量、低脂、低胆固醇,能够满足上述血脂异常病人营养治疗需要。

二、冠心病膳食营养防治

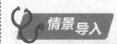

张先生,50 岁,高血压、高脂血症,经诊断有冠心病,测量身高 175cm,体重 80kg,护士询问了日常饮食和运动情况。为配合其他治疗。

请问:

1. 张先生应该用什么样饮食呢?

2. 请为张先生推荐一份食谱,并对其进行膳食营养指导。

(一)概述

冠状动脉粥样硬化性心脏病(coronary atherosclerotic heart disease)指冠状动脉(冠脉)发生粥样硬化引起管腔狭窄或闭塞,导致心肌缺血缺氧或坏死而引起的心脏病,简称冠心病(coronary heart disease,CHD),也称缺血性心脏病(ischemic heart disease)。冠心病是动脉粥样硬化导致器官病变的最常见类型,也是严重危害人类健康的常见病。长期进食高脂肪膳食会使血脂水平升高,特别是胆固醇、甘油三酯的增高会促进动脉硬化的发生和发展,总胆固醇或低密度脂蛋白胆固醇越高,发生冠心病的危险越大。

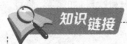

冠心病流行病学研究进展

2002~2013 年冠心病死亡率调查发现我国冠心病死亡率总体呈上升趋势。《中国卫生和计划生育统计年鉴 2014》显示:2013 年我国城市居民冠心病死亡率为 100.86/10 万,农村居民为 98.68/10 万,与 2012 年(分别为 93.17/10 万,68.62/10 万)相比明显提高。城市冠心病死亡率高于农村,但二者之间的差距正在明显缩小,男性高于女性。以美国 Framingham 研究为代表的流行病学研究已经确认了一系列冠心病的危险因素,包括年龄、吸烟、血压和血清总胆固醇(TC)增高等,此后称之为"传统危险因素"。随着循证医学的发展,人们对导致冠心病的危险因素又有了新的认识,除解释了一些传统危险因素不能完全解释的冠心病发病机制问题外,还被用于冠心病的一级和二级预防。血脂有关成分、代谢相关因子、炎症相关因子、基因多态性和心理因素等被称为"新危险因素"。

(二)营养相关因素

1. 能量摄入过多 控制能量摄入,使体重在正常范围内,防止超重或肥胖。过量的碳水化合物以脂肪的形式储存,导致体重增加。

2. 脂肪摄入过多 脂肪摄入过多是引起肥胖、动脉粥样硬化等多种慢性疾病的危险因素之一。高脂肪膳食可增加血浆中乳糜微粒(CM)合成,部分高脂蛋白血症病人空腹血浆中出现高密度 CM,CM 的代谢残骸可被巨噬细胞表面受体识别而摄入,因而可能与动脉粥样硬化有关。膳食中饱和脂肪酸具有升高胆固醇的作用,低密度脂蛋白是血浆中胆固醇含量最多的一种脂蛋白,是所有血浆脂蛋白中首要的致动脉粥样硬化性脂蛋白,与冠心病的发生有着极为密切的关系。相反,不饱和脂肪酸有促进胆固醇分解而降低胆固醇的作用。比如单不饱和脂肪酸有降低血清胆固醇和低密度脂蛋白,同时升高血清高密度脂蛋白的作用。高密度脂蛋白是一种抗动脉粥样硬化的血浆脂蛋白,能将周围组织中包括动脉内的胆固醇转运到肝脏进行代谢,具有抗低密度脂蛋白(low density lipoprotein,LDL)的作用,并能促进损伤内皮细胞修复,还能稳定前列醇的活性,因此是冠心病的保护因子。

（三）膳食营养防治

1. 控制膳食能量摄入　一般人每天摄入 1500~1600kcal，40 岁以上者尤应预防肥胖。超重或肥胖者应减少每日进食的总热量，饮食避免过饱。

2. 减少脂肪摄入　脂肪供能占总能量的 20% 以下。限制饱和脂肪酸，适当增加不饱和脂肪酸的摄入，植物油与动物油脂比例不低于 2：1，胆固醇的摄入量限制在 300mg/d 以下。原有血脂异常的病人，动物油脂摄入比例还要适当降低，胆固醇要严格限制在 200mg/d 以下，避免食用动物内脏、蛋黄、蟹黄、鱼子等高胆固醇食物。尽量选用花生油、豆油、菜籽油等植物油为食用油，摄入量不超过 20g/d，避免食用肥肉、椰子油、可可油、奶油及其制品、煎炸食品、沙拉酱等高能量、高脂肪食物。

3. 适量摄入蛋白质　蛋白质供能占总能量的 15%~20%，动物性食物来源和植物性食物来源的蛋白质比例为 1：1。动物性食物首选鱼和禽类。鱼、禽类与畜肉比较，脂肪含量较低，特别是鱼类，含有较多的多不饱和脂肪酸，有些海产鱼类富含二十碳五烯酸（EPA）、二十二碳六烯酸（DHA），对预防血脂异常和心脑血管病等有一定作用，为首选食物。瘦肉中脂肪含量相对较低，可适当食用。豆制品是很好的植物蛋白来源，可多食。

4. 食物多样、谷类为主　碳水化合物供能占总能量的 60%~65%，主要来源于谷薯类食物。主食粗细搭配，多选用粗粮、杂粮；可用土豆、山药、藕、芋艿、荸荠等含淀粉多的根茎类蔬菜，代替部分主食；少吃各种糖果、冰激凌、巧克力等含单糖、蔗糖高的甜食。

5. 清淡少盐　限制钠的摄入量以降低冠心病和脑卒中的危险，食盐的摄入量不超过 4g/d。要注意减少酱菜、腌制食品以及其他过咸食品的摄入量。习惯过咸味食物者，可在烹制菜肴时放少许醋，提高菜肴的鲜香味，帮助自己适应少盐食物。由于味觉有个体差异，烹制菜肴时放糖也会掩盖咸味，所以不能依靠品尝来判断食盐是否过量，使用量具如限盐勺则更为准确。

6. 多吃蔬菜、水果　蔬菜、水果中的膳食纤维，如果胶和木质素可部分阻断胆固醇和胆汁酸的肝肠循环，增加鹅脱氧胆酸的合成，促进肠道中的胆固醇和胆汁酸排出，从而降低血清胆固醇浓度，预防动脉粥样硬化发生。多吃新鲜蔬菜和水果，经常吃有降血脂、降血压作用的大蒜、木耳、香菇、平菇、蘑菇、银耳、海带等食物。

7. 其他　配合适当的体力活动和体育活动，对预防肥胖、锻炼循环系统的功能和调整血脂代谢均有裨益。选择适合自己、易于坚持的有氧运动如散步、慢跑、打太极拳、做操、跳舞等。避免剧烈活动，以不过多增加心脏负担和不引起不适感觉为原则。

8. 食谱示例

案例：张先生，50 岁，体重超重，高血压、高脂血症，经诊断有冠心病。请为张先生推荐一份低能量低脂食谱。

张先生能量及产能营养素摄入目标：①全日总能量 =1500~2000kcal；②蛋白质占总能量 15%~20%；③脂肪＜总能量 20%；④胆固醇＜200mg。一日食谱示例见表 6-6。

图片：盐量具

表 6-6　冠心病人一日食谱示例

餐次	食谱名称	原材料名称及用量
早餐	小米粥	小米 25g
	素馅包子	面粉 50g、鸡蛋白 25g、圆白菜 150g
	橙子	橙子 200g
中餐	二米饭	稻米 50g、玉米糁 50g
	茄汁鲅鱼	鲅鱼 50、番茄 50g
	金针菇拌青椒	金针菇 50g、青椒 50g
晚餐	糙米饭	糙米 100g
	茭白炒肉片	茭白 50g、瘦猪肉 50g
	拌干豆腐黄瓜丝	干豆腐 50g、黄瓜 50g
	脱脂酸奶	脱脂酸奶 250g
	全天用油	豆油 15g
	全天用盐	食盐 4g

　　营养分析:该食谱提供 1700kcal 能量,其中蛋白质 74g、占总能量的 17%,脂肪 34g、占总能量的 18%,碳水化合物 270g、占总能量的 65%,产能营养素提供能量比例合理。三餐膳食结构主副食、荤素、粗细搭配合理。选择鱼、瘦肉、豆制品等提供足量的优质蛋白质,利用酸奶、豆制品提供足量的钙,蔬菜量充足,其中深色蔬菜占一半以上,可以提供充足的维生素 C 等微量营养素和膳食纤维。食谱低能量、低脂、低胆固醇、低盐,能够满足上述冠心病病人营养治疗需要。

三、高血压病膳食营养防治

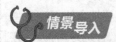

　　高先生,软件设计工程师,45 岁,高血压病史 3 年,尚未发现明显的心血管疾病及肾脏并发症,因血压控制不理想到医院进行营养咨询。护士与他亲切沟通后,测量血压为 160/100mmHg、身高 175cm、体重 80kg,并询问了日常饮食情况和身体活动情况。高先生不喜欢吃蔬菜,口味重,每餐离不开咸菜,吃饭速度较快。下班后,喜欢与朋友聚会喝酒,平均每日喝 3 瓶啤酒。平时开车上下班,工作时间基本坐在电脑前编程序。

　　1. 高先生的哪些生活习惯不利于高血压的控制?

　　2. 对高先生进行高血压病膳食营养指导。

(一) 概述

　　原发性高血压(primary hypertension)是以体循环动脉压升高为主要临床表现的心血管综合征,通常简称为高血压。高血压常与其他心血管病危险因素共存,是重要的心脑血管疾病危险因素,可损伤重要脏器,如心、脑、肾的结构和功能,最终导致这些器官的功能衰竭。高血压定义为未使用降压药物的情况诊室收缩压≥140mmHg 和(或)舒张压≥90mmHg。高血压是心脑血管病最主要的危险因素,可导致脑卒中、心力衰竭及慢性肾脏病等并发症,严重影响病人的生存质量,给家庭和国家造成沉重负担,因此高血压的防治任务十分艰巨。根据血压升高水平,进一步将高血压分为 1~3 级见表 6-7。

表 6-7　血压水平分类和定义(mmHg)

分类	收缩压		舒张压
正常血压	<120	和	<80
正常高值血压	120~139	和(或)	80~89
高血压	≥140	和(或)	≥90
1 级高血压(轻度)	140~159	和(或)	90~99
2 级高血压(中度)	160~179	和(或)	100~109
3 级高血压(重度)	≥180	和(或)	≥110
单纯收缩期高血压	≥140	和	<90

注:当收缩压和舒张压分属不同级别时,以较高的分级为准

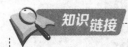

高血压病流行病学进展

　　我国人群高血压病患病率仍呈增长态势,每 10 个成人中就有 2 人患高血压;估计目前全国高血压病患者至少 2 亿;高血压病是我国人群脑卒中和冠状动脉性心脏病(冠心病)发病及死亡的主要危险因素。控制高血压对预防心脑血管疾病的发病及死亡具有重要意义。但高血压病知晓率、治疗率和控制率较低,分别低于 50%、40% 和 10%。高血压是一种“生活方式病”,认真改变不良生活方式,限盐、限酒、控制体重指数,有利于预防和控制高血压。

（二）营养相关因素

原发性高血压是在一定的遗传背景下，由多种后天环境因素作用，导致正常血压调节机制失代偿。其中遗传因素占 40%，环境因素占 60%。在环境因素中，与血压相关的营养因素主要有：

1. 高钠、低钾膳食　血压水平和高血压患病率与膳食中钠（氯化钠）的摄入量呈正相关，与钾摄入量水平呈负相关。钠盐可明显升高血压，增加高血压的发病风险，而钾盐则可对抗钠盐升高血压的作用。我国 14 组人群研究表明，膳食钠摄入量平均每天增加 2g，收缩压和舒张压分别增高 2.0mmHg 和 1.2mmHg。食盐量高的地区，高血压发病率也高。高钠、低钾膳食是导致我国大多数高血压病人发病的主要危险因素之一。

2. 超重和肥胖　身体的脂肪含量与血压水平呈正相关。人群调查结果显示，体重指数（BMI）与血压水平呈正相关，BMI 每增加 $3kg/m^2$，4 年内发生高血压的风险男性增加 50%，女性增加 57%。BMI≥$24kg/m^2$ 者发生高血压的风险是体重正常者的 3~4 倍。身体脂肪的分布与高血压发生也有关，腹部脂肪聚集越多，血压水平就越高。男性腰围≥90cm 或女性腰围≥85cm，发生高血压的风险是腰围正常者的 4 倍以上。超重和肥胖已成为我国高血压患病率增长的又一重要危险因素。

3. 饮酒　在我国，饮酒人数众多，过量饮酒也是高血压发病的危险因素，人群高血压患病率随饮酒量增加而升高。虽然少量饮酒后短时间内血压水平会有所下降，但长期少量饮酒可使血压轻度升高。如果每天平均饮酒 <3 个标准杯（1 个标准杯相当于 12g 酒精），收缩压与舒张压分别平均升高 3.5mmHg 与 2.1mmHg，过量饮酒则使血压明显升高，且血压上升幅度随着饮酒量增加而增大。过量饮酒还可诱发脑出血或心肌梗死。

（三）膳食营养防治

郑先生，50 岁，身高 175cm，体重 80kg，某私营企业总经理，高血压病史 7 年，服用降压药物 3 年。每日体力活动 40min，外出进餐较多，每日吸烟 30 支，平均每日饮白酒 5 两。生活不规律，每日睡眠较差。尚未发现明显的心血管病及肾脏并发症。郑先生的营养问题是什么？请为郑先生进行营养指导。

1. 限制食盐摄入量　高血压病人应采用低盐膳食，世界卫生组织建议每人每日食盐摄入量应低于 6g。我国新修订的高血压防治指南提出控制钠盐摄入量的主要措施包括：

（1）尽可能减少烹调用盐，建议使用可定量的盐勺。

（2）减少味精、酱油等含钠盐的调味品用量。

（3）少食或不食含钠盐量较高的各类加工食品，如咸菜、火腿、香肠以及各类炒货。

（4）肾功能良好者，使用含钾的烹调用盐。

2. 控制体重　控制体重可使高血压的发生率降低 28%。体重正常的高血压病人按体力活动强度摄入能量；超重及肥胖高血压病人要减少能量摄入，与相应体力劳动的健康成年人相比每天减少 500~700kcal，建议每天能量摄入量 1500~2000kcal。做慢跑、游泳、太极拳等有规律的有氧运动，有助于降低血压和减少体重。运动强度要达到最大心率（220– 年龄）的 50%~70%，每周 3~5 次，每次 30~60min 有氧运动。运动强度和时间要考虑年龄和身体状况。减重的速度因人而异，通常以每周减重 0.5~1.0kg 为宜。

3. 多吃蔬菜、水果和粗粮　多吃蔬菜和水果，有利于控制血压，蔬菜和水果含钾高，能促进钠的排出，有助于减少总能量超标的风险，避免肥胖；建议高血压病人每天吃 400~500g 新鲜蔬菜，1~2 个水果。对伴有糖尿病的高血压病人，在血糖控制平稳的前提下，可选择低糖型或中等含糖的水果。粗加工的谷类中膳食纤维、B 族维生素和矿物质的含量损失较少。建议摄入蔬菜 400~500g/d，水果 200~300g/d，谷类粗细搭配，250~300g/d。

4. 减少脂肪摄入量，补充适量优质蛋白质　少吃动物性脂肪，忌用油炸食品、巧克力等高能量零食。脂肪提供能量不超过总能量的 25%，减少饱和脂肪酸的摄入，胆固醇不超过 300mg/d，烹调油

20~25g/d。蛋白质提供能量占总能量的 15% 以上,合理利用大豆及其制品,应尽量做到一天有一餐以上的豆制品,既可补充优质蛋白质,也可相应增加钙和维生素的摄入量。动物性蛋白以禽类、鱼类、牛肉为主,适当减少猪肉摄入比例,可以减少脂肪和胆固醇的摄入水平。动物性食物建议参考摄入量:肉类 50g/d、鱼虾贝类 50g/d、蛋类 25g/d。

5. 增加钾、钙、镁的摄入量　高血压病人宜多选择含钾丰富的食物。含钾丰富的食物种类很多,钾含量超过 800mg/100g 的食物有赤豆、杏干、蚕豆、扁豆、冬菇、竹笋、紫菜等。缺钙可以加重高钠引起的血压升高,每天坚持吃豆类及其制品、奶类及其制品可以增加钙的摄入,建议喝牛奶 250~300g/d。富含镁的食物,如各种干豆、鲜豆、蘑菇、桂圆、豆芽等。

6. 食谱示例

案例　高先生患有高血压,体重超重,从事轻体力劳动,请为他推荐一日低盐低脂食谱。

能量及产能营养素摄入目标:①全天能量 = 轻体力劳动能量推荐摄入量 –(500~700kcal)=2400–(500~700kcal)=1700~1900kcal;②蛋白质占总能量 15%~20%;③脂肪 < 总能量 25%、胆固醇 <300mg;④碳水化合物占总能量的 60%~65%。高血压病人一日食谱示例见表6-8。

表 6-8　高血压病人一日食谱示例

餐次	食谱名称	原材料名称及用量
早餐	小米粥	小米 25g
	素馅包子	面粉 75g、鸡蛋 25g、香菇 25g、西葫芦 100g
	苹果	苹果 200g
中餐	二米饭	稻米 50g、玉米糁 50g
	肉丝芹菜	瘦猪肉 50g、芹菜 100g
	蒜泥拌海带丝	大蒜 10g、湿海带 50g
晚餐	糙米饭	糙米 100g
	鳕鱼炖豆腐	鳕鱼 50g、豆腐 100g
	拌菠菜	菠菜 150g
	牛奶	牛奶 250g
全天用油		豆油 20g
全天用盐		食盐 4g

营养分析:该食谱提供 1817kcal 能量,其中蛋白质 73g、占总能量的 16%,脂肪 43g、占总能量的 21%,碳水化合物 277g、占总能量的 63%,产能营养素提供能量比例合理。三餐膳食结构主副食、荤素、粗细、干湿搭配合理。选择鸡蛋、鱼、瘦猪肉等动物食物提供足量的优质蛋白质,利用牛奶、豆制品提供足量的钙,蔬菜量充足,可以提供充足的维生素 C 等微量营养素和膳食纤维。食谱低脂、低盐,能够满足上述高血压病人营养治疗需要。

（谢　虹　季兰芳）

组图:高血压患者一日食谱

第三节　内分泌代谢疾病膳食营养防治

一、肥胖症膳食营养防治

贾某,男,18 岁,身高 175cm,体重 102kg。平素喜食肉食,油腻食物。查体:重度脂肪肝,血压160/96mmHg。近日感疲乏、头晕,遂来医院营养科就诊。人体脂肪含量测定结果提示:身体脂肪率为 35%。

1. 计算并判定肥胖程度。

2. 对该患者进行减肥指导。

(一) 概述

肥胖症 (obesity) 是指体内脂肪堆积过多,表现为脂肪细胞数目增加和(或)体积增大。肥胖与代谢综合征、心血管疾病、睡眠呼吸暂停、多囊卵巢综合征、骨关节炎等多种疾病密切相关。遗传、环境、内分泌、神经精神等多种因素可导致肥胖。

依据肥胖发生的原因,分为遗传性肥胖、继发性肥胖和单纯性肥胖。

依据脂肪的分布部位,分为上身性肥胖(以腹部肥胖为主)和下身性肥胖(以臀部和大腿肥胖为主)。上身性肥胖患心血管疾病和糖尿病的危险性显著增加,而下身性肥胖患上述疾病的危险性相对较低。

肥胖症的常用诊断方法是人体测量法,通过测量身高、体重、腰围、臀围计算标准体重、体质指数(BMI)和腰臀比。

(1) 标准体重法:是传统的评价肥胖的方法。

标准体重 (kg) = 身高 (cm) - 105。

肥胖度 (%) = 实际体重 (kg) - 标准体重 (kg)/ 标准体重 (kg) × 100%。

肥胖度 >10%~20% 为超重,>20%~30% 为轻度肥胖,>30%~50% 为中度肥胖,>50% 为重度肥胖。

(2) 体重指数 (BMI):BMI 是衡量肥胖程度的常用指标。

BMI (kg/m²) = 体重 (kg)/ 身高 (m²)。在我国,成人 BMI ≥ 24kg/m² 超重,≥ 28kg/m² 为肥胖。

(3) 腰围 (WC) 或腰臀比 (WHR):腰臀比反映人体脂肪的分布特点。

世界卫生组织规定,WHR 男性 ≥ 0.9、女性 ≥ 0.8 为上身性肥胖。我国规定 WC 男性 ≥ 90cm、女性 ≥ 85cm 为上身性肥胖。

课堂练习

贾某,男 18 岁,身高 175cm,体重 102kg。请分别用体质指数、标准体重法、腰围和臀围,判定其肥胖程度。

微课:腰、臀围测量方法

(二) 营养相关因素

1. 能量摄入过多 进食高热量的食物或活动相对不足,使多余的热量在体内以脂肪的形式储存,导致超重和肥胖。

2. 饮食习惯不科学 三餐能量分配不合理、暴饮暴食、进食速度过快等诸多原因均可使能量摄入过多导致肥胖。调查显示,父母的饮食习惯直接影响子女,因此,肥胖的父母容易喂养出肥胖子女。另外,人工喂养的婴儿过早添加固体食物、高渗奶喂养也是导致儿童肥胖的高危因素。

图片:肥胖症不宜饮食

(三) 膳食营养防治

营养防治原则:平衡膳食、控制总能量摄入、增加低血糖生成指数(glycemic index,GI)的食物、补充维生素、矿物质和适当口服生物活性物质,定时定量,吃动平衡,保持理想体重。

1. 平衡膳食 即蛋白质、脂肪和碳水化合物的供能比分别是 15%~20%、20%~30%、40%~55%。保证充足的蛋白质(1.2~1.5g/kg),适当增加 n-3PUFA。平衡膳食降低了总能量,保证氮平衡,增加饱腹感和依从性,有利于减肥后体重的维持。

2. 限制总能量 能量控制应循序渐进,不宜减少过多,以免影响健康。1200kcal/d 以上的饮食为低热量平衡饮食,800~1200kcal/d 为低热量饮食,低于 800kcal/d 为极低热量饮食(very low calorie diets,VLCD)。VLCD 治疗一般仅限于医疗监护下的短时间治疗,仅适用于中青年病人。轻度肥胖病人每天减少 250kcal,每月可减少体重 1kg。中度以上肥胖病人每天减少 550kcal,每周可减少体重 0.5kg。

图片:肥胖症可食用的蔬菜水果

3. 增加蔬菜、水果 蔬菜、水果富含维生素、矿物质和生物活性物质,可改善代谢紊乱,利于减肥。

笔记

4. 烹调方式及三餐分配　宜采用蒸、煮、烧、汆等烹调方式,忌油炸、煎等方法。三餐的能量分配为 35%、40% 和 25%,晚餐宜清淡、低能量、易消化。

5. 改变饮食习惯　细嚼慢咽、饮食规律,改变偏食、喜吃零食的习惯,多素少荤,少喝咖啡和浓茶。

6. 食谱示例　每日 1000kcal、1200kcal 的减肥食谱分别见表 6-9~ 表 6-10。

表 6-9　每日 1000kcal 的减肥食谱

餐次	食谱名称	原料名称和用量
早餐	馒头	面粉 100g
	牛奶	牛奶 250g
	咸菜	20g
午餐	蒸米饭	大米 200g
	清炖蘑菇	蘑菇 200g、莴笋 100g、植物油、料酒等少许
	鸡肉扒白菜	鸡肉 50g、小白菜 150g、植物油 5g、料酒和葱姜等少许
	瓜片汤	冬瓜 100g、海米 3g、香菜 3g、植物油、精盐少许
晚餐	小窝头 1 个	玉米面 25g、豆面 25g
	小米粥	小米 20g
加餐	甜橙	甜橙 200g

表 6-10　每日 1200kcal 的减肥食谱

餐次	食谱名称	原料名称和用量
早餐	馒头	面粉 100g
	煮鸡蛋	鸡蛋 50g
	小米粥	小米 25g
	炝芹菜	芹菜 200g、虾片、香干各 10g、植物油 3g、调料少许
午餐	蒸米饭	大米 200g
	草鱼炖蘑菇	草鱼块 150g、豆腐 100g、茭白片和雪菜各 10g、调料少许
	口蘑扒菜心	口蘑 50g、菜心 150g、香油 2g、植物油和料酒等少许
晚餐	面片	面片 100g
	清蒸虾	虾 30g、甜面酱等调料少许
	拌油菜	嫩油菜 200g、水发海米 20g、香油 2g、料酒等少许
加餐	草莓	草莓 300g

(四) 肥胖症的健康教育

1. 正确认识肥胖　肥胖是多种慢性疾病的独立危险因素之一,应引起重视。

2. 减肥应持之以恒　树立减肥信心,采取有效措施如通过饮食日记加强自我管理、控制进餐过程。增加有氧运动如慢跑、游泳、骑自行车等,每天 30~60min,每周至少 5 次以上。减少久坐时间。

二、糖尿病膳食营养防治

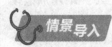

王女士,57 岁,农民,身高 158cm,体重 68kg。患糖尿病 10 年,平素口服二甲双胍控制血糖在 7~9mmol/L,发病以来体重未见明显改变。目前偶尔出现手指麻木,遂入院治疗。

1. 请为王女士制定糖尿病治疗膳食食谱。

2. 请对王女士进行营养指导。

（一）概述

糖尿病（diabetes mellitus，DM）是一组由于胰岛素分泌减少和（或）作用缺陷导致的碳水化合物、脂肪、蛋白质等代谢紊乱、以长期高血糖为特征的代谢性疾病。世界卫生组织将糖尿病分为1型糖尿病、2型糖尿病、妊娠糖尿病和其他类型糖尿病，其中2型糖尿病占我国糖尿病患者的90%~95%。糖尿病患者常伴有心脑血管、肾脏、神经系统和眼部病变等并发症。

糖尿病诊断：有糖尿病症状（多食、多饮、多尿、消瘦）且符合以下三条之一者为糖尿病：①空腹血糖≥7.0mmol/L；②任意一次血糖≥11.1mmol/L；③口服葡萄糖耐量试验（OGTT）两小时血糖≥11.1mmol/L。

（二）营养相关因素

1. 高碳水化合物、高脂肪膳食　长期高碳水化合物或（和）高脂肪膳食使血糖维持在较高水平，影响胰岛B细胞的结构和功能，导致胰岛素分泌相对或绝对不足，增加发生糖尿病的危险。

2. 低膳食纤维的膳食　水溶性膳食纤维有阻碍碳水化合物吸收、降低餐后血糖的作用，是降低2型糖尿病的重要膳食因素。

3. 其他　膳食中缺乏铬、硒、维生素D、维生素B、维生素C、维生素E及烟酸等均可诱发或加重糖尿病。

（三）膳食营养防治

营养防治的原则：控制每日总能量的摄入，蛋白质、脂肪和碳水化合物的供应比例要适当，补充微量营养素，食物丰富多样，合理的饮食结构和餐次分配。

通过营养防治，纠正代谢紊乱，保护胰岛功能，减少并发症的发生；维持或达到理想体重，保证机体的正常生长发育和正常活动。

1. 能量　能量摄入量以达到或维持标准体重为宜。每日总能量摄入量应结合病人的标准体重、体力活动、生理状况、病情等进行计算，见表6-11。

微课：糖尿病膳食指导

表6-11　成年糖尿病病人每日能量供给量（kcal/kg）

体型	卧床	轻体力劳动	中体力劳动	重体力劳动
消瘦	25~30	35	40	45~50
标准	20~25	30	35	40
肥胖	15	20~25	30	35

注：50岁以上者每增加10岁，能量减少10%，活动量极少者可按每天20kcal/kg供给；消瘦为＜正常体重20%；肥胖为＞正常体重20%

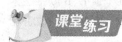

王女士，57岁，农民，身高158cm，体重68kg。平素口服二甲双胍控制血糖在7~9mmol/L。请计算其所需能量。

2. 碳水化合物　碳水化合物的供给量占总能量的45%~60%，一般成年患者每日摄入碳水化合物150~300g，相当于主食250~400g。粗细粮搭配，粗粮膳食纤维含量较高，膳食纤维可阻碍食物在胃肠道的吸收，缓解餐后血糖升高。可选用燕麦、玉米、红薯等。建议成人每日摄入膳食纤维10~14g/1000kcal。限制双糖、单糖及其制品。可用甜叶菊、木糖醇、阿斯巴甜等甜味剂代替蔗糖。如食用水果，应适当减掉部分主食，进食时间要安排合理，最好放在两餐之间。多选用低血糖生成指数（glycemic index，GI）的食物。

GI是反映不同分子量和结构的碳水化合物对餐后血糖影响程度的指标。高GI的食物进入胃肠后消化快、吸收率高，葡萄糖释放快，血糖升高明显；反之低GI食物则葡萄糖释放缓慢，有利于血糖浓度保持稳定。一般GI<55为低GI食物；GI 55~75为中等GI食物；>75为高GI食物。食物的GI值受食品的成熟度、食品的酸性、烹调时间和个体的消化速度的影响。常见食物GI值见表6-12。

表 6-12 常见食物 GI 值

食品种类	GI	食品种类	GI	食品种类	GI
二合面窝头	65	黄豆(浸泡,煮)	18	樱桃	22
荞麦面馒头	67	花生	14	鲜桃	28
油条	74.9	豆腐干	23.7	香蕉	52
馒头(富强粉)	88.1	酸奶(加糖)	48	杏干	31
面条(小麦粉)	81.6	牛奶	27.6	梨	36
荞麦面条	59.3	藕粉	33	苹果	36
大米饭	83.2	蔗糖	65	葡萄	43
小米粥	62	蜂蜜	73	猕猴桃	52
玉米面粥	50.9	巧克力	49	菠萝	66
油炸土豆片	60.3	南瓜	75	西瓜	72
苏打饼干	72	胡萝卜	71	四季豆	27

3. 脂肪 脂肪摄入量占总能量的 20%~30%,其中饱和脂肪酸(SFA)和多不饱和脂肪酸(PUFA)均应小于 10%,单不饱和脂肪酸(MUFA)提供 10%~15%。单不饱和脂肪酸是较好的膳食脂肪来源,宜选用含单不饱和脂肪酸丰富的花生油和橄榄油等植物油,忌食动物油、猪皮、鸡皮、鸭皮、奶油等。胆固醇摄入量不超过 300mg/d,相当于一个鸡蛋中胆固醇的含量,避免过多摄入动物脑、内脏、蛋黄、鱼籽、虾籽、蟹黄等高胆固醇食物。避免油煎、油炸等烹调方式,多采用蒸、煮、烧、凉拌等方式。

4. 蛋白质 糖尿病患者糖异生作用增强,蛋白质消耗增加,为维持机体的正常功能,应保证蛋白质的摄入量占总能量的 15%~20%,其中 50% 来自优质蛋白质,成人可摄入 1.2~1.5g/(kg·d),儿童、孕妇、乳母及营养不良者为 1.5~2.0g/(kg·d),伴肾功能损害者应适当减少蛋白质的摄入,一般为 0.5~0.8g/(kg·d)。

5. 膳食纤维 膳食纤维分为可溶性和不可溶性两种。可溶性膳食纤维膳食在水果和海带等食品中含量丰富,可吸水膨胀,延缓碳水化合物在消化道的吸收,可降低餐后血糖和胆固醇。不可溶性膳食存在于谷类的外皮及蔬菜中,能促进肠道蠕动,减少吸收,可间接地降低血糖和减轻肥胖。膳食纤维的推荐摄入量为 25~30g/d。

6. 维生素和矿物质 糖尿病患者因主食和水果摄入量受限、糖异生过程增强,容易发生维生素和矿物质缺乏。为纠正代谢紊乱、防止并发症,应摄入足够的维生素 C、维生素 D_3、维生素 E、B 族维生素和 β- 胡萝卜素,控制钠盐摄入;适当增加锌、铬、硒、镁、钙、钾等,以利于胰岛素的合成和分泌、改善糖耐量。

7. 饮酒 酒是高能量食物,吸收快但不能维持血糖水平,并可使糖负荷后的胰岛素分泌增加,使接受降糖药治疗的患者容易出现低血糖。长期饮酒会损害肝脏,因此血糖控制不佳的病人应禁酒。

8. 餐次及时间安排 根据病人的病情、用药情况及饮食习惯等合理分配餐次,以少食多餐为原则,做到定时、定量。一日三餐分别占总能量的 1/5、2/5、2/5,或 1/3、1/3、1/3;尽量定时、定量。易出现低血糖患者可适时加餐 2~3 次,做到加餐不加量。

(四) 糖尿病的健康教育

1. 糖尿病自我管理教育(diabetes mellitus self-management education,DSME) DSME 是糖尿病护理的基础组成部分,其核心是有效的自我管理和改善生活质量。通过提高糖尿病患者的知识水平、自我管理能力,提高临床疗效,达到最佳的生活质量。

2. 改变生活方式 包括改变饮食习惯,超重或肥胖者应适度减肥(减少原体重的 7%)。患者根据自身情况,每周至少进行 150min 的有氧运动如步行、慢跑、骑自行车等,使心率达到靶心率(靶心率 = 170– 年龄),每周至少运动 3d,以达到治疗和预防并发症的效果。

3. 预防低血糖 药物过量、用药时间与进食时间间隔过长、食量不足、酗酒、空腹或剧烈运动均可

组图:糖尿病膳食示例

导致低血糖。因此应定时定量用药、定时定量就餐、不空腹运动、外出随身携带点心和糖尿病卡、睡前可用低 GI 食物加餐。

三、骨质疏松症膳食营养防治

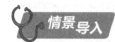

情景导入

王奶奶,65 岁,身高 156cm,体重 51kg,因腰酸背痛到医院就诊,经检查发现骨质疏松。

1. 请分析王奶奶骨质疏松症的危险因素。
2. 对王奶奶进行预防骨质疏松症的营养指导。

(一) 概述

骨质疏松症(osteoporosis,OP),是一种以骨量降低和骨组织微结构破坏为特征,导致骨脆性增加和易于骨折的全身性骨病,以绝经后妇女和老年人最为常见。

(二) 危险因素和风险评估

1. 危险因素　除人种、老龄化、女性绝经、脆性骨折家族史外,应用影响骨代谢药物、患有影响骨代谢的疾病、不良生活方式(吸烟、酗酒、体力活动减少、营养失衡、蛋白质摄入过多或不足、高钠饮食、钙和维生素 D 缺乏)、体质量过低等均可导致骨质疏松症。

2. 风险评估　亚洲人骨质疏松自我筛查工具表(osteoporosis self-assessment tool for asians,OSTA),OSTA 指数 =(体重 – 年龄)× 0.2,结果评定:OSTA 指数评价骨质疏松风险级别:低:>-1,中:-1~-4,高:<-4。

OSTA 主要是根据年龄和体质量筛查骨质疏松症的风险,由于特异性不高,需结合其他危险因素进行判断,且仅适用于绝经后妇女。

图片:禁止吸烟酗酒

课堂练习

王奶奶,女,63 岁,身高 156cm,体重 55kg,请计算患者的骨质疏松症风险指数。

(三) 骨质疏松症的营养防治

1. 摄入充足的钙　成人每日钙推荐摄入量为 800mg,50 岁及以上人群每日钙推荐摄入量为 1000~1200mg。含钙高的食物有牛奶、乳制品、鱼类、豆类等。咖啡中的咖啡因可减少钙吸收,因此应防止咖啡的过多摄入。

2. 摄入适量磷　保证每天 1~1.5g 磷的摄入,但不能过高。过量摄入磷可能诱发骨质疏松症,肝脏等内脏含有极高量的磷,因此,应禁食高磷酸盐食物添加剂和动物内脏。

3. 补充微量元素　摄入充足的锌(Zn)、铜(Cu)及氟(F)。

(1) 锌、铜的补充:补钙同时补微量元素 Zn 和 Cu 比单纯补钙效果好。含锌高的食品有红肉类食品、动物内脏、海产品(海鱼、牡蛎等)、蛋类、大豆、面筋及一些坚果(核桃、花生、松子、瓜子仁)等。含铜高的食物有虾、蟹、贝类(包括牡蛎)、螺、动物肝脏、肾脏、脑、蘑菇、坚果、干黄豆、巧克力和可可粉等。

(2) 氟的补充:氟在骨骼与牙齿的形成中有重要作用。我国规定饮用水含氟量标准为 0.5~1mg/L。大部分食品含氟量都很低,只有海鱼(5~10ppm)、茶叶(中国茶叶约 100ppm)等少数食物含氟量较高。饮水是氟的重要来源,水中含氟适宜量为 1ppm,这样可使儿童每天得到 0.5~1mg 的氟,使成人得到 1.5~2mg 的氟。氟化物对本病的治疗范围是每天吸收 10~20mg 氟离子。氟化物治疗本病时应同时增加钙的摄入,以及适当的补充维生素 D_3。

4. 补充维生素 D　适当增加日光浴,每天 15~30min 暴露颈部以上及前臂部位即可获得 800IU 的维生素 D。增加富含维生素 D 的食物,如沙丁鱼、鳓鱼、青鱼等;可以增加适量的鱼肝油,但须注意不能过量摄入。

5. **摄入适量的蛋白质**　蛋白质大量摄入时导致尿钙排泄量增加,增加骨钙丢失的危险:成人每代谢 1g 蛋白质丢失尿钙 1mg;蛋白质摄入高于 75g/d,钙摄入低于 600mg/d 时,出现负钙平衡。但蛋白质摄入过少可导致营养不良,不利于骨质形成。因此应保证适量优质蛋白质的摄入。

6. **其他**　低盐膳食,戒烟、限酒,避免过量饮用碳酸饮料,慎用影响骨代谢的药物。适当增加负重运动及抗阻运动,以增加骨密度和肌肉力量,减少跌倒和骨折风险。

7. **食谱示例**　骨质疏松症食谱见表 6-13。

表 6-13　骨质疏松症食谱

餐次	食谱名称	原料名称和用量
早餐	馒头	富强粉 50g
	豆浆	豆浆 275g
午餐	蒸米饭	大米 150g
	肉末豆腐	瘦肉 50g、豆腐 200g、豆油 8g
	虾皮菠菜汤	虾皮 10g、菠菜 200g、香油少许
晚餐	蒸米饭	大米 100g
	芹菜炒肉丝	芹菜 50g、瘦肉 100g、豆油 9g
	拌生菜	生菜 150g
加餐	橘子	橘子 220g

四、痛风膳食营养防治

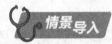

李爷爷,68 岁,身高 165cm,体重 78kg。饮用 2 瓶啤酒后,第一跖趾关节出现红肿,疼痛难忍,遂到医院外科就诊。诊断为痛风。

请:

1. 分析李爷爷痛风发生的原因。

2. 对李爷爷进行预防痛风的营养指导。

(一) 概述

痛风(gout)是单钠尿酸盐沉积于骨关节、肾脏和皮下等部位,引发的急、慢性炎症和组织损伤,与嘌呤代谢紊乱及(或)尿酸排泄减少导致高尿酸血症直接相关,属于代谢性风湿病范畴。多见于 40 岁以后的男性,女性多在更年期后发病,常有家族遗传史。临床表现为高尿酸血症和反复发作的急性关节炎,尤以第一跖趾关节为甚。

(二) 营养相关因素

1. **高蛋白、高嘌呤膳食**　高蛋白食物经消化吸收后血中嘌呤成分增加,经体内代谢导致血尿酸水平升高,诱发痛风发作。

2. **过度饮酒**　乙醇代谢产生的乳酸可抑制尿酸的排泄。另外酒精性饮料中含有嘌呤,其嘌呤含量依次为:啤酒 > 普通黄酒 > 白酒。

3. **高能量饮食**　高能量饮食导致的超重和肥胖是高尿酸血症的独立危险因素。研究发现,体重与高尿酸血症呈明显正相关,且人体表面积越大,血清尿酸水平越高;肥胖患者体重减轻后,血尿酸水平随之下降。

4. **矿物质和维生素**　膳食中缺乏维生素 B、维生素 C、维生素 E 和钙、铁、锌时可诱发痛风发作。但维生素 B 和铁摄入过多时也可诱发痛风。

（三）膳食营养防治

人体尿酸的 20% 来自富含嘌呤或核蛋白的食物，80% 来自体内氨基酸、核酸等物质代谢。虽然高尿酸血症主要由内源性嘌呤代谢紊乱所致，但高嘌呤饮食可诱发痛风发作，停止摄入后血尿酸水平明显降低。因此，减少高嘌呤食物摄入、促进尿酸排泄是痛风的基本食疗原则。

图片：含高嘌呤食物

1. **限制嘌呤食物摄入**　应根据病情采取限制嘌呤饮食，急性期摄入的嘌呤在 150mg/d 以下，禁食高嘌呤食物。嘌呤的含量为：内脏 ＞ 肉 ＞ 鱼 ＞ 干豆 ＞ 坚果 ＞ 叶菜 ＞ 谷类 ＞ 水果。常用食物嘌呤含量见表 6-14。

表 6-14　常用食物嘌呤含量（mg/100g）

含量		食物
<50	谷薯类	大米、小米、糯米、荞麦、面粉、麦片、白薯、马铃薯、芋头
	蔬菜类	白菜、卷心菜、芹菜、空心菜、茼蒿、韭菜、黄瓜、苦瓜、冬瓜、南瓜、丝瓜、西葫芦、菜花、茄子、豆芽、青椒、萝卜、洋葱、番茄、莴苣、葱、姜、蒜、荸荠
	水果类	橙、橘、苹果、梨、桃、西瓜、哈密瓜、香蕉
	蛋乳类	鸡蛋、鸭蛋、皮蛋、牛奶、奶粉、奶酪、酸奶、炼乳
	坚果	瓜子、杏仁、栗子、莲子、花生、核桃仁
	其他	枸杞、茶、咖啡、小苏打、巧克力、可可、油脂（限量使用）、猪血、猪皮、海参、海蜇皮、海藻、红枣、葡萄干、木耳、蜂蜜
50~149	豆类谷胚糠	绿豆、红豆、花豆、豌豆、菜豆、豆腐干、豆腐、青豆、黑豆、粗粮、米糠、麦麸、麦胚
	肉类	猪肉、牛肉、羊肉、鸡肉、兔肉、鸭、鹅、鸽、火腿
	水产类	鳝鱼、鲤鱼、草鱼、鳕鱼、鲑鱼、大比目鱼、虾、龙虾、乌贼、螃蟹
	蔬菜类	鲜蘑、芦笋、四季豆、鲜豌豆、昆布、菠菜
150~1000	内脏类	猪肝、牛肝、牛肾、猪小肠、脑、胰脏
	水产类	带鱼、白鲇鱼、沙丁鱼、凤尾鱼、鲢鱼、小鱼干、牡蛎、蛤蜊
	肉汁等	浓肉汁、浓鸡汤、鱼汤、火锅汤、酵母粉

2. **限制总能量**　痛风患者多为肥胖，需减轻体重。应根据病情确定能量需要，一般每日总能量供应比正常人低 10% 左右。但减肥应循序渐进，以免减重过快导致脂肪分解产生酮体等酸性代谢产物增多，抑制尿酸排出，诱发痛风发作。

3. **适量限制蛋白质和脂肪**　因蛋白质降解为嘌呤使尿酸生成增多，因此应减少蛋白质供应。急性期以植物蛋白、牛奶和鸡蛋为主；慢性期可根据病情，适当食用禽、肉和鱼，建议每日每千克标准体重 0.8~1.0g。脂肪可减少尿酸排出，应采用低脂饮食，脂肪供热比占总能量的 20%~25%。

4. **足量维生素和矿物质**　蔬菜、水果富含维生素（维生素 C 和 B 族维生素）和无机盐（铁、锌等），可使尿液呈碱性，促进尿酸盐溶解，利于尿酸排出。因此应增加蔬菜、水果的摄入量，建议蔬菜 1000g/d，水果 300g/d。

5. **低盐饮食**　食盐摄入过多，尿钠增加，与尿酸结合生成尿酸钠沉积于肾脏，影响肾功能。另外痛风病人多有高血压，宜低盐饮食，每日食盐摄入量低于 6g。

6. **足量饮水**　多饮水可增加尿量，促进尿酸排出，防止尿酸盐形成和沉积，减少肾脏的进行性损害。睡前或夜间饮水，可防止尿浓缩，预防尿路结石。每天饮水 2000~3000ml。

7. **限制刺激性食物**　乙醇诱发痛风，因此痛风患者应忌酒。禁用辣椒、咖喱等刺激性食物和调料。尽管茶和咖啡的嘌呤含量少，但其中的咖啡因可使交感神经兴奋，导致高血压、心悸等反应，易加重高尿酸血症伴发的高血压等疾病，因此应少饮茶和咖啡。

8. **其他**　肉类采用蒸、煮、炖等方式烹调，弃汤后食用，减少嘌呤摄入。减少富含果糖饮料的摄入。剧烈运动、突然受凉、疲劳、饮食、作息不规律等均为痛风的危险因素。食用新鲜蔬菜是痛风的保护措施之一。规律作息、适度锻炼和食用新鲜蔬菜是预防痛风发作的保护性措施。

9. 食谱示例 急性痛风发作期食谱示例见表6-15。

表6-15 急性痛风发作期食谱

餐次	食谱名称	原料名称和用量
早餐	馒头	面粉100g
	牛奶	牛奶250g
午餐	蒸米饭	大米150g
	猪肉炖土豆	瘦猪肉55g、土豆120g、豆油8g
	冬瓜汤	冬瓜200g、香油少许
晚餐	馒头	面粉50g
	清炒卷心菜	卷心菜120g、豆油8g、调料少许
	西红柿鸡蛋汤	番茄120g、鸡蛋1个
加餐	苹果、香蕉	苹果150g、香蕉150g

（杨 芳 谢 虹）

第四节 胃肠疾病膳食营养防治

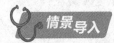 情景导入

张某,男性,42岁,高中教师,一年前开始感觉左上腹部间歇性疼痛,未及时就医。一天上课时突然感觉上腹持续性疼痛、恶心、腹胀,呕吐物为褐色,类似咖啡样物质,呕吐后腹痛减轻,感觉心悸、头晕。到医院就治后诊断为急性胃炎、胃出血。

请问:

1. 急性胃炎的营养相关因素有哪些?

2. 急性胃炎的营养防治原则是什么?

一、胃炎膳食营养防治

胃炎(gastritis)是指由各种原因引起的胃黏膜炎症,临床分为急性胃炎和慢性胃炎,其营养治疗方法各不相同。

(一) 急性胃炎膳食营养防治

1. 概述 急性胃炎(acute gastritis)是指不同病因所致的胃黏膜急性炎症,病理特点为胃黏膜充血、水肿、渗出、糜烂和出血。主要临床表现为:上腹部不适或疼痛、肠绞痛、食欲缺乏、恶心和呕吐等,甚至出现中毒症状,如发热、畏寒、头痛、脱水、酸中毒、肌肉痉挛和休克等。

2. 营养相关因素

(1) 不良饮食习惯:发病与进食过冷、过热或过于粗糙的食物、浓茶、咖啡、烈酒、刺激性调味品等有关,感染所致的急性单纯性胃炎,一般于发病之前有饮食不当或进食不洁食物史。

(2) 消化不良:常见症状可有上腹不适或饱胀、上腹疼痛、食欲缺乏等症状,严重者可剧烈呕吐,从而影响营养物质的消化吸收。

3. 膳食营养防治

(1) 去除致病因素:杜绝任何致病因素对胃黏膜的再刺激,对症治疗,卧床休息;腹痛明显或持续性呕吐者,应暂禁食,由静脉输液补充水分和电解质。

(2) 补足饮水量:因呕吐、腹泻失水量较多,注意防止脱水和酸中毒。宜饮糖盐水,补充水和钠,有利于毒素排泄。若发生失水、酸中毒应由静脉输注葡萄糖盐水及碳酸氢钠溶液。

（3）合理饮食安排：在急性胃炎初期，可采用清流质或流质，如米汤、藕粉、薄面汤等。少量多餐，每日 5~7 餐，每餐量 200~250ml，每日流食总量 1200~1800ml，以避免增加胃的负荷和对胃黏膜的刺激。在度过急性期后，可选择清淡少渣半流饮食，并逐步过渡到软食和普食。伴肠炎腹泻者，不宜采用易引起胀气的产品，如萝卜、蔗糖、牛奶、豆奶及相关产气食品。急性胃炎急性期流质饮食食谱示例见表 6-16。

表 6-16　急性胃炎急性期流质饮食食谱示例

餐次	食谱名称	原料名称和用量
早餐	米汤（过箩）	大米 15g
加餐	牛奶	鲜牛奶 250ml
午餐	藕粉	藕粉 15g、白糖 5g、开水 250ml
加餐	果汁（过箩）	新鲜果汁 200ml
晚餐	蛋花汤（过箩）	鸡蛋 50g、盐少量、植物油 5ml
加餐	薄面汤（过箩）	面粉 15g

（二）慢性胃炎膳食营养防治

1. 概述　慢性胃炎（chronic gastritis）为胃黏膜非特异性慢性炎症，按病理分为浅表性、萎缩性与肥厚性胃炎三类。

2. 营养相关因素

（1）不良饮食习惯：长期服用对胃黏膜有强烈刺激的饮食及药物、食用粗糙食物、过度吸烟等均可导致胃黏膜的损伤。

（2）消化不良：慢性浅表性胃炎可表现为餐后上腹部不适或腹胀、食欲缺乏、恶心和呕吐等，伴轻度反酸、嗳气，无规律的上腹部隐痛。慢性萎缩性胃炎表现为厌食、食欲差、腹泻、慢性进行性消瘦、贫血、蛋白质 - 能量营养不良等。

3. 膳食营养防治　慢性胃炎的营养治疗贵在坚持，通过合理饮食治疗，杜绝一切不利于胃黏膜损伤的因素，可以较快地促进胃黏膜的修复及胃功能康复，改善临床症状及营养状况。

（1）去除病因：彻底治疗急性胃炎，戒烟酒，避免对胃黏膜有损害的食物及药物，积极治疗口腔、鼻腔、咽喉部的慢性炎症等。

（2）热量及蛋白质摄入应充足：慢性胃炎病人消化、吸收功能差，体重偏轻或消瘦，能量的提供要充足，可采用少量多餐的方式进行补充。优质蛋白质的比例应保持 1/3 以上。对出现贫血或蛋白质营养不良者，可适当补充优质蛋白质、铁、维生素 C 和维生素 B_{12}。

（3）食物选择：应选择清淡、少油、无或极少刺激性且易消化食物，如粥、软饭、软面条等。禁用或慎用下列食物或调味品：粗纤维食物、肥肉、奶油、油炸 / 煎食物、辣椒、洋葱、咖喱、胡椒粉、芥末、浓茶、浓咖啡等。对胃酸分泌过多者，禁用浓肉汤、大米粥。

（4）养成良好的饮食习惯：坚持一日有规律或定时的早、中、晚三次主餐为主，另增 2~3 次加餐。每餐食量切勿过多，细嚼慢咽，让唾液与食物充分搅拌，既有助于消化与吸收，又可减轻胃的负担。慢性胃炎食谱示例见表 6-17。

表 6-17　慢性胃炎食谱示例

餐次	食谱名称	原料名称和用量
早餐	黄小米粥	黄小米 50g
	花卷	面粉 50g
	煮鸡蛋	鸡蛋 50g
	橄榄菜	橄榄菜 15g
加餐	牛奶	牛奶 250ml
	苏打饼干	饼干 25g

续表

餐次	食谱名称	原料名称和用量
午餐	软米饭 清蒸鲈鱼 西红柿炒鸡蛋	大米 100g 鲈鱼 100g 西红柿 150g、鸡蛋 50g
加餐	豆浆 蛋糕	豆浆 250ml 蛋糕 25g
晚餐	黄小米粥 发糕 肉末土豆丝	黄小米 50g 面粉 50g 猪肉 50g、土豆 100g
加餐	水果泥	水果 150g

图片：慢性胃炎饮食

二、消化性溃疡膳食营养防治

（一）概述

消化性溃疡是指胃肠与胃液接触部位的慢性溃疡，是消化系统常见慢性病之一。因溃疡部位主要在胃和十二指肠，故又称胃和十二指肠溃疡。做好饮食营养调理是消化性溃疡综合治疗不可缺少的重要措施之一，对预防复发和防治并发症，促进溃疡面愈合均有重要意义。消化性溃疡与幽门螺杆菌的感染密切相关，药物作用、精神因素、遗传因素以及吸烟、长期大量饮酒等可造成胃肠黏膜充血、水肿导致消化性溃疡。

（二）营养相关因素

1. 不良饮食习惯 暴饮暴食或不规则进食破坏胃分泌的节律性而致病，咖啡、浓茶、烈酒、辛辣调料、泡菜等食品均可能导致本病发生。

2. 消化不良 本病尚可伴有唾液分泌增多、胃灼热、反酸、嗳气、恶心、呕吐等胃肠道症状，溃疡疼痛与饮食之间的关系具有明显的相关性和节律性。胃溃疡病人常有进食痛，因惧怕疼痛而不敢进食，以致体重减轻。

（三）膳食营养防治

胃和十二指肠溃疡发生与膳食行为和营养密切相关。通过营养治疗可促进溃疡面愈合，避免出现并发症，并在同时可纠正贫血和蛋白质-能量营养不良。

1. 少量多餐 定时定量，每日 5~7 餐，每餐量不宜过多，减少对胃肠道的负担。少量多餐可中和胃酸，减少胃酸对溃疡面的刺激，又可供给营养，利于溃疡面愈合。

2. 避免刺激性食物 机械性和化学性刺激过强的食物应避免。禁用食物：粗粮、杂豆、多纤维或易产气蔬菜、水果如芹菜、韭菜、生萝卜、芥蓝、竹笋、洋葱、菠萝、草莓、山楂等；各种油炸食品；有刺激性的调味品如辣椒、芥末、花椒、咖喱粉、大蒜等；浓肉汤、咖啡、浓茶、饮料等。

3. 合理饮食搭配

（1）适量蛋白质：蛋白质可中和胃酸，促进溃疡面修复，但过量蛋白质可促进胃酸分泌。按 0.8~1.0g/（kg·d）供给。

（2）适量脂肪：脂肪类食物对胃酸分泌有一定抑制和保护胃黏膜作用，但过高可抑制胃肠蠕动。每日可供给 60~70g，应选择易消化吸收的乳酪状脂肪，如牛奶、奶油、蛋黄、奶酪及适量植物油等。

（3）多食用碳水化合物：碳水化合物既无刺激胃酸分泌作用，也不抑制胃酸分泌，其供给量占总能量的比例可适当增加到 70% 左右，每天可供给 300~350g。选择易消化食物，如粥、软饭、面条、馄饨、发糕等。蔗糖不宜过多，因可使胃酸分泌增加，且易胀气。

4. 供给充足维生素 消化性溃疡病人因摄食相对减少，部分病人存在维生素的不足或缺乏，应选择富含 B 族维生素、维生素 A 和维生素 C 的食物，必要时可酌情口服特殊膳食组件以补充维生素不足。

5. 补充适量矿物质 多选用高钙食物，如牛奶、肉类等，多选用高铁食物，如动物血、肝泥、枣泥、黑芝麻等。

笔记

6. 掌握科学烹调方法　溃疡病所吃食物必须切碎煮烂。可选用蒸、煮、余、软烧、烩、焖等烹调方法,避免油炸、油煎、偏生、偏硬、偏冷、多纤维食物。

三、腹泻膳食营养防治

腹泻是消化道系统疾病常见的临床症状,主要表现为排便次数增加,粪质稀薄,或含未消化食物或脓血、黏液等,按病程分为急性腹泻和慢性腹泻。

(一) 急性腹泻膳食营养防治

1. 概述　急性腹泻由食物中毒、急性肠道感染、化学中毒、药物副作用以及其他疾病如变态反应等多种原因引起,通常起病急,病程多在 2 个月以内。

2. 营养相关因素

(1) 不良饮食习惯:夏天进食冷食可导致胃肠功能紊乱、肠蠕动加快,引起腹泻。

(2) 消化不良:进食过多、进食不易消化的食物,或者由于胃动力不足导致食物在胃内滞留,引起腹胀、腹泻、恶心、呕吐、反酸、嗳气等症状。

(3) 食物中毒:进食被细菌及其毒素污染的食物,或摄食未煮熟的食品引起的急性中毒性疾病,病人出现呕吐、腹泻、腹痛、发热等急性胃肠道症状。

(4) 代谢紊乱:大量腹泻时可引起脱水、电解质紊乱、代谢性酸中毒。

3. 膳食营养防治

(1) 急性期禁食:急性水泻期须暂禁食,使肠道完全休息。脱水过多应静脉输液以补充水和电解质。

(2) 低脂饮食:不需禁食者可选用清淡流质饮食,如果汁、米汤等。早期禁用牛奶、蔗糖等产气流质。症状缓解后,可供给低脂流质或低脂、少渣半流质饮食,如大米粥、藕粉、烂面条等。病情好转进入恢复期,可供给低脂、少渣软饭,如面条、粥、瘦肉泥等。仍应适当限制含膳食纤维较多的蔬菜、水果等,以减少对肠道的刺激。食物温度不宜过冷,以免刺激肠蠕动。

(3) 补充维生素:注意补充 B 族维生素和维生素 C。

(4) 食物禁忌:酒类、咖啡、冷饮、高脂肪食品。

急性腹泻食谱示例见表 6-18。

表 6-18　急性腹泻食谱示例

餐次	食谱名称	原料名称和用量
早餐	米汤冲鸡蛋	大米 25g、鸡蛋 40g
加餐	甜豆浆	豆浆 250ml、糖 10g
午餐	果汁冲藕粉	果汁 200g、藕粉 20g、糖 10g
加餐	菜汁鸡蛋汤	菜汁 300g、鸡蛋 40g、香油 3g
晚餐	面片汤	面粉 50g
加餐	鲜橘汁	鲜橘汁 150g

(二) 慢性腹泻膳食营养防治

1. 概述　慢性腹泻可由多种原因引起,如胃肠源性疾病,肝胆、胰腺疾病,胃肠道肿瘤以及全身性疾病等,也可由急性腹泻发展而来,腹泻持续或反复发作,病程超过 2 个月。

2. 营养相关因素

(1) 消化不良:慢性胃炎、胃癌、胃切除术后及慢性胰腺炎、胰腺癌等导致消化功能紊乱引起腹泻。

(2) 营养不良:长期腹泻导致营养素缺乏、体重减轻,甚至出现营养不良性水肿。

3. 膳食营养防治

(1) 高热量:慢性腹泻病程长,反复发作,影响食物消化吸收,并造成体内贮存的能量消耗,应供给 35~45kcal/(kg·d)。

(2) 高蛋白：为补偿由于长期腹泻导致的营养损耗，应供给高蛋白饮食，供给量为 1.5g/(kg·d) 或 100g/d 左右。选用含脂肪少的食物如瘦肉、鱼、豆制品等作为提供蛋白质的主要来源。

(3) 充足的维生素和矿物质：一是补偿由于腹泻所引起的丢失，二是维生素和矿物质也有促进其他营养素代谢的作用。当腹泻次数多时，最好不吃或少吃蔬菜和水果，可供给鲜菜汁、鲜果汁或菜泥、果泥等以补充维生素 C 的量。

(4) 限制脂肪：脂肪摄入过多不易消化并加重胃肠负担，刺激胃肠蠕动加重腹泻，每天供给脂肪 40g 左右。

(5) 限制膳食纤维：膳食纤维能刺激肠道蠕动，加重腹泻，故应限制膳食纤维的摄入。

(6) 烹调方法：蒸、煮、烩为主，禁用油煎、炸、爆炒等。

(7) 少食多餐：因消化吸收能力差，应采取逐渐加量的补充方法。

(8) 食物禁忌：含膳食纤维多的粗杂粮，蔬菜和水果，坚硬肉类，浓烈调味品，酒类。

(9) 食谱示例：慢性腹泻食谱示例见表 6-19。

表 6-19　慢性腹泻食谱示例

餐次	食谱名称	原料名称和用量
早餐	米粥	大米 40g
	花卷	面粉 50g
	鸡蛋羹	鸡蛋 40g
	腐乳	腐乳 5g
加餐	豆浆	豆浆 250ml、白糖 10g
	饼干	饼干 25g
午餐	软米饭	大米 150g
	清蒸鲈鱼	鲈鱼 100g
	冬瓜汤	冬瓜 150g
加餐	苹果泥	苹果 150g
晚餐	猪肝面片汤	猪肝 50g、面粉 50g、青菜 150g
加餐	牛奶	牛奶 250ml
	面包	面包 25g

0613

图片：慢性腹泻饮食

四、便秘膳食营养防治

(一) 概述

便秘是指出现大便次数减少、每周少于三次，粪便干结，排便困难等常见症状。临床上分为以下三种类型。

1. 痉挛性便秘　用泻剂、调味品或吸烟过多,过多摄入粗糙食物和饮用浓茶、咖啡和酒，致交感神经亢进，使肠壁痉挛，肌肉紧张并过分收缩，导致肠腔狭窄、大便不通而致。

2. 梗阻性便秘　因肠粘连、肿瘤或先天性疾病等阻塞肠管，使肠内容物运行受阻而致。

3. 无力性便秘　又称迟缓性便秘。是因排便动力缺乏，如横膈、腹壁或骨盆底部肌肉松弛无力及肠平滑肌衰弱使收缩和蠕动力减弱而致便秘。如多次妊娠、肥胖、年老体弱、久病及营养不良等均可导致肌肉松弛而致便秘。饮食长期缺乏膳食纤维及维生素 B_1，或因食欲差、进食量少，形成机械性或化学性刺激不足也可导致便秘。饮水不足，饮食中缺乏适量脂肪，长期坐位工作缺乏活动，滥用药物如泻药、麻醉药、抗胆碱能神经药、镇静药等，也可致便秘。

(二) 营养相关因素

1. 不良饮食习惯　进食量少或膳食纤维来源不足、消化道疾病所致的食欲缺乏者，均可导致便秘。

2. 消化不良　长期持续的结肠便秘，会出现腹胀、腹痛、食欲缺乏,结肠性梗阻导致的便秘可表现为腹胀、呕吐等。

3. 营养性贫血　长期便秘体内不能及时排出废物，蛋白质腐败物如吲哚等在肠内吸收可致毒性

笔记

反应,产生头痛、头晕、食欲缺乏、口苦、恶心、易疲劳、腹胀等症状,影响营养物质的消化吸收。因粪块过于干硬,可致痔疮、肛裂、出血而引发营养性贫血。痉挛性便秘病人常有阵发性腹痛。

(三) 膳食营养防治

营养防治应根据不同便秘类型,给予适当的饮食。

1. 痉挛性便秘

(1) 无膳食纤维、低渣饮食,禁用含膳食纤维高的蔬菜、水果及粗杂粮。

(2) 适当增加脂肪:以促进肠蠕动,利于排便;但脂肪量不宜过多。

(3) 多饮水:一日饮 1500~2000ml 水,使肠内保持足够软化粪便的水分,以利粪便排出。

(4) 禁食刺激性食物:浓茶、咖啡、酒类、辣椒、咖喱等。

2. 梗阻性便秘　若为器质性病变导致的,应首先治疗原发疾病,去除病因。如直肠癌、结肠癌等。若为不完全性肠梗阻,可考虑给予清流质,并最低限度控制食物残渣,其余由静脉补液供给。

3. 无力性便秘

(1) 高膳食纤维:膳食纤维可吸收水分、增加粪便容积、刺激胃肠蠕动,增强排便能力。多选用富含膳食纤维的粗杂粮、新鲜蔬菜和水果等。

(2) 多饮水:一日饮 1500~2000ml 水,每日晨起来空腹服用 200~400ml 的蜂蜜水或者淡盐水,使肠内保持足够软化粪便的水分,以利粪便排出。

(3) 丰富的 B 族维生素:尤其是维生素 B_1 可促进消化液分泌,维持和促进肠蠕动,有利于排便。多食用含 B 族维生素丰富的食物如粗粮、酵母、豆类及其制品等。

(4) 高脂肪:脂肪可润肠,且分解产物脂肪酸有刺激肠蠕动作用,每天脂肪总量可达100g。宜用炖、煮的加工方法,不宜用油煎、炸、烤的加工方式。

(5) 饮食禁忌:烟酒,辛辣及不利通便的食物,如辣椒、姜、生柿子、糯米等。

(吴晓娜　季兰芳)

第五节　泌尿系统疾病膳食营养防治

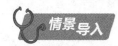

情景导入

韩某,男性,22 岁,大四学生。暑假期间和同学打篮球,回家洗冷水澡后休息,一天后出现发热、咳嗽、乏力等上呼吸道感染症状,自行用药治疗半个月未愈,开始出现血尿、水肿,入院后诊断为急性肾小球肾炎。

请问:

1. 急性肾小球肾炎的营养相关因素有哪些?

2. 急性肾小球肾炎应采取哪些营养防治措施?

一、肾小球肾炎膳食营养防治

(一) 急性肾小球肾炎膳食营养防治

1. 概述　急性肾小球肾炎(acute glomerulonephritis, AGN)是由感染后的变态反应所引起的双侧肾小球弥漫性损害疾病,起病急,病程短,好发于儿童,男性多于女性。

2. 营养相关因素

(1) 尿量异常:发病多以少尿开始,或逐渐少尿,甚至无尿。

(2) 蛋白尿:绝大多数病人有蛋白尿,多为轻度,每天尿蛋白不超过 3.5g。

(3) 水肿:由于肾小球滤过率下降导致水钠潴留,多数病人在开始少尿时出现水肿,表现为晨起眼睑水肿,可伴有双下肢水肿。

(4) 高血压:80% 的病人出现高血压,主要与水钠潴留有关。

3. 膳食营养防治

（1）蛋白质：由于急性肾炎多为自愈性，对尿中仅有少量蛋白及红细胞，偶有水肿或高血压的轻型病例，不宜过分限制蛋白质的摄入，以免影响受损肾组织的修复，蛋白质供给量以 1.0g/（kg·d）为宜。当肌酐、尿素氮升高时，则应严格限制蛋白质摄入，蛋白质供给量应根据血肌酐水平予以确定，一般可限制在 0.6g/（kg·d）以下，其中优质蛋白质应占 50% 以上，以减轻肾脏负担，应选用含必需氨基酸丰富的食物（如牛奶、鸡蛋、瘦肉、鱼和大豆及制品等）；并给予麦淀粉饮食。低蛋白饮食时间不宜过长，以免影响患者的营养状况。

麦淀粉饮食

麦淀粉是将小麦粉中的蛋白质分离去掉加工而成，加工后蛋白质含量从 7%~10% 降低至 0.4%~0.6% 以下。肾病病人不能把蛋白质代谢产物正常排出，因此需限制膳食中的蛋白质摄入量，为了改善病人的蛋白质营养状况，在允许摄入的蛋白质总量内选用适量的奶、蛋、瘦肉类优质蛋白质。以麦淀粉代替部分或大部分主食，可以使蛋白质摄入总量控制在肾病病人肾功能能够承受的范围内，以达到既减轻肾脏负荷又改善蛋白质营养不良的状况。

麦淀粉饮食食谱示例见表 6-20。

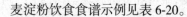

表 6-20　麦淀粉食谱示例

餐次	食谱名称	原料名称和用量
早餐	牛奶	牛奶 200ml、糖 20g
	麦淀粉饼	麦淀粉 100g
午餐	米饭	大米 50g
	肉末炒粉丝	肉末 50g、粉丝 100g
	土豆泥	土豆 100g
晚餐	麦淀粉蒸饺	麦淀粉 150g、青菜 100g、木耳 10g
	芹菜炒鸡丝	芹菜 100g、鸡丝 30g
	丝瓜汤	丝瓜 50g

（2）充足碳水化合物供给：补充足够碳水化合物，防止热能不足，使食物供给的少量蛋白质完全用于组织修复和生长发育。

（3）适量脂肪供给：不需严格限制脂肪总量，但急性肾炎常伴有高血压，应限制含动物油脂多及油煎、炸类食物，以防血脂升高。

（4）适宜热能：因热能消耗降低，每天供给热能不必过高，按 25~30kcal/（kg·d），全天以 1500~2000kcal 为宜。

（5）控制钾摄入：少尿或无尿时，应严格控制钾供给量，避免食用含钾高的食品。

（6）限制钠及液体摄入量：根据病情、尿量及水肿情况，给予低盐、无盐或少钠饮食，除控制盐或酱油外，还要避免用含钠高的食品。

（7）供给充足的维生素：维生素 A、B 族维生素、维生素 C、叶酸、铁等，均有利于肾功能恢复及预防贫血。

（8）食物禁忌：香料及刺激性食品，含钾高的食品。

课堂讨论

赵某，男性，20 岁，学生。上呼吸道感染后血尿、双下肢及颜面部水肿一周余而入院。病人半个月前出现感冒症状，伴轻度咽痛、低热，但未见扁桃体肿大，自服药物后症状稍好转后停药，10d

前出现食欲缺乏,时感恶心,未作特殊处理。一周前自感颜面及两下肢稍水肿,体重增加 2.5kg,且小便颜色渐加深,转为茶红色,且伴腰痛,无尿频、尿急、尿痛。在家卧床休息,症状未见好转而入院,诊断为急性肾小球肾炎。

请问:

急性肾小球肾炎应采用何种饮食? 请同学为赵某设计一日饮食。

(二)慢性肾小球肾炎膳食营养防治

1. 概述　慢性肾小球肾炎(chronic glomerulonephritis,CGN),简称慢性肾炎,是一组以血尿、蛋白尿、高血压和水肿为临床表现的肾小球疾病。病程长,起病初期无明显症状,以后缓慢持续进行性发展,最终可至慢性肾衰竭。

2. 营养相关因素

(1) 水肿:水肿程度可轻可重,轻者仅早晨起床后发现眼眶周围、面部肿胀或午后双下肢踝部出现水肿,严重病人可出现全身水肿。

(2) 高血压:血压升高可以是持续性的,也可以间歇出现,并以舒张压升高为特点。

(3) 蛋白尿:长期蛋白尿导致肾小球及肾小管慢性损伤。

3. 膳食营养防治

(1) 优质低蛋白饮食:给予优质低蛋白、低磷饮食,以延缓肾小球硬化和肾功能减退,每日蛋白质不应超过 1g/kg,其中优质蛋白质占 50% 以上,包括动物性蛋白和大豆蛋白。

(2) 充足的热能:热能需要为 30~35kcal/(kg·d),低蛋白饮食时应适当增加碳水化合物的摄入以满足机体需要。

(3) 限制钠盐:水肿和高血压病人,每日食盐限制在 2~3g,水肿严重时,控制食盐在每日 2g 以下,或给予无盐饮食。同时定期检查血钾、血钠水平,防止因病造成体内钠含量不足。

(4) 补充各种维生素和矿物质:应多摄取新鲜的水果和蔬菜,出现高血钾时应慎重选择食物种类。

(5) 食物禁忌:含钠高的盐腌食品,有持续少尿和高血钾时,避免吃含钾高的食品。

(6) 食谱示例:慢性肾小球肾炎食谱示例见表 6-21。

表 6-21　慢性肾小球肾炎食谱示例

餐次	食谱名称	原料名称和用量
早餐	粥	大米 50g、白糖 15g
	花卷	面粉 50g
加餐	牛奶	牛奶 200g、白糖 20g
午餐	米饭	大米 100g
	炒茭白	猪肉 40g、茭白 150g
加餐	苹果	苹果 150g
晚餐	米饭	大米 100g
	清蒸鱼	青鱼 100g、青菜 150g

二、肾病综合征膳食营养防治

1. 概述　肾病综合征(nephrotic syndrome,NS)指由各种肾脏疾病所致的,以大量蛋白尿(蛋白尿 >3.5g/d)、低蛋白血症(血浆清蛋白 <30g/L)、水肿、高脂血症为临床表现的一组综合征。可能与免疫有关,可分为原发性和继发性两大类,最常见的病因是急、慢性肾小球肾炎,最严重的并发症是急性肾衰竭。

2. 营养相关因素

(1) 低蛋白血症:血浆清蛋白 <30g/L,病人体内蛋白质分解增加和尿中清蛋白丢失增多,加之食欲差,蛋白质摄入不足,造成低蛋白血症。同时还出现血清球蛋白下降、血清铁、锌、铜减少和内分泌紊乱。

(2) 水肿:水肿程度与低蛋白血症呈正相关,但不平行。

(3) 血脂异常:与低蛋白血症共存,常表现总胆固醇、甘油三酯和低密度脂蛋白胆固醇升高、高密度脂蛋白降低。

3. 膳食营养防治

(1) 充足的能量:充足的能量可提高蛋白质的利用率,热能供应为 30~35kcal/(kg·d),肥胖患者可适当减量。

(2) 适量蛋白质:血清蛋白的合成率接近正常,蛋白质的分解下降,低蛋白血症得到改善,蛋白质适宜的供给量为 0.8~1.0g/(kg·d)+ 前一天尿蛋白丢失量(g/24h),其中优质蛋白质占 2/3 以上。肾功能不全时,应适当降低蛋白质的摄入,如用极低蛋白膳食应同时补充 10~20g/d 必需氨基酸。

(3) 适量脂肪:高血脂和低蛋白血症并存,应首先纠正低蛋白血症,脂肪应占总热能的 20% 以下,限制胆固醇和饱和脂肪酸摄入量,增加多不饱和脂肪酸和单不饱和脂肪酸摄入量。

(4) 限制钠盐:水肿时应根据实际情况,选择给予少盐、无盐或少钠膳食,并同时监测血钠、钾情况。

(5) 控制液体摄入量:明显水肿者,应限制液体摄入量。液体摄入量 = 前一日尿量 +500ml 为宜。

(6) 补充维生素和矿物质:病人肾小球基底膜的通透性增加,可造成矿物质和维生素的丢失,应适当补充,根据血钾水平及时补充钾制剂和富钾食物,并注意钙的补充。

(7) 增加膳食纤维:能辅助降低血氨,减轻酸中毒。

(8) 食物禁忌:腌制食品、辛辣的调味品、含饱和脂肪酸丰富的动物油脂等。

(9) 食谱示例:肾病综合征食谱示例见表 6-22。

表 6-22　肾病综合征食谱示例

餐次	食谱名称	原料名称和用量
早餐	粥	大米 50g
	馒头	面粉 50g
	煮鸡蛋	鸡蛋 50g
加餐	牛奶	牛奶 200g、白糖 20g
午餐	米饭	大米 100g
	鸡肉炒卷心菜	鸡肉 100g、卷心菜 100g
加餐	牛奶	牛奶 200g、白糖 20g
晚餐	米饭	大米 100g
	牛肉丸子冬瓜汤	牛肉 100g、冬瓜 200g
加餐	苹果	苹果 150g

三、肾衰竭膳食营养防治

肾衰竭是指肾脏功能部分或全部丧失的病理状态。按其发作之急缓分为急性和慢性两种。

(一) 急性肾衰竭膳食营养防治

1. 概述　急性肾衰竭(acute renal failure,ARF)是指由各种原因引起的短时间内肾功能急剧减退,导致含氮代谢废物潴留体内,水、电解质紊乱及酸碱平衡失调等临床综合征。

2. 营养相关因素

(1) 酸中毒:少尿期可出现代谢产物的蓄积导致的血尿素氮、肌酐等升高,出现代谢性酸中毒。

(2) 电解质紊乱:少尿期可有高血钾、低血钠、高血镁、高血磷、低血钙等症。尤其是高钾血症,严重者可导致心搏骤停。

(3) 水平衡失调:少尿期易产生过多的水潴留,严重者导致心力衰竭,肺水肿或脑水肿。

3. 膳食营养防治

(1) 少尿期或无尿期

1）充足的能量：充足的能量可以提高蛋白质的利用率，降低脂肪和蛋白质分解。热能供给标准为35kcal/（kg·d），能量来源以易消化的碳水化合物为主。

2）限制蛋白质：选用高生物价的低蛋白质饮食，在少尿期，每日应供给 15~20g。如果少尿期持续较长、丢失蛋白质较多时，除补充高生物价的低蛋白膳食外，尚要酌情配以要素膳。

3）限制液体摄入量：少尿期要控制液体摄入量，防止体液过多而引起急性肺水肿和稀释性低钠血症，一般每日液体摄入量 = 前一日尿量 +500ml 计算，发热病人可适当增加液体摄入量，有严重心衰、肺水肿或高血压时要减少水分的供给。

4）适量的维生素和矿物质：在计算好液体摄入量的前提下，可适当进食各种新鲜水果或菜汁以供给维生素 C、矿物质等。

5）限制钠和钾的摄入量：根据不同水肿程度、排尿量情况及血钠测定结果，分别采用少盐、无盐或少钠饮食。若血钾升高，酌量减少饮食中钾的供给量，以免加重高钾血症。

（2）多尿期：进入多尿期后，每日尿量可达 3~5L，通常维持 1~3 周，尿量逐渐恢复到正常。此期应注意水、电解质的补充，液体摄入量取决于前一日的尿量，同时补充含钾丰富的水果和蔬菜。

（3）恢复期：随着病情好转，适当增加营养物质，以利于机体的修复。每日提供热能2000~3000kcal，蛋白质供给量可随血液中尿素氮的下降而逐渐提高，从 0.5~1g/（kg·d）逐步提高到 1g/（kg·d）以上，优质蛋白质占 30%~50%。

（4）食物禁忌：酒、咖啡、刺激性食物和调味品、动物内脏及油炸食品。

（5）食谱示例：急性肾衰竭食谱示例见表 6-23。

表 6-23 急性肾衰竭食谱示例

餐次	食谱名称	原料名称和用量
早餐	粥	大米 50g
	烙饼	麦淀粉 70g
加餐	牛奶	牛奶 250g
午餐	米饭	大米 50g
	素烧冬瓜	冬瓜 200g
	番茄炒蛋	鸡蛋 50g、番茄 200g
加餐	苹果	苹果 150g
晚餐	麦淀粉蒸饺	麦淀粉 100g、青菜 200g、瘦猪肉 25g

微课：麦淀粉蒸饺制作

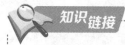

血液透析病人的饮食护理

血液透析病人的营养问题极为重要，其营养状况直接影响病人的存活时间及生活质量。能量供给一般为 35kcal/（kg·d），其中脂肪占总能量的 35%~40%，碳水化合物占 60%~65%，以多糖为主；蛋白质的摄入量为每日 1.1~1.2g/kg，50% 以上为优质蛋白质；钠的摄入控制在 2~3g/d；限制液体摄入量，两次透析之间体重增长不宜超过 5%；透析时水溶性维生素严重丢失，注意补充锌及多种维生素。

（二）慢性肾衰竭膳食营养防治

1. 概述 慢性肾衰竭（chronic renal failure，CRF）是指各种肾脏病进行性进展引起肾小球滤过率下降和肾功能损害，出现以代谢产物潴留、水、电解质和酸碱平衡紊乱为主要表现的临床综合征。

2. 营养相关因素

（1）蛋白质代谢紊乱：由于发病及蛋白质摄入不足等因素出现蛋白质分解增加、合成减少。

（2）脂肪和糖代谢紊乱：由于肾脏功能清除能力降低等原因可出现高脂血症和葡萄糖耐量降低。

（3）水、电解质紊乱：病人少尿期常出现水钠潴留、稀释性低钠血症、高钾血症，还可出现低钙、高磷、低氯血症。

（4）代谢性酸中毒：代谢产物如磷酸、硫酸等酸性物质在体内潴留，从而出现尿毒症性酸中毒，临床表现为呼吸深长、食欲差、恶心、呕吐，重者可出现昏迷、血压下降、心力衰竭等。

（5）代谢废物潴留：体内蛋白质分解代谢的产物肌酐、尿素氮主要通过肾脏清除。慢性肾衰竭的病人肾小球滤过率下降，蛋白质分解增加，导致血肌酐、尿素氮等代谢废物潴留而引起机体循环系统、神经系统的损害，同时进一步加重肾功能损害。

（6）贫血：主要由于肾脏分泌的促红细胞生成素减少引起，同时由于铁摄入不足、叶酸缺乏、营养不良、毒素刺激红细胞寿命缩短等因素进一步加重贫血。

3. 膳食营养防治

（1）充足的能量：充足的能量可以提高蛋白质的利用率，按 30~35kcal/（kg·d）供给，消瘦和肥胖者根据实际情况加减，其中 2/3 由碳水化合物提供，1/3 由脂类提供，以减少机体蛋白质分解。

（2）限制蛋白质：慢性肾衰竭病人应限制蛋白质，且饮食中的蛋白质 50% 以上应由优质蛋白提供。根据病情和肾小球滤过率决定膳食蛋白质的供给量。

（3）适量的脂肪：脂肪不宜过多，占总热能的 30%，其中饱和脂肪酸应小于 10%，胆固醇摄入量每日应小于 300mg。

（4）适量的碳水化合物：以满足病人对热能的需求，碳水化合物可选用能量高、蛋白含量低的食物，如麦淀粉、藕粉等。

（5）适宜的液体摄入量：病人尿量减少不明显时不必严格限制液体摄入量，出现少尿时，液体摄入量 = 前一日液体排出量 +500ml，出现水肿和心衰时应严格控制液体摄入量。

（6）低盐、低钾、低磷饮食：出现水肿和高血压应采用低盐饮食甚至无盐饮食。病人出现少尿或合并高血钾时，应限制含钾食物的摄入。高磷血症可加重肾衰竭，使血清钙下降，病人应采用低磷膳食，每日磷小于 600mg。

（7）充足的维生素和微量元素：病人由于饮食控制，易出现维生素缺乏，应适当补充，增加饮食中铁元素的摄入以纠正贫血。

（8）食物禁忌：含钾高的食物和水果、咸菜和腌制品等含钠丰富的食物。

（9）食谱示例：慢性肾衰竭食谱示例见表 6-24。

表 6-24　慢性肾衰竭食谱示例

餐次	食谱名称	原料名称和用量
早餐	玉米粥	玉米面 40g
	馒头	麦淀粉 50g
	鸡蛋羹	鸡蛋 50g
加餐	牛奶	牛奶 250g、白糖 15g
午餐	米饭	米饭 50g
	红烧草鱼	草鱼 50g
	素炒菜花	菜花 100g
加餐	西瓜	西瓜 250g
晚餐	发糕	玉米面 50、麦淀粉 50g
	冬瓜丸子汤	冬瓜 150g、瘦肉 30g

腹膜透析病人的饮食护理

由于腹膜透析时丢失大量蛋白质及其他营养成分，通过饮食补充极为重要。一般要求蛋白质摄入量为每日 1.2~1.3g/kg,其中 50% 以上为优质蛋白质;能量为每日 35kcal/kg,脂肪占总能量的 30%~40%,其余由碳水化合物供给。钠的摄入量为每日 1~2.5g,补充锌、铁和多种维生素等。水的摄入应根据每日的出入量而定,每天水分摄入量 =500ml+ 前一天尿量 + 前一天腹透超滤量。

四、泌尿系结石膳食营养防治

泌尿系结石可见于肾、膀胱、输尿管和尿道的任何部位。但以肾与输尿管结石为常见。临床表现因结石所在部位不同而有异。

1. 概述 泌尿系结石又称尿路结石(urolithiasis),是泌尿系统的常见病,包括肾结石、输尿管结石、膀胱结石和尿道结石。临床表现为肾区疼痛、尿路梗阻、尿路感染等症状,还可并发肾积水,甚至出现尿毒症。

2. 营养相关因素

(1) 饮食习惯:营养状况好、动物蛋白摄入过多时容易形成上尿路结石;营养状况差、动物蛋白摄入过少时容易形成下尿路结石。饮水少也可以导致尿中晶体形成。

(2) 代谢紊乱:甲状旁腺功能亢进、长期卧床时由于钙磷代谢紊乱引起尿钙排出增加,痛风时的尿酸排泄增加,碱性尿液中磷酸盐沉淀增加,酸性尿液中胱氨酸结晶增加,以上因素均可导致泌尿系结石的发生。

3. 膳食营养防治

(1) 低蛋白、低嘌呤膳食:根据结石成分的不同,饮食调理应该采取不同的方案:①草酸钙结石病人宜低钙、低蛋白[蛋白质≤1g/(kg·d)]饮食,同时限制摄入含草酸多的食物,如菠菜、甜菜等;②尿酸结石病人应限制动物内脏、鱼虾等富含嘌呤的食物摄入,每日总量少于 150g。

(2) 丰富的膳食纤维:饮食应多样化,多吃富含膳食纤维和维生素的食物。

(3) 多饮水:养成多饮水的习惯,一般每天应饮水量在 2000ml 以上为好,可适量饮用果汁、淡茶及其他饮料,但不可以用饮料代替喝水。

(4) 食物禁忌:高胆固醇食物,含草酸、钙丰富的食品,酒、浓茶、浓咖啡、碳酸饮料等。

(5) 食谱示例:泌尿系结石食谱示例见表 6-25。

表 6-25 泌尿系结石食谱示例

餐次	食谱名称	原料名称和用量
早餐	粥	大米 30g
	南瓜饼	南瓜 150g、面粉 50g
	拌黄瓜	黄瓜 150g
加餐	苹果汁	苹果 200g
午餐	米饭	大米 50g
	烧茄子	茄子 75g
	冬瓜丸子汤	冬瓜 75g、瘦肉 50g
加餐	西瓜	西瓜 250g
晚餐	粥	大米 30g
	花卷	面粉 50g
	素炒胡萝卜豆芽	胡萝卜 40g、豆芽 100g

(刘 英 季兰芳)

第六节 肝胆胰疾病膳食营养防治

一、脂肪肝膳食营养防治

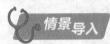

情景导入

李某,男,34岁,办公室职员,体型较胖,在一次单位体检中B超查出轻度脂肪肝,自觉无明显不适。

请问:

1. 导致李某脂肪肝的原因有哪些?

2. 请对李某进行营养指导。

(一)概述

脂肪肝(fatty liver)是一种多病因引起肝细胞内脂质蓄积过多的病理状态。蓄积在肝内的脂类主要是甘油三酯,其余为磷脂、糖脂或胆固醇酯。

(二)营养相关因素

1. 营养缺乏 过度节食、长时间饥饿、神经性厌食、肠道病变引起营养素吸收不良、能量供应不足、蛋白质供应低下都会导致脂肪动员增加。

2. 营养过剩 偏食荤菜、甜食,摄入过多的脂肪和碳水化合物,在引起血脂异常的同时,也可导致肝内脂肪代谢紊乱,造成肝内脂肪蓄积。

3. 缺乏膳食纤维 膳食纤维摄入过少也容易引起脂肪肝。

4. 肥胖 肥胖者血液中含有大量的游离脂肪酸,进入肝脏,超过了肝脏的代谢能力,造成脂肪在肝内蓄积,引起肥胖性脂肪肝。

5. 糖尿病 约有50%糖尿病病人伴发脂肪肝。2型糖尿病病人40%~50%伴有肥胖,血浆游离脂肪酸增高,糖类利用障碍而导致血糖升高,形成脂肪肝。

6. 酗酒 长期大量摄入乙醇,乙醇进入人体后主要在肝内代谢,主要代谢产物是乙醛,乙醇和乙醛均对肝细胞有较强的毒性作用,可使肝细胞变性、坏死,影响肝脏对脂肪、蛋白质及糖的正常代谢,引起"酒精性"脂肪肝。

7. 肠外营养 长期肠外营养支持可以造成肝脂肪变性,引起脂肪肝。

(三)膳食营养防治

营养治疗的目的是消除或减轻肝脏脂肪沉积,延缓脂肪肝的发展和恶化;改善肝功能,保证机体营养需要,防止并发症。营养防治原则包括:

1. 纠正营养不良 对营养不良性脂肪肝病人应给予高蛋白饮食。高蛋白饮食可以保护肝细胞,并能促进肝细胞的修复与再生,有利于脂蛋白的合成和清除肝内蓄积的脂肪。蛋白质以1.2~1.5g/(kg·d)计算,每天供给90~120g。优质蛋白质应占适当比例,甲硫氨酸、胆碱、卵磷脂被称为抗脂肪肝物质,因此,每日要供给适量的瘦肉、蛋、鱼、豆类及豆类制品等。

2. 控制能量的摄入 对从事轻体力活动、体重在正常范围的脂肪肝病人,能量以30~35kcal/(kg·d)计算。肥胖或超重者以20~25kcal/(kg·d)计算,使体重降至正常范围内。为避免出现饥饿感,引起全身衰弱和低血糖反应,应逐步减少能量的摄入量。

3. 限制脂肪摄入 脂肪摄入量以0.5~0.8g/(kg·d)计算。宜选用植物油或含不饱和脂肪酸多的食物,如鱼类;少吃或不吃煎炸食品;全天植物油的用量不超过20g,脂肪不超过40g,胆固醇摄入量每天不超过300mg。

4. 减少碳水化合物的摄入 碳水化合物摄入量以2~4g/(kg·d)计算。碳水化合物主要由粮谷供给。

减少单糖、双糖的摄入。

5. 供给充足的维生素、矿物质及膳食纤维　尤其应注意供给富含叶酸、胆碱、维生素 B_6、维生素 B_{12}、维生素 C、钾、锌、镁的食物。保证新鲜蔬菜尤其是绿叶蔬菜的供应，每天食用新鲜蔬菜 500g。饮食不宜过分精细，宜粗细搭配，多吃杂粮。

6. 限制食盐，适量饮水　每天食盐用量以不超过 6g 为宜。每日饮水 1200~1500ml，适量的饮水可以减轻体重、促进肝内脂肪代谢。肥胖者因体内水分比正常人少 15%~20%，故每日需饮水 1400~1800ml。

7. 增加富含甲硫氨酸食物的摄入　如:小米、莜麦面、芝麻、油菜、菠菜、菜花、甜菜头、海米、干贝、淡菜等食品富含甲硫氨酸。

8. 饮食清淡　忌辛辣和刺激性食物，少用肉汤、鸡汤、龟汤等含氮浸出物高的食物，绝对禁酒。

9. 选用降脂食物　牛奶、兔肉、萝卜、大蒜、洋葱、芹菜、黄瓜、蘑菇、海带、黑木耳、苹果、红枣、山楂、大豆制品、燕麦、麦麸、花生、魔芋、玉米以及茶叶均有降脂作用。脂肪肝食谱示例见表 6-26。

表 6-26　每天 1400kcal 的脂肪肝食谱

餐次	食谱名称	原料名称和用量
早餐	馒头	面粉 100g
	稀饭	大米 25g
	凉拌豌豆苗	豌豆苗 50g
午餐	米饭	大米 100g
	青椒肉片	猪瘦肉 50g、青椒 100g、玉米油 5g
	香菇炒青菜	青菜 200g、玉米油 5g、干香菇 10g
	木耳豆腐汤	豆腐 50g、黑木耳 10g
晚餐	苋菜鸡蛋面	湿面 150g、鸡蛋 50g、苋菜 25g、花生油 2g
	蒜蓉生菜	生菜 150g、花生油 5g、大蒜少许
加餐	黄瓜	黄瓜 200g

二、肝硬化膳食营养防治

(一) 概述

肝硬化(hepatic cirrhosis)系不同病因引起的慢性、进行性、弥漫性肝病，在肝细胞广泛变性和坏死基础上产生肝脏纤维组织弥漫性增生，并形成再生结节和假小叶，导致肝小叶正常结构和血管解剖的破坏。晚期常合并门静脉高压，出现上消化道出血、脾功能亢进、腹水、肝性脑病等并发症。合理的营养，可以延缓肝硬化的发生、发展。

(二) 营养相关因素

1. 低清蛋白血症　肝脏是合成蛋白质的主要场所，清蛋白的合成几乎全由肝脏合成，肝硬化时肝功能均受到不同程度的影响，导致肝脏合成蛋白质的能力下降。

2. 消瘦　大多数病人存在胃肠道症状:如恶心、呕吐、胃纳差、腹胀等;肝硬化合并门脉高压时，肠道淤血水肿，引起消化、吸收障碍。

3. 代谢异常　病人因肝功能受到损害后，对葡萄糖、脂肪、蛋白质、激素等代谢异常，如对葡萄糖利用能力下降，肝脏不能充分利用葡萄糖作为基质供能，外加胰岛素抵抗，部分病人出现肝源性糖尿病;激素灭活作用减退，醛固酮和抗利尿激素增多引起水钠潴留，导致腹水生成、少尿(尿量减少)、水肿。另外肝硬化时肝功能异常导致胆汁分泌减少，影响肠道对脂肪的消化、吸收。

4. 维生素缺乏　肝脏在维生素的贮存、吸收、运输、改造和利用等方面具有重要作用，如维生素 A、维生素 D、维生素 E、维生素 K、维生素 B_2、维生素 PP、维生素 B_6、维生素 B_{12} 等在体内主要贮存于肝脏。肝硬化时储存能力下降，导致维生素 K 及维生素 A 的吸收、储存与代谢障碍而表现出血倾向及夜盲症。

5. 矿物质缺乏

(1) 缺铁性贫血:肝硬化时常因蛋白质不足、酗酒使血清铁蛋白降低。此外，消化道出血可增加铁的丢失。

(2) 锌缺乏:因摄入不足或吸收减少。

(3) 硒缺乏:摄入不足、吸收减少及丢失过多导致硒缺乏,加重了肝损伤。

(三) 膳食营养防治

营养治疗的目的是通过饮食治疗增进食欲,改善消化功能;延缓病情发展;供给丰富的营养素,增强机体抵抗能力,促进肝细胞修复再生,以及肝功能恢复。

1. 提供高能量食物　充足的能量可减少对蛋白质的消耗,减轻肝脏负担。每天所供能量以30~35kcal/(kg·d)为宜。

图片:食物的产氨量排序

2. 高碳水化合物　肝糖原储备充分时,可防止毒素对肝细胞损害。主食以选用粳米、面粉为宜,每天300~500g。可选用葡萄糖、白糖、蜂蜜、果汁、水果等易于消化的低分子糖。

3. 高蛋白质　高蛋白饮食可促进受损肝细胞修复和再生,并能纠正低蛋白血症,有利于腹水和水肿消退。建议给予1.5~2g/(kg·d),摄入蛋白质100~120g/d,不少于1g/(kg·d),注意供给一定量的优质蛋白质,如牛奶、鸡蛋白、鱼虾、瘦肉、豆制品等。但若处于肝功能失代偿期,如肝性脑病等,则应严格控制蛋白质摄入。

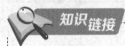

肝性脑病病人蛋白质的合理选用

1. 低蛋白　根据病情决定蛋白质的摄入量。

(1) 严重肝性脑病,暂不宜供给动物蛋白,可补充植物蛋白质,如豆类,以后逐渐增加产氨少的动物蛋白(产氨量:牛奶 < 蛋类 < 肉类)。

图片:支链氨基酸丰富的食物

(2) 血氨正常、有神经系统症状:24h内给无动物蛋白质,若血氨正常,按0.2~0.3g/(kg·d)酌情增加。

(3) 血氨极高,出现神经系统症状:48~72h内,完全非动物性蛋白,0.3g/(kg·d)。好转时,改用奶类为主的优质蛋白。

(4) 血氨轻、中度增高,未出现神经系统症状:第1~2d低蛋白饮食,0.5g/(kg·d),好转后调整。

2. 补充支链氨基酸　丰富的蛋白质如豆类、小米、红枣、鸡肉、牛奶、鱼、虾等。

4. 高维生素　维生素C可促进肝糖原形成,保护肝细胞、增加抵抗力及促进肝细胞再生。腹水中维生素C浓度与血液中相等,故伴有腹水时维生素C更应大量补充。维生素K与凝血酶原合成有关,对凝血时间延长及出血病人要及时补充。可选用含B族维生素丰富的酵母,以促进食欲。

5. 适量脂肪　每天可摄入脂肪40~50g,尽量选用植物油,避免油炸食品。胆汁性肝硬化病人应给予低脂肪、低胆固醇饮食。

6. 钠与水　肝硬化代偿期食盐摄入不超过5g/d,有水肿和轻度腹水病人应低盐饮食,食盐量不超过2g/d;严重水肿时无盐饮食,钠限制在0.5g/d左右,禁用咸肉、熏火腿、土豆片、苏打饼干、虾皮、麦片粥等含钠多的食物。待水肿消退、病情好转后可缓慢加量。每天进水量限制在1000ml以内。

7. 矿物质

(1) 铁的补充:多吃含铁质丰富的动物肝脏、肾脏;其次是瘦肉、鸡、鱼、虾和豆类以及绿叶蔬菜等。

(2) 锌的补充:病人血清锌含量低,尿锌排出增加,应予以补充。含锌丰富多的食物,如牛肉、羊肉、海鲜、瘦肉、鸡蛋等食物。

(3) 镁的补充:补充含镁丰富的食物,如绿叶蔬菜、豌豆、乳制品和谷类等。

8. 适量膳食纤维　膳食纤维可减少肠道产氨作用,还可以利胆、通便。但对伴有食管胃底静脉曲张者,应避免大量粗纤维食物(如芹菜、韭菜、黄豆芽等)的摄入,以防止食管胃底静脉曲张破裂出血。蔬菜以叶类、瓜类、茄果类为主,食用时宜切碎煮烂;水果宜做成果泥、果汁食用。保持大便畅通,避免腹压增加。

9. 膳食调配

（1）均衡饮食、少量多餐，严禁暴饮暴食。

（2）烹调方法：宜采用蒸、煮、炖、熬、烩等烹调方法，食物应制成细软、易消化、少纤维、少产气的软食或半流质。

（3）禁忌食物

1）戒烟、禁酒、忌辛辣刺激。

2）忌用硬壳类如花生、核桃等，尤其忌用带骨鱼刺、鸡骨的菜肴及干糙硬食，以防食管胃底静脉曲张破裂发生大出血。

3）忌用肉汤、鸡汤、鱼汤等食物，因其含有大量的嘌呤物质和含氮物质在肝内代谢，加重肝脏负担。

4）忌用含铅及添加剂的罐头食品、霉变米、花生米。忌用亚硝酸盐含量较高的食物，如腌制蔬菜、熟剩菜、咸鱼、火腿、香肠等食品。

10. 食谱示例　肝硬化食谱示例见表 6-27。

图片：肝硬化病人禁忌食物

表 6-27　肝硬化食谱示例

餐次	食谱名称	原料名称和用量
早餐	馒头	富强粉 100g
	稀饭	小米 50g、肉松 20g
	豆浆	豆浆 300ml、白糖 20g
加餐	牛奶	牛奶 250g、白糖 25g
	葡萄	葡萄 150g
午餐	米饭	粳米 150g
	清蒸鱼	黑鱼 150g
	清炒油麦菜	油麦菜 200g、豆油 15g、盐 3g
加餐	藕羹	藕粉 20g、白糖 20g
晚餐	米饭	粳米 150g
	鸭肉炖豆腐	鸭肉 95g、豆腐 50g
	素炒胡萝卜丝	胡萝卜 150g、豆油 10g、盐 3g

三、胆囊疾病膳食营养防治

（一）概述

胆管疾病中最常见的是胆石症和胆囊炎，两者常同时存在，互为因果。病因多样，但饮食等营养因素与本病发生、发展和防治有密切的关系。

（二）营养相关因素

1. 肥胖、高能量、高胆固醇摄入　应用降血脂药物使体内胆固醇动员，导致胆固醇分泌过多。

2. 高糖类、低蛋白、低脂肪饮食　饮食中蛋白质、脂肪摄入低下时，胆汁中葡萄糖二酸 -1,4- 内酯减少，有利于非结合胆红素增多，促进胆石形成。

3. 膳食纤维缺乏　膳食纤维可与胆酸结合，抑制胆固醇的吸收，促进肠蠕动，增加胆固醇的排泄。使胆汁中胆固醇的溶解度增加。

4. 胆管蛔虫　胆管蛔虫带入大肠杆菌产生大量 β- 葡糖醛酸糖苷酶，引起非结合胆红素大量生成，促进胆石形成。

5. 维生素缺乏　维生素 A 有预防胆结石的作用，有助于胆管上皮的生长和病变胆道的修复。维生素 K 对内脏平滑肌有解痉镇痛作用，对缓解胆管痉挛和胆石引起的疼痛有良好的效果。

（三）膳食营养防治

营养防治的原则是控制膳食中的脂肪和胆固醇，给予高碳水化合物，满足机体能量的需要；消除促进胆石形成的因素。

1. 胆囊炎急性期

（1）急性期和手术前应禁食、禁饮，由静脉补充营养，使胆囊得到充分休息，缓解疼痛，保护肝脏。

疼痛缓解后或症状较轻能经口进食时,可采用清淡流质饮食或低脂肪、高蛋白质、高碳水化合物、多维生素的饮食,如米汤、豆浆、藕粉等,并根据病情循序渐进地调整饮食。

(2) 手术后的饮食调配:术后 6h 即可少量进食低脂、低胆固醇清流饮食,术后次日即恢复低脂低胆固醇半流质饮食,以后逐步过渡到易于消化低脂肪、少渣软饭。

2. 胆囊炎慢性期

(1) 适当能量:供给正常或稍低于正常量的能量,1800~2000kcal/d 或 30~35kcal/(kg·d),对肥胖者应限制能量,而对消瘦者应适当地增加能量。

(2) 严格控制脂肪:脂肪促进胆囊素的分泌,使胆囊收缩,引起疼痛。需严格将脂肪的摄入量限制在 20g/d,病情好转可逐渐增加到 40~50g/d。严格限制动物性脂肪,植物油脂有助于胆汁排泄,可以适量选用,但应均匀地分布于三餐中。

(3) 低胆固醇:摄入量应小于 300mg/d,重度高胆固醇血症时应控制在 200mg/d 以内,少食含胆固醇高的食物。

(4) 适量蛋白质:每天供给蛋白质 50~70g。在胆囊炎处于静止期时,供应充足的蛋白质可以补偿损耗,促进肝细胞修复,每天可供给 80~100g。应选用蛋白质生物学价值高、脂肪含量低的食物,如豆制品、鱼虾类、瘦肉、兔肉、鸡肉、蛋清等,豆制品含有大豆卵磷脂,有较好的消石作用。

(5) 适量碳水化合物:每天供给 300~350g,以达到补充能量、增加肝糖原、保护肝细胞的目的。供给以多糖等复合碳水化合物为主的食物,适当限制单糖和精制糖。

(6) 供给丰富的维生素和矿物质:富含维生素 A 的食物主要有动物肝脏、鱼虾类、奶油和蛋类等;富含 β 胡萝卜素的食物主要是橙黄色和绿色蔬菜,如菠菜、胡萝卜、韭菜、油菜、荠菜等。维生素 K 在绿叶蔬菜含量高,其次是奶及肉类。其他维生素,如维生素 C、维生素 E、B 族维生素,以及矿物质如钙、铁、钾等丰富的食物也要供应充足。

(7) 高膳食纤维和水:增加膳食纤维和水的摄入可增加胆盐的排泄,降低血脂异常的风险,使胆固醇代谢正常,减少胆石的形成。膳食纤维还能刺激肠蠕动,有利于通便。可选用绿叶蔬菜、嫩菜心、西红柿、土豆、萝卜等鲜嫩蔬菜以及熟香蕉、软柿子和去皮水果,切碎煮软,使膳食纤维软化。每天饮水1000~1500ml。

(8) 节制饮食、少食多餐、定时定量:暴饮暴食,特别是高脂肪餐常是胆石病或胆囊炎发作的诱因。少量进食可减少消化系统的负担,多餐可刺激胆汁的分泌,使胆道保持畅通,促进胆道内炎性物质排出,有利于病情好转。

(9) 饮食禁忌:因辣椒、咖喱、芥末、酒、咖啡等促进胆囊收缩,使胆道口括约肌不能及时松弛排出胆汁,会引起胆石病或胆囊炎的急性发作或恶化,所以禁忌食用。

(10) 烹调方式:忌用油腻、煎、炸及产气的食物。

(11) 注意饮食卫生:预防肠道寄生虫感染。

(12) 食谱示例:胆囊炎食谱示例见表6-28。

表6-28　胆囊炎食谱示例

餐次	食谱名称	原料名称和用量
早餐	大米粥	大米 50g
	馒头	面粉 70g、白糖 20g
加餐	豆浆	豆浆 300ml、白糖 20g
	饼干	甜饼干 20g
午餐	软米饭	大米 100g
	清蒸鱼	鲫鱼 40g
	素炒青菜	青菜 125g、香菇 10g、盐 3g
加餐	藕羹	藕粉 25g、白糖 20g

续表

餐次	食谱名称	原料名称和用量
晚餐	大米粥	大米 50g
	馒头	面粉 70g
	肉末炒甜椒	猪肉 150g、甜椒 125g、盐 3g
加餐	面包	面包 60g、白糖 20g
	青枣	青枣 20g

四、胰腺炎膳食营养防治

(一) 概述

胰腺是人体第二大消化腺体。胰液是最重要的消化液,其中有多种酶参加蛋白质、脂肪、糖类消化,其中消化脂肪的胰脂肪酶为胰腺所特有。一旦胰腺发生病变,首先是脂肪吸收发生障碍。

(二) 营养相关因素

1. 酗酒　多见于西方国家人群。主要是乙醇对胰腺有刺激和直接损伤的作用。乙醇可刺激胰液分泌,增加胰液流量,升高胰管内压,并使胰液成分发生改变,酶含量增加,水和碳酸氢盐比例降低;胰液中蛋白含量增加,容易形成栓子堵塞小胰管。大量饮酒同时可引起奥迪氏括约肌痉挛致胰管堵塞和细小胰管破裂。乙醇在乙醇脱氢酶作用下生成乙醛,对胰腺腺泡细胞有毒性作用。

2. 血脂异常　血脂异常是继胆源性和酒精性病因后又一常见病因。甘油三酯在胰脂酶的作用下生成游离脂肪酸,后者对腺泡细胞有损伤作用。

(三) 膳食营养防治

1. 急性胰腺炎营养支持　急性胰腺炎病人常合并代谢紊乱与营养不良,重症急性胰腺炎按不同时期给予相应的治疗,急性反应期病人存在休克、急性呼吸窘迫综合征(ARDS)、器官功能损害等,故该阶段的重点是以纠正代谢紊乱为主;而在全身感染期则需要肠外营养,保证胰腺得到充分的休息,再慢慢过渡到肠外营养联合肠内营养;残余感染期则以肠内营养为主,最后过渡到经口进食。根据营养治疗的过程一般是先肠外营养,后肠外营养与肠内营养联合应用,最后是肠内营养。

(1) 首先给予肠外营养(PN):在急性期,首选肠外营养,目的是通过禁食,保证胰腺充分"休息"。

1) 能量:先采用允许性低热卡[20~25kcal/(kg·d)],随着内环境的稳定,能量供给量适当增加,以 30~35kcal/(kg·d)为宜。

2) 碳水化合物:葡萄糖首选。葡萄糖静脉输注不影响胰腺的分泌或功能,高限 4~7mg/(kg·min) [5~6g/(kg·d)],需强化胰岛素治疗。在急性肠外营养时,应防止给予过多葡萄糖,以免产生过多的 CO_2 而加重代谢紊乱,可以用脂肪乳剂来补充能量。一般可选择糖脂比例为 1:1,供氮量在 0.2~0.3g/(kg·d),热氮比 150:1。

3) 脂肪乳:肝功能正常病人短期内使用可选择大豆油的长链脂肪乳,肝功能异常或严重应激反应的病人则可考虑选用中长链脂肪乳,结构脂肪乳或以橄榄油为基质的脂肪乳,必要时也可添加鱼油脂肪乳。橄榄油脂肪乳剂可以减轻重症病人的过氧化水平,增加蛋白质合成,减轻疾病严重度。加用鱼油脂肪乳剂,可保持细胞膜的完整性和稳定性,减少细胞因子的产生和释放。如为血脂过高病人则不适宜补充脂肪乳。

4) 氨基酸:作为肠外营养的氮源。提供 15%~20% 的总能量。氨基酸静脉输注不影响胰腺的分泌或功能。谷氨酰胺(Gln)是肠道最重要的能量来源,补充足够的 Gln 能促进肠道黏膜上皮增生和维持正常的通透性,防止细菌易位。经肠外途径补充谷氨酰胺双肽的剂量为 0.20~0.50g/(kg·d)。

5) 胰岛素:胰腺组织水肿、坏死,功能破坏,胰岛素分泌量相对不足,病人可出现高糖血症,常需补充外源性胰岛素。通常葡萄糖与胰岛素之比为(4~6)g:1U,可直接加在肠外营养液中。

6) 补充常量元素、微量元素和维生素:因较长时间禁食和应激时大量消耗,病人常出现钠、钾、钙、磷、镁等代谢紊乱和多种维生素缺乏,应注意及时补充。

7) 输注途径:包括周围静脉和中心静脉。短期(2周内)或中心静脉置管有困难时可选周围静脉,

图片:急性重症胰腺炎病人营养支持

长期、全量时宜选择中心静脉。

(2) 肠外营养与肠内营养并用:病人病情相对稳定,肠功能恢复后,应尽早进行肠内营养。研究发现,避开胃和十二指肠而将营养液直接注入空肠对胰腺外分泌无明显影响,距屈氏韧带 30cm 以上时对胰腺几无刺激作用。由于蛋白质和脂肪的分解产物氨基酸和脂肪酸可刺激肠黏膜上皮的 Ⅰ 型细胞释放 CCK 而刺激胰腺分泌,因此,空肠内低脂肪、要素配方的营养液可以最大限度地减少对胰腺外分泌的刺激,使胰腺处于休息状态,有利于胰腺炎症的恢复,现已成为急性胰腺炎肠内营养的标准模式。

(3) 肠内营养(EN)支持

1) 肠内营养配方的选择:在急性胰腺炎趋于稳定、肠蠕动恢复初期,可选择对胰腺刺激最小的氨基酸型或短肽型要素膳。随着消化功能恢复,再依次调换为半消化状态或整蛋白型的肠内营养制剂。

2) 投予途径:EN 起始阶段应选择对胰腺分泌刺激最小的空肠途径给予,随着病情稳定,消化吸收功能缓慢恢复,可经胃造瘘或鼻胃管途径,最后再恢复到经口进食。

3) 应用方法:①浓度与容量:从低浓度、低容量开始,滴注速率与总用量逐日增加,不足的能量与氮量由静脉补充。通常,肠内营养的起始浓度为 8%~10%,容量为 500ml/d,维持浓度为 20%~25%,容量为 2000~2500ml/d,最大浓度为 25%,容量为 3000ml/d,若在 3~5d 内达到维持剂量,说明胃肠道能完全耐受这种肠内营养。②速度:开始时滴速 20ml/h,后逐步增加,直至 100~120ml/h 维持,目前多主张通过营养泵连续 12~24h 输注肠内营养液。③温度:与体温接近为宜。冬天用前应加温,夏天暂不用的置冰箱冷藏,用前再加温。④堵管处理:在持续输注过程中,应每隔 4h 应用 20~30ml 温水冲洗导管,在输注前后也应冲洗。若温水冲洗无效,则可采用活化的胰酶制剂、碳酸氢钠冲洗,也可用特制的导丝通管。

(4) 经口进食:病人的感染与并发症(瘘)已得到控制,营养供给是在维持量基础上增加补充量以促进机体康复。在开始进食的 24h 内,每 4h 给予无热能的液体 100~300ml,如能耐受,可给予含营养素的等量液体;如果病人反应尚可,3~4d 后给予软食,最后给予固体食物。所有膳食含的碳水化合物供能超过 50%,每餐热能逐渐从 160kcal 增加至 640kcal。恢复经口饮食后应避免高脂肪、高动物蛋白及辛辣刺激性食物。

(5) 食谱示例:急性胰腺炎低脂流质饮食食谱示例见表 6-29。

表 6-29 急性胰腺炎低脂流质饮食食谱示例

餐次	食谱名称	原料名称和用量
早餐	米汤	大米粉 10g
加餐	橘汁	鲜橘汁 200g
午餐	鸡蛋白汤 番茄汤	鸡蛋白 50g 番茄 150g
加餐	红枣汤	红枣 25g
晚餐	粳米汤	粳米 10g、食盐 2g
加餐	藕羹	藕粉 25g

2. 慢性胰腺炎营养防治　通常以适量优质蛋白、丰富维生素、低脂、无刺激性半流质或软饭为宜。

(1) 充足的能量:每日需供给 2500~3000kcal。可根据病人的情况,有针对性调整饮食。

(2) 控制脂肪:每天脂肪摄入不超过 30g,病情好转后可适量增加,但不超过 50g。避免富含脂肪食物,如肉汤、油条、干果、肥肉、奶油点心、炸鸡、炸花生米等。食物的烹调应以蒸、煮、氽、熬、拌、烩等方法。

(3) 质优量足的蛋白质:选用含脂肪少、生物价高的蛋白质食物,豆浆、豆制品、脱脂奶、鱼类、猪肝、鸡肉、瘦肉、蛋清等。每日供给 100~120g 蛋白质,其中优质蛋白质约占半数。

(4) 充足的碳水化合物:碳水化合物作为能量的主要来源,多用易于消化吸收的糖类,如蔗糖、红糖、蜂蜜、藕粉、杏仁茶、粉丝、粉皮以及栗子、莲子、芡实等都可酌量采用。

(5) 丰富的微量营养素:病人由于脂肪泻、疾病应激、治疗用药等影响,微量营养素有不同程度的缺乏,尤其是脂溶性维生素(维生素 A、维生素 D、维生素 E、维生素 K)和维生素 B_{12}、维生素 C 及叶酸、钙、铁等需及时补充。蔬菜可选用土豆、菠菜、胡萝卜、豇豆、莴笋、苦菜等。

(6) 饮食要有规律,且适量:少食多餐,防止过饱、过饥、暴饮暴食。

(7) 绝对禁酒:纵酒是慢性胰腺炎的主要原因,饮酒可加速疾病的发展。戒酒可延缓疾病的进展。

(8) 忌用刺激性食物:忌用生冷、不易消化以及刺激胃液分泌的食物,如鸡汤、鱼汤、蘑菇鲜汤、咖啡、咖喱、辣椒粉、胡椒、芥末等,忌用苤蓝、萝卜、洋葱、韭菜等易胀气的蔬菜。烹调加工应使菜肴清淡、细碎、柔软。慢性胰腺炎食谱示例见表6-30。

表 6-30 慢性胰腺炎食谱示例

餐次	食谱名称	原料名称和用量
早餐	粥	大米 50g
	馒头	面粉 70g
	鸡蛋	鸡蛋 60g
	凉拌绿豆芽	红腐乳 20g、绿豆芽 25g
午餐	米饭	粳米 150g
	清蒸鱼	黄鱼 100g
	肉末炒甜椒	瘦猪肉 40g、粉丝 3 g、甜椒 125g、豆油 10g
晚餐	米饭	粳米 150g
	牛肉炖胡萝卜	牛肉 50 g、胡萝卜 40g
	千张青菜汤	青菜 125g、千张 100g、香油数滴
加餐	牛奶	200ml

(卢惠萍 金如燕)

思考题

1. 吴某,男,35 岁,身高 178cm,体重 90kg。平素喜食肉和油腻食物,下班后经常与朋友聚会喝酒,平均一日喝啤酒 5 瓶。参加单位组织的体检,检查结果血脂偏高。

请:

(1) 分析吴某的营养问题。

(2) 对吴某进行营养指导。

2. 吴某,男,18 岁,身高 175cm,体重 102kg。平素喜食肉和油腻食物,查体结果示:血压 160/95mmHg。近日感疲乏、头晕,遂来医院营养科就诊,人体脂肪含量测定结果示:身体脂肪率 35%,诊断为肥胖。

请:

(1) 确定病人的肥胖程度。

(2) 为确定病人的肥胖类型,需要做哪些工作?

(3) 对病人进行营养指导。

3. 许某,女,57 岁,退休,查体发现血糖增高 5 年,无明显食欲亢进,身高 156cm,体重 65kg。平素口服二甲双胍控制血糖在 7mmol/L。诊断:2 型糖尿病。

请:

(1) 为病人制定标准营养食谱。

(2) 对其进行营养指导。

思路解析

扫一扫,测一测

第七章 膳食营养与肿瘤防治

 学习目标

1. 掌握肿瘤常见症状的营养膳食原则。
2. 熟悉肿瘤的膳食预防作用。
3. 了解肿瘤的膳食营养相关因素、常用的营养免疫制剂及组合使用。
4. 具有减轻病人的痛苦、关爱病人的职业素养。

第一节　膳食营养相关因素

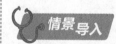 **情景导入**

病人,56 岁,女性,66kg,已婚,肥胖,喜食高脂肪、高碳水化合物饮食,无意中发现右乳孤立肿块,未哺乳,父亲患"胃癌"。诊断:乳腺癌。

请思考:

1. 肥胖会诱发乳腺癌吗? 诱发乳腺癌的饮食因素有哪些?
2. 如何在乳腺癌治疗期间合理使用营养免疫制剂?
3. 如何为乳腺癌病人制定合理的个性化营养治疗方案?

肿瘤是机体在各种致癌因素作用下,恶性细胞不受控制地进行性增长和扩散,浸润和破坏周围正常组织,可以经血管、淋巴管和体腔扩散转移到身体其他部位的疾病。

一、促发因素

常见的致癌因素有化学因素、物理因素、生物因素、免疫功能状态、饮食及精神因素等。如多环芳烃中的苯并芘、N- 亚硝基化合物、二噁英等化学性致癌物质。

(一)膳食营养成分与肿瘤的关系

恶性肿瘤的发病原因中膳食营养因素约占 1/3,并且在肿瘤的发生、发展恶化、治疗等过程中均发挥不可替代的作用。营养与肿瘤的关系见表 7-1。

表 7-1　营养与肿瘤的关系

营养	与肿瘤发生的关系
脂肪过多	增加结肠直肠癌、前列腺癌、卵巢癌及乳腺癌的危险性
蛋白质	蛋白质摄入量增加至正常量的 3 倍,可增强化学物质诱发肿瘤的现象;低蛋白质摄入者,食管癌和胃癌的发生率较高
膳食纤维缺乏	与结肠癌、胰腺癌、乳腺癌发病有关
维生素 A 缺乏	与食管癌、肺癌、皮肤癌、胃癌、结肠癌发病有关
维生素 E 缺乏	与白血病、口腔癌、前列腺癌、淋巴瘤、腺瘤等发病有关
维生素 C 缺乏	与食管癌、口腔癌、胃癌、宫颈癌等发病有关
维生素 B 缺乏	与肝癌、膀胱癌、胃癌和白血病等发病有关
叶酸缺乏	与结肠直肠癌、乳腺癌等发病有关
钙缺乏	与结肠直肠癌、腺瘤等发病有关
硒缺乏	与卵巢癌、肺癌、结肠直肠癌、前列腺癌等发病有关

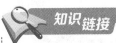 知识链接

增加和减少肿瘤危险的膳食因素

证据强度	增加危险	减少危险
肯定	超体重 / 肥胖 乙醇 黄曲霉素 中国式咸鱼 红肉 / 咸肉	正常体重 限量饮酒 防治霉变 新鲜鱼类 蔬菜、水果
很可能	腌制食品 / 盐 热饮料 / 食物	低盐饮食 食不过热

(二) 食品存储及加工过程中产生的致癌物质

食品加工过程中产生的致癌物质见表 7-2。

表 7-2　食品存储及加工过程中产生的致癌物质

致癌物质	与肿瘤发生的关系
糖精	与膀胱癌发病有关
聚氯乙烯	与胃癌、中枢神经系统的肿瘤发病有关
黄曲霉素	与食管癌、肝癌发病有关,在霉变的谷类、花生、玉米、植物油中较多
亚硝胺	与消化道癌症发病有关。储存过久和腐烂的蔬菜、腌制食品、香肠火腿、咸肉等产品中较多
丁烃茴香醚	可致消化道癌症。是油脂和饼干加工使用的保护剂
多环芳烃	可致肺癌、白血病、胃癌

图片:致癌因素

 课堂讨论

在你或你的家庭膳食中是否有肿瘤的促发因素存在?

二、保护性因素与免疫

（一）常用的抗肿瘤食物

1. 菌藻类食品　如香菇、冬菇、金针菇等富含多糖菌类具有抗癌作用。

2. 新鲜蔬菜　豆芽中含有叶绿素,可防止直肠癌和其他癌症的发生。四季豆含有植物血凝素（PHA）,对移植性肿瘤,如库肯勃瘤、艾氏腹水癌等均有抑制作用。卷心菜、南瓜、豌豆、莴笋等蔬菜中含有能破坏亚硝胺的物质。莼菜含维生素 B_{12}、天门冬素、多羧戊糖及海藻多糖碱,尤以海藻多糖碱能有效地阻止癌细胞的增生。

3. 新鲜水果　苹果除含有苹果酸、柠檬酸、酒石酸外,还含有大量膳食纤维、果胶与致癌性放射性物质结合,有防癌作用;大枣有抑癌作用;无花果是较好的抗癌食品。

4. 鱼类　鱼类含有丰富的锌、硒、钙、碘等物质,具有防癌的作用。其中青鱼富含核酸类物质,同样具有防癌作用。

5. 奶类　牛奶、羊奶等奶类均含有某些防癌的物质。

6. 人参　人参中的蛋白合成促进因子,可抑制人体胃癌、胰腺癌、结肠癌、乳腺癌,连续服用 3 个月,多数病人症状改善,使寿命延长。

7. 大豆　大豆中含有异黄酮,由于其特殊的氨基酸模式、蛋白酶抑制剂和植酸等成分,可推迟或预防肿瘤的发生。尤其是异黄酮、染料木黄酮和黄豆苷原有防癌作用。

8. 茶叶　茶叶尤其是绿茶,含有茶多酚及黄酮类物质,经常饮茶有一定的防癌作用。

具有预防肝癌的食物

牛奶:富含钙和维生素 D,在肠道内能与致癌物质相结合,清除其有害物质。

葱头:葱头中含有谷胱甘肽以及多种维生素,对肝癌有防御作用。

酸奶:酸奶含有的乳酸菌,可抑制和杀灭肠道内的腐败菌,减少肠道内的有毒物质,可抑制肝癌细胞的生长。

大蒜:含有脂溶性挥发性油,能激活巨噬细胞,提高机体的抗癌能力,并且大蒜含有硫化合物,具有杀灭肿瘤细胞作用。

（二）营养与免疫

免疫系统是机体清除异种抗原及肿瘤细胞的重要防线,研究发现营养失衡可导致机体免疫功能紊乱,产生有利于肿瘤生长的内在环境,诱发并促进肿瘤生长。尤其是乳腺癌、胃癌、肺癌、结直肠癌、前列腺癌等,是营养免疫关联性肿瘤的典型病种。临床上,免疫营养素在肿瘤综合治疗中所发挥的重要性,让人们深刻认识到营养与肿瘤免疫之间的重要关系。

目前临床上常用免疫营养素包括微量元素（锌、硒）、植物素（茶多酚）、不饱和脂肪酸（ω-3 PUFA）、氨基酸类（谷氨酰胺、精氨酸）等。

（殷忠义）

第二节　恶性肿瘤的膳食指导原则与营养支持

一、恶性肿瘤的膳食指导原则

预防肿瘤的发生,饮食的卫生比饮食的营养更重要。饮食中有些成分如亚硝酸盐在细菌的作用下会转变为亚硝胺,成为致癌物质。尤其是植物类食物一定要保持新鲜、清洁,避免因受细菌、真菌的污染而引起食物腐败变质和产生致癌物质。我们国家卫生和计划生育委员会专门发布了《恶性肿瘤病人膳食指导》。

（一）恶性肿瘤病人膳食指导原则

1. 合理膳食，适当运动。

2. 保持适宜的、相对稳定的体重。

3. 食物的选择应多样化。

4. 适当多摄入富含蛋白质的食物。

5. 多吃蔬菜、水果和其他植物性食物。

6. 多吃富含矿物质和维生素的食物。

7. 限制精制糖摄入。

8. 肿瘤病人抗肿瘤治疗期和康复期膳食摄入不足，在膳食指导后仍不能满足目标需要量时，建议给予肠内、肠外营养支持治疗。

（二）恶性肿瘤病人能量和营养素推荐摄入量

1. 能量 一般按 20~25kcal/（kg·d）（非肥胖病人的实际体重）来估算卧床病人的能量；按 30~35kcal/（kg·d）（非肥胖病人的实际体重）来估算能下床活动病人的能量，再根据病人的年龄、应激状况等调整为个体化能量值。

2. 蛋白质 一般可按 1~1.2g/（kg·d）（非肥胖病人的实际体重）给予，严重营养消耗者可按 1.2~2g/（kg·d）（非肥胖病人的实际体重）给予。优质蛋白（动物性蛋白、大豆蛋白）占 50% 以上。

3. 脂肪 脂肪供能占总能量 35%~50%。推荐适当增加富含 ω-3 及 ω-9 脂肪酸食物。

4. 碳水化合物 碳水化合物供能占总能量 35%~50%。

5. 水 水（饮水和食物中所含水）一般按 30~40ml/（kg·d）给予，使每日尿量维持在 1000~2000ml。有心、肺、肾等脏器功能障碍的病人特别注意防止液体过多。

6. 矿物质及维生素 参考同龄、同性别正常人的矿物质及维生素每日推荐摄入量给予。在没有缺乏的情况下，不建议额外补充。

（三）恶性肿瘤病人的食物选择

1. 谷类和薯类 保持每天适量的谷类食物摄入，成年人每天摄入 200~400g 为宜。在胃肠道功能正常的情况下，注意粗细搭配。

2. 动物性食物 适当多吃鱼、禽肉、蛋类，减少红肉摄入。对于放化疗胃肠道损伤病人，推荐制作软烂细碎的动物性食品。

3. 豆类及豆制品 每日适量食用大豆及豆制品。推荐每日摄入约 50g 等量大豆，其他豆制品按水分含量折算。

4. 蔬菜和水果 推荐蔬菜摄入量 300~500g，建议各种颜色蔬菜、叶类蔬菜。水果摄入量 200~300g。

5. 油脂 使用多种植物油作为烹调油，每天在 25~40g。

6. 食盐 每日食用量不超过 6g，如果病人有肾功能损害应根据病人实际情况给予。

7. 其他 ①避免酒精摄入；②限制烧烤（火烧、炭烧）/腌制和煎炸的动物性食物；③肿瘤病人出现明确的矿物质及维生素等营养素缺乏时，在寻求医学治疗的同时，可考虑膳食强化而补充部分营养素。

防癌从养成健康生活方式开始

不要过咸：减少食盐、盐腌制品，多吃新鲜蔬菜、水果，可以减少胃癌的发病率。亚硝酸盐是导致肿瘤的第一杀手，它存在于不新鲜的蔬菜、腌制的火腿、泡菜中。

不要过细：现代人吃的粮食过于精细，膳食纤维的摄入量大大降低。粗粮、麦片、芹菜、木耳等富含膳食纤维，可以预防肠癌发生。

不要过油：油、动物蛋白的摄入量增加，乳腺癌、大肠癌、胰腺癌、前列腺癌的发病率就会上升。高温煎炸食物会产生苯并芘、杂环胺类化合物和丙烯酰胺，与妇女乳腺癌可能相关。

二、恶性肿瘤病人的营养治疗

（一）营养治疗的目的及肿瘤营养评价

营养治疗的目的是补充或提供足够的营养底物，预防或治疗营养不良；保持适宜体重；解决病人耐受治疗问题；使与营养相关副作用和并发症降到最低；保护机体免疫功能，降低感染风险；有助于康复，最大限度提高病人生存质量为主旨。

微课：肿瘤患者主观整体营养评估

病人在进行营养治疗前必须进行肿瘤营养评价，这是营养治疗的前提。根据我们国家最新颁布的行业标准《肿瘤病人主观整体营养评估》，所采用的评价办法是 PG-SGA。它由病人自我评估及医务人员评估两部分组成，具体内容包括体重、进食情况、症状、活动和身体功能、合并疾病、应激、体格检查 7 个方面，前 4 个方面由病人自我评估，后 3 个方面由医务人员评估。

（二）营养治疗的原则

"当胃肠有功能时首选肠内营养，胃肠道功能没有或者障碍时使用肠外营养"。如果口腔进食量低于正常需要量的 60% 的时间达到或预期达到 5~7d 以上时，就应该尽早给予营养支持，可以根据病人实际需要选择肠内营养或者肠外营养支持。当病人可以自主进食时应鼓励病人采用饮食营养支持。

（三）营养治疗的方式选择

1. 根据病人实际情况选择最舒适、最科学的途径。

2. 遵循"只要肠道功能存在，应首先使用肠道途径"的原则。

3. 肠道途径应根据病人消化和吸收情况决定。首先鼓励病人自主进食，不足或不能时，采用鼻饲。

4. 如存在消化道梗阻、高位和高排量肠瘘、消化道出血、广泛黏膜炎、严重肠道功能紊乱或不能耐受肠内营养的，需给予肠外营养。

5. 预期手术后需较长时间营养支持者，主张术中经空肠造瘘留置营养管。

6. 需长时间营养支持的肿瘤病人，如无经腹手术机会，主张内镜经皮经胃留置营养管于十二指肠或空肠，便于肠内营养。

（四）家庭营养治疗

家庭营养治疗在我国还是一个全新的营养治疗模式，它符合我国人民生活习惯需求，其组成团队成员由医师、营养师、护士、药剂师等组成。在营养支持团队中医师负责整个营养治疗团队，药剂师负责鉴别肠外肠内营养液的不相容和药物 - 营养素相互作用，护士负责建立营养支持途径以及给予鼻饲管相关的护理工作，营养师负责提供营养评估和膳食管理计划。家庭营养治疗模式亦符合我们国家养老需求，可以在日后工作实践中大力发展。

三、恶性肿瘤病人营养膳食治疗

（一）不同时期恶性肿瘤病人的营养膳食治疗

1. 化疗期营养治疗　机体反复多次接受化疗必然会加重营养不良，导致机体免疫力下降，体重下降，进而影响病人的预后和生活质量。化疗病人营养治疗的重点：①食物要少而精；②多吃富含维生素 C 和维生素 A 丰富的食物；③少食多餐；④对症调理饮食以调整病人食欲；⑤饮食清淡、易消化；⑥化疗当天增加饮水量，每天在 2500ml 以上；⑦食物多样化做到每日至少摄入 12 种食物；⑧烹调方法：清淡、少油腻，避免油煎、油炸、熏烤等食物；⑨增加营养免疫制剂谷氨酰胺、精氨酸等。

2. 放疗期营养治疗　放疗可导致全身反应，出现一系列的功能紊乱与失调；可通过作用于胃肠道而出现消化道不良反应，如恶心、呕吐、厌食、食后胀满及营养吸收障碍等；局部反应有皮肤、黏膜不同程度的损害。放疗病人营养治疗的重点：①卧床休息、多饮水，每天 1500~2000ml，以利代谢物的排泄；②少食多餐，吃易消化的食物，每天 4~6 餐，可给予半流食、软食；③增加蛋白质，动物性蛋白占 2/3 以上；④适当限制脂肪，全天用油 25g 左右；⑤增加维生素丰富的食物；⑥给予增强免疫力的食物，香菇、冬菇、金针菇、木耳等；⑦适当增加抵御射线的食物，如海带、紫菜等；⑧烹调方法以蒸、煮、炖、炒、拌、烩、熘等方法为佳，避免油炸、爆炒、油浸、熏、烤等方法。

3. 肿瘤晚期营养治疗　晚期肿瘤病人能量的消耗量大于摄入量，再加上恶心、呕吐、腹胀等原因造成饮食摄入过少，此时病人营养状况极为不良，免疫功能极度下降，病人抗氧化能力很低，血液脂质

笔记

过氧化物明显升高。故对晚期肿瘤病人治疗原则是:提高其进食能力,增加其食欲,提高其免疫功能及抗氧化能力;调整其他器官功能,增加人体抵抗力,达到延长生存期和提高生活质量的目的。可以采用中医药膳和营养素结合治疗,可能是达到此目的重要方法。根据祖国医学,益气养阴药含有多糖类成分的有提高免疫功能的作用。此外,养阴药中不少药物有较好抗氧自由基作用,再结合营养素供给,可帮助纠正营养不良,且供给抗氧化自由基营养素,如类胡萝卜素、维生素 E、维生素 C、硒等。如果病人在不能进食的情况下,可以采用肠内营养或者肠外营养治疗。在病人肠道功能尚可的情况下,首先考虑肠内营养支持。如果肠内营养还不够,可以给予肠外营养,但应特别注意出血和感染的危害。

4. 癌症厌食恶病质综合征营养治疗　癌症厌食恶病质综合征(cancer anorexia-cachexia syndrome, CACS)是肿瘤病人中以发生营养极度不良、消瘦、肌肉萎缩、乏力、贫血、低蛋白血症等后体重下降为主要临床表现的综合征,是一种系统性炎性反应综合征。过去认为 CACS 是由肿瘤本身或长期饥饿导致能量消耗增加所引起,现一般认为是由肿瘤病人细胞因子的释放及肿瘤释放复合物导致的代谢异常所引起,或许中枢神经系统也参与其中。营养代谢异常也是 CACS 发生的重要因素,如蛋白质代谢异常、碳水化合物代谢异常、脂肪代谢异常、维生素代谢异常、微量元素代谢异常等。如何纠正这些营养代谢异常也是治疗 CACS 的关键,这就势必要选择正确的营养治疗方案。

微课:癌症厌食恶病质综合征营养治疗

(二) 临床常见恶性肿瘤的营养膳食治疗

1. 乳腺癌　乳腺癌已经成为我国女性第一大发病肿瘤,对女性的危害极大。膳食营养因素在乳腺癌的发生、发展过程中起着重要的作用。建议女性每天进行不少于 30min 的有氧运动锻炼,并维持理想体重,避免肥胖,尤其是腹型肥胖;膳食方式仍然坚持平衡膳食的原则,以食物多样化,尽可能多的进食蔬菜(400~500g/d),水果;增加摄入粗加工食物,减少脂肪的过量摄入(脂肪占总热量的 20% 以内);并减少乙醇的摄入。坚持上述健康的饮食与运动方式不仅能预防乳腺癌的发生,还能降低乳腺癌的复发率。

2. 肺癌　肺癌作为世界上高发的一种恶性肿瘤。目前,营养学界对于肺癌的营养初级预防、二级预防、三级预防已经深入研究。根据国内外研究的结果,建议应多进食新鲜的蔬菜、水果类,减少红肉及加工类肉制品的摄取。其中,十字花科类蔬菜被公认为具有预防肺癌的作用,尤其在吸烟人群与职业接触化学毒物的人群中更加明显。WCRF/AICR 发布的《食物、营养、运动与癌症预防》的报告中明确指出,目前的证据还证明饮用水中的砷过量会引发肺癌的风险,因此,在日常生活中要保证饮水要符合卫生标准。放化疗的病人容易引起厌食、呕吐和营养不良,此时应在放化疗前给予口服鱼油(EPA2.2g/d)、ω-3PUFA 营养补充剂可以有效地缓解营养不良症状。如果病人需要手术治疗,应在病人手术前给予营养干预,可以有效地减轻术后并发症。

3. 食管癌　我国是食管癌高发地区,发病年龄多在 40 岁以上,男性多于女性。90% 以上是鳞癌,少数为腺癌。与吸烟、酗酒、各种因素导致食管的局部损伤,食物中亚硝胺类化合物的慢性刺激、微量元素的缺乏以及肥胖症等多个因素有关。食管癌病人需要改变不合理的饮食习惯,这是预防食管癌发生的一个基本措施。膳食方式仍然坚持平衡膳食,食物多样化的原则。平时尽量避免或减少腌制、霉变、过烫食物的摄入;尽可能多地摄入蔬菜、水果(400~800g/d);并减少乙醇的摄取量。每天进行不少于 30min 的有氧运动锻炼;维持理想体重,避免全身肥胖及腹型肥胖等均有助于预防食管癌的发生。食管癌的病人在术后可以给予常规的营养免疫制剂,如:谷氨酰胺、ω-3PUFA、鱼油、精氨酸等。病人在手术后应该尽早地行肠内营养治疗,可以有效预防黏膜的损伤,增强肠道屏障功能。

4. 胃癌　是消化系统常见的恶性肿瘤之一。目前已经证实腌制、霉变、含盐量高的食物是胃癌的致病因素之一。因此,平时尽量避免或减少这类食物的摄入,尽可能多地摄入蔬菜、水果、豆类食物及其制品,多饮用绿茶等饮食习惯均有助于预防胃癌的发生。而对于额外营养素的补充能否有效预防胃癌,或令胃癌病人获益,目前尚无定论。食管癌的病人在术后可以给予常规的营养免疫制剂,采用谷氨酰胺、ω-3PUFA、核酸、精氨酸四种联合营养治疗。围手术期能量的供给量为:卧床病人 30kcal/(kg·d),非卧床病人 35kcal/(kg·d)。手术过程中常规实施导管空肠造瘘,在行肠内营养治疗时,肠内营养液的选择应该加入富含 ω-3 脂肪酸配方,此对预防恶病质有积极作用。病人在胃大部切除后应该积极预防"倾倒综合征"的发生。

5. 结直肠癌　合理的膳食营养有助预防结直肠癌的发生,并且使结直肠癌的病人获益。膳食方式应尽可能多的进食蔬菜、水果(400~800g/d);增加摄入粗加工食物,减少红肉类及加工肉制品的摄入(脂肪占总热量的 20% 以内);并减少乙醇的摄取量。每天进行不少于 30min 的有氧运动锻炼;维持理想体重,避免全身肥胖及腹型肥胖。现有的资料表明适当联合补充钙与维生素 D 的制剂有助预防结直肠癌的发生。结直肠癌病人在放疗期间如果出现营养不良,应该立即给予营养支持,方案的首选为肠内营养支持,而且早期进食及微创手术可以有效地改善病人营养状况。

6. 胰腺癌　发病比较隐匿,病人在早期均无明显不适症状,漏诊、误诊率较高。在目前对胰腺癌仍没有明确有效的治疗手段的情况下,最好的方法还是以预防为主。预防的措施中,合理的膳食营养显得尤为重要。膳食方式仍然坚持平衡膳食的原则,以食物多样化,尽可能多的进食蔬菜、水果(400~800g/d);增加摄入粗加工食物,减少脂肪的过度摄入(脂肪占总热量的 20% 以内);减少乙醇的摄入,维持理想体重,避免肥胖,尤其是腹型肥胖。对于已经确诊的胰腺癌病人,适当补充 ω-3 多不饱和脂肪酸有助改善体重下降甚至恶病质的状态。

7. 鼻咽癌　放、化疗期间病人,应选用容易消化、营养丰富、新鲜美味的食品。应改变不良膳食习惯,应尽量少吃或不吃罐头、腌腊制品、添加剂、熏烤食品等含有致癌物质的食品,应特别强调从婴儿起就开始食用健康食物,不食咸鱼、腌菜等易致肿瘤的食物。多吃防肿瘤健体的天然食物,如经常饮茶,尤其是绿茶,能阻止致癌物质亚硝胺在体内的合成。重视补充具有防肿瘤作用的微量元素如铜、硒等,蛋黄、贝壳类、甲鱼、黑木耳等铜含量较为丰富。伴有胃肠功能障碍病人应该采取肠外营养或者肠外营养 + 肠内营养联合营养治疗。

8. 前列腺癌　男性肿瘤致死癌症中排名第二位。西方发达国家的发病率远高于我国。营养膳食预防的目的是防止发生的前列腺癌再次复发,延长前列腺癌病人的生存期等几大方面的影响。根据目前的资料,可以认为肥胖会促进前列腺癌的发生;而增强体育运动不仅能减轻体重,还能改善前列腺癌病人的生活质量。预防前列腺癌的发生与发展的膳食应以蔬菜、水果为主;多进食加热后的番茄、番茄酱或番茄制品;减少红肉类食物、脂肪、饱和脂肪酸的摄入。摄入于硒、维生素 E、茶多酚、白藜芦醇的食物在一定程度上有益于前列腺癌的预防。前列腺癌病人应该控制钙剂的摄入,维持正常需要量之外不需要额外经行补充。

9. 血液系统肿瘤及造血干细胞移植　预处理病人应根据放射剂量的大小、病情轻重、病程阶段及个体差异进行膳食配制。供给足够营养,给予高能量、高蛋白、高维生素膳食,注意产能营养素分配比例。给予细软易消化的食物,避免机械性和化学性刺激的食物,少量多餐,膳食要逐渐加量,以保护胃肠功能。供给无菌膳食,骨髓移植前后病人白细胞数目明显减少、吞噬能力下降、抗体减少、免疫功能减低,极易发生感染。因此,所进食的食物需经消毒处理后食用。当病人胃肠道功能损坏时,应该选择肠外营养进行营养支持。在接受肠外营养的造血干细胞移植的病人,在营养配方中应加入谷氨酰胺。在胃肠道功能恢复后应该尽早给予肠内营养支持,在营养配方中同样加入谷氨酰胺。

(殷忠义　季兰芳)

思考题

1. 小张和小红结婚已经 8 年了,当时父母为他们的婚房精心装饰,又买了新车,双方皆大欢喜,第二年就添加了一个活泼可爱的女儿,今年女儿 7 岁,上一年级了。好景不长,女儿近半年来经常发热,脸色苍白伴有虚肿,皮肤上经常有出血点,当时医生把她作为感冒治疗,效果不理想,3d 前女儿突然恶心、呕吐,呕出带血的食物。他们把女儿立即送进医院急诊,诊断为急性白血病。

请问:

(1) 上述案例中女儿引起白血病的主要原因是什么?哪些化学物质会引起白血病?

(2) 他们的女儿在医院进行化疗,由于化学药物的副作用进一步影响了她的食欲和精神状态,饮食上应如何配合治疗和增进食欲?

2. 有多种原因会引起恶性肿瘤,如食物食用不当、不注意食物的保洁、保存和有效期,受多种微生物、化学物质、农药和重金属元素的污染,还有不良的饮食习惯,经常吃腌制的、霉变的或者带有多种食物添加剂的食物均可诱发恶性肿瘤的发生。

请问:

(1) 食物摄入不合理,哪些营养成分会导致哪些恶性肿瘤的发生?

(2) 食物加工过程中产生的致癌物质、食物添加剂与哪些恶性肿瘤有关?

(3) 简述恶性肿瘤的发生,膳食上应从哪几方面来预防和调理?

思路解析

扫一扫,测一测

实训一　体格测量与评价

一、实训目标

学会体格测量方法,能够评价被测群体或个体的营养状况,为改善群体或个体的营养状况提供依据。

二、实训内容

对某高职院校一年级学生测量体重、身高、上臂围、皮褶厚度,并做出评价。

三、实训方法

1. 体重　测量前仔细检验仪器(磅秤或杠杆式体重计)是否合乎标准,是否将其平稳地放在地上,查看底踏板下的挂钩是否连接好,调整零点,确认已准确无误时开始测量。测量方法见图实 1-1。

被测者在测量之前 1h 内禁食,排空大小便。测量时脱去衣服、帽子和鞋袜,只穿背心(或短袖衫)和短裤,安静地站于秤盘中央。读数以 kg 为单位,记录至小数点后两位。

2. 身高　测量前应仔细检查身高计的立柱与木踏板是否成直角,固定是否牢靠,放置是否平稳,滑测板位置是否正确。并用 2m 长的刻度钢尺(精确到 mm)检查量具的刻度是否准确,若 2m 相差 0.5cm 以上则不能使用。身高测量见图实 1-2。

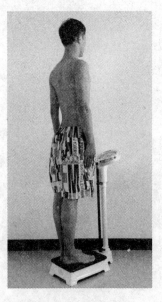 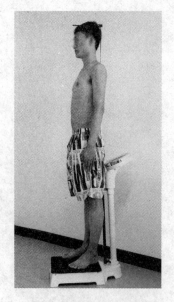

图实 1-1　体重测量　　　　　　　　图实 1-2　身高测量

测量时被测者应脱去鞋袜、帽子和衣服,仅穿单衣单裤,立于木板台上,取立正姿势。两眼平视前方,下颚微后收,胸部稍挺起,小腹微后收,两臂自然下垂,手指自然弯曲,两足跟靠拢,脚尖向外张开约 60°。脚跟、臀部、两肩胛角间几个点同时接触立柱,使脊柱的投影正好重叠在测高的标尺上。测量者手扶滑板使之轻轻向下滑动,直到板底与颅顶点接触,此时再检查一次被测者的姿势是否正确,然后读滑测板底面立柱上所示的标高,以 cm 为单位,记录至小数点后一位。

3. 上臂围　左臂自然下垂,用软尺先测出上臂中点的位置,然后测上臂中点的周长,读到 0.1cm。上臂围测量见图实 1-3。

4. 皮褶厚度　首先将皮脂厚度计仪器圆盘内指针调整到圆盘刻度表上的"0"位。然后将皮脂厚度计两个接点间的压力调节到国际规定的 $10g/mm^2$ 的范围。皮脂计压力校正见图实 1-4。

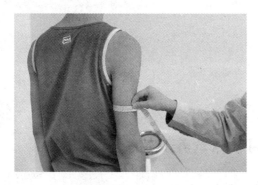

图实 1-3　上臂围测量

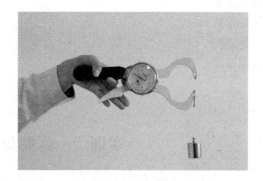

图实 1-4　皮脂计压力校正

测定时,受试者应着背心。实验者右手握皮脂计使两半弓形测试臂张开,左手拇指和示指将受试者所测部位的皮肤捏紧提起。拇、示指捏住提起时,拇指、示指间应保持适当距离。这样捏紧提起皮肤既包括皮肤亦包括皮下组织,但要防止将所在部位的肌肉也提起。为检查是否将肌肉也提起可令受试者主动收缩该部位的肌肉,此时肌肉即滑脱。然后将张开的皮脂计距离手指提起部位 1cm 处钳入,右手指将皮脂计的把柄放开 2s 即读出指针的数值 (mm),读数精确到小数点后一位,每个部位应重复测三次,常用的测量部位如下:

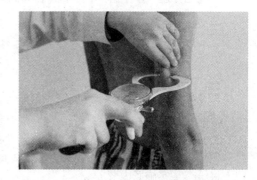

图实 1-5　三头肌皮褶厚度测量

(1) 三头肌部:右上臂背侧中点(右肩峰至尺骨鹰嘴连线之中点)上约 2cm 处。即肱三头肌肌腹部位。实验者立于受试者的后方,使受试者上肢自然下垂,实验者以左手拇指与示指、中指将皮肤连同皮下脂肪捏起,在距拇指约 1cm 处测量皮脂厚度,应注意皮脂计与上臂垂直。三头肌皮褶厚度测量图实 1-5。

(2) 肩胛下部:右肩胛角下方约 2cm 处。肩、腕不要用力,上肢自然下垂。测量方法同上。注意皮脂计与水平成 45°测量。肩胛下皮褶厚度测量见实 1-6。

(3) 脐部:受试者取立位,实验者用左手拇指及示指、中指将受试者距脐右侧 1cm 处的皮肤连同皮下脂肪沿正中线平行方向捏起成皱褶,不要用力加压,在距拇指约 1cm 处的皮肤皱褶根部用皮脂计测量。脐部皮褶厚度测定见图实 1-7。

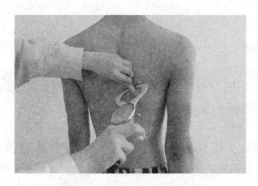

图实 1-6　肩胛下皮褶厚度测量

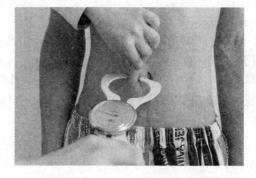

图实 1-7　脐部皮褶厚度测量

用皮脂计所测的皮下脂肪厚度是皮肤和皮下脂肪组织双倍之和。因此还应将所测数据的均值除以2,此结果才是该处皮褶厚度(mm)。

四、评价与思考

依据上述各项测量数据计算以下指标,并参照教材所列标准做出评价。

1. 标准体重。
2. 体质指数(BMI)。
3. 上臂肌围。
4. 皮褶厚度(三头肌、肩胛下、脐部)。

(林 杰)

实训二　医院见习临床营养支持

一、见习目标

通过见习进一步了解肠内/肠外营养制剂、营养液配制、营养支持实施方法。

二、见习方法

学生分成若干小组,到医院营养科、药房、静脉配置中心、肝胆胰外科病房见习肠内/肠外营养。

三、见习内容/步骤

【肠内营养】

(一) 案例导入

李某,75岁,男性,因"残胃癌"入院,经手术治疗后,病情稳定。医嘱:百普力500ml/d,肠内营养,连续滴注,护士将给李某实施肠内营养。

(二) 用物准备

治疗车、肠内营养泵、专用肠内营养管、肠内营养液(百普力500ml或其他营养液)、肠内营养标识、输液网套、鼻饲专用注射器、开瓶器、温开水适量、污物杯、污物桶、必要时备测温仪。

(三) 病人评估

交班护士处理医嘱:25床,李某,百普力500ml肠内营养,交给责任护士;责任护士到病房,先核对床号、姓名及饮食种类,然后评估病人。

护士:"您好,爷爷,我是您的责任护士小张,请问您叫什么名字,让我看看您的腕带,好吗? 现在感觉怎么样? "

病人:"我叫李某,现在感到'肚子'饿了,想吃东西。"

护士:"哦,现在您还不能吃。今天您的主管医生给您开了肠内营养液需要从您的营养管里输入,希望您能配合。"

病人:"好的。"

护士:"那好,爷爷,请您等一下,我去准备,一会儿过来。"

(四) 肠内营养液连续经泵输注

1. 解释核对　责任护士规范洗手后携用物来到病人身边,"李爷爷,您好,我现在为您做营养液的连续输注,请问您叫什么名字,我帮您把床摇起来,好吗? "(病情许可护士可以将床摇高至30°或更高。)

病人:"好的。"

2. 安置输注泵　检查肠内营养泵,将肠内营养泵放置床头柜上或床边的固定架上,接好电源;检查营养液,套上网套,用开瓶器撬开瓶盖;检查专用肠内营养管(使用前检查有效期、有无膨胀、外包装有无破损),插上专用肠内营养管并排气。

3. 连接和调节参数　打开电源开关→将肠内营养输注管连接在营养液和肠内营养管上→放入肠内营养输注泵→调节好速度 20ml/h(适应后最快可调至 120ml/h)。

4. 标识　管子起始端、莫菲氏滴管下端、靠近病人端、架子上悬挂肠内营养标识(原来鼻肠管上有高危标识),共 5 个标识。

5. 开始输注　按启动键开始肠内营养。

6. 交代注意事项　"李爷爷,营养输注泵我已经接好了,谢谢您的配合! 您先这样躺着,营养液是连续输注的,您要小心点,翻身等活动时注意防止管子脱出。我把呼叫器放在您的枕边,如果有什么不适请及时按呼叫器! 我也会经常来看您的,您好好休息。"

7. 洗手,记录　记录输注液的种类、总量及每小时用量。

【肠外营养】

(一) 案例导入

张某,67 岁,女性,因"胃癌伴幽门梗阻"入院,需手术治疗。术前医嘱要求给予肠外营养,护士将给张某实施肠外营养。

(二) 用物准备

注射盆、压脉带、无菌敷贴、配制好的营养液、一次性不含增塑剂的输液器、消毒用物品、污物杯、污物桶、免洗液、PDA。

(三) 病人评估

主班护士处理医嘱:36 床,张某,葡萄糖、氨基酸、脂肪乳、无机盐、维生素等 2000ml 肠外营养,交给责任护士;责任护士到病房,先核对床号、姓名,然后评估病人。

护士:"张阿姨您好,我是您的责任护士小何,请问您叫什么名字,让我看一下您的手腕带。今天感觉还好吗? 吐得多吗? "

病人:"我叫张某,吐了 2 次,有点多。"

护士:"哦,因为您吃了要吐不能吃东西,今天您的主管医生给您开了营养液,等会我会在你的手上打个留置针将营养液从您的静脉里输进去,时间会有点长,您可以先上个洗手间。"

(四) 配制营养液

1. 洗手、戴口罩、帽子,穿好隔离衣,带好手套等自身准备后,进静脉配置中心。

2. 接到肠外营养医嘱,药师进行审核,审核通过后准备相关的营养液制剂,第二人核对无误后将营养液制剂入静脉配置中心进行营养液配制。

3. 配制过程中严格执行无菌操作、执行三查七对、注意药物配伍禁忌。

4. 先将水溶性维生素、电解质、微量元素、胰岛素加入到葡萄糖液或氨基酸中(禁忌钙与镁或磷同时加入同一输液中,抽吸药液时注射器分开)。其余成分加入剩余葡萄糖或氨基酸。

5. 脂溶性维生素用脂肪乳溶解后加入脂肪乳剂中。

6. 先将上述的液体和所有氨基酸、葡萄糖液注入 3L 袋中,最后将上述脂肪乳剂的液体注入 3L 袋中,混合摇匀。

7. 再次核对,检查外观、排气,关闭输液端开关并封口,检查有无渗漏,贴上标签,写上配制日期、具体时间及配制者。

(五) 输注营养液

责任护士规范洗手后携用物再次来到病人身边,"阿姨,您好,现在我为您做营养液的输注,您准备好了吗? "

病人:"准备好了。"

护士:再次查对床号、姓名、用 PDA 扫描腕带及三腔袋上的条码确认患者身份,将营养液挂在输液钩或架上→排气→扎止血带→静脉选择→消毒→留置针穿刺→固定→注明穿刺日期、时间及签名→调节滴速→填写输液卡挂于床尾。

护士:"阿姨,留置针已经打好了,留在里面的是一根软管,可以放 3d,平时注意不要用手去抓、用水洗;不要用力过度和剧烈活动,以防管子滑脱;我已经调节好输液速度,您不要自己去调节,把呼叫器放在您的枕边,如果有什么不适请及时按呼叫器! 我也会经常来看您的。"

（六）整理用物

整理用物、洗手，注意观察输液情况。

四、评价与思考

1. 写出肠内营养/肠外营养输注的操作流程。
2. 通过临床见习，你觉得在肠内营养/肠外营养支持过程，可能会发生哪些并发症？如何防治？

（金如燕　季兰芳）

实训三　糖尿病患者的食谱编制

一、实训目标

通过为糖尿病患者编制一日食谱，掌握食谱编制的基本步骤和糖尿病营养防治的基本原则。

二、实训内容

糖尿病食谱编制（食品交换份法）

三、实训步骤

（一）案例导入

张先生，男，56岁，身高170cm，体重85kg，高级管理人员，患糖尿病4年。血糖控制不好，空腹血糖（FBG）7.8mmol/L，未出现明显并发症。试制定一日食谱。

（二）食谱编制方法

食谱编制应根据患者的病情、年龄、身高、体重、活动强度、有无并发症、饮食习惯及食品供应情况而定。

1. 了解食物交换份法　目前国内外广泛采用食物交换份法进行食谱编制。食物交换份法将食物分成六大类：主食类（即谷类、米面类）、蔬菜类、水果类、鱼肉类（含豆制品）、乳类（含豆浆）和油脂。每个食物交换份产生约90kcal能量，同类食物间可互换，以丰富食物种类。不同能量饮食的食物交换份（单位）及各类食物的交换份见表实3-1~表实3-7（摘自：蔡东联.实用营养师手册.北京：人民卫生出版社，2009）。

表实3-1　不同能量饮食的食物交换份

能量 kJ(kcal)	总交换份	主食类（份）	蔬菜类（份）	水果类（份）	鱼肉豆类（份）	乳类（份）	油脂类（份）
4185(1000)	12	6	1	0	2	2	1.0
5021(1200)	14.5	7	1	0	3	2	1.5
5858(1400)	16.5	9	1	0	3	2	1.5
6694(1600)	19	9	1	1	4	2	1.5
7531(1800)	21	11	1	1	4	2	2.0
8368(2000)	24	13	1.5	1	4.5	2	2

表实3-2　等值谷薯类交换表

食品名称	质量(g)	食品名称	质量(g)
大米、小米、糯米、玉米、薏米、高粱米、粳米	25	烧饼、烙饼、馒头	35
面粉、米粉、玉米粉、通心粉、藕粉	25	咸面包、窝窝头	35
各种挂面、龙须面、混合面、荞麦面	25	生面条	30
油条、油饼、燕麦片、苏打饼干	25	土豆、山药	125
绿豆、红豆、芸豆、干豌豆	25	湿粉皮、荸荠、藕	150
干莲子、粉条	25	鲜玉米（1个、带棒心）	200

注：每份谷薯类食品提供蛋白质2g，碳水化合物20g，脂肪0.5g，能量90kcal。根茎类以净食部分计算

表实 3-3　等值蔬菜类交换表

食品名称	质量(g)	食品名称	质量(g)
毛豆、鲜豌豆	70	白萝卜、青椒、茭白、冬笋	400
慈姑、百合、芋头	100	大白菜、圆白菜、菠菜、油菜、空心菜、苋菜、芹菜、韭菜	500
山药、荸荠、藕	150	茼蒿、冬瓜、苦瓜、黄瓜、丝瓜、茄子、番茄、西葫芦、莴笋、芥蓝、绿豆芽、鲜蘑、水发海带	
胡萝卜	200		
鲜豇豆、扁豆、洋葱、蒜苗	250		
南瓜、菜花	350		

注：每份蔬菜食品提供蛋白质 2g，碳水化合物 17g，能量 90kcal。每份蔬菜一律以净食部分计算

表实 3-4　等值水果类交换表

食品名称	质量(g)	食品名称	质量(g)
鲜枣	100	橘子、柚子、葡萄、柠檬、菠萝	200
柿子、香蕉、鲜荔枝	150	草莓、杨桃	300
鸭梨、杏、桃、苹果、猕猴桃、李子、樱桃、橙子	200	西瓜	500

注：每份水果食品提供蛋白质 1g，碳水化合物 21g，能量 90kcal

表实 3-5　等值鱼肉豆类交换表

食品名称	质量(g)	食品名称	质量(g)
瘦猪肉、猪排、猪肝	25	黄鱼、带鱼、鲫鱼、青鱼、青蟹	75
鸡肉、鸭肉、瘦牛肉、瘦羊肉、猪舌、鸽子、鲤鱼、鲢鱼、豆腐干、香干	50	鹌鹑、河虾、牡蛎、蛤蜊肉、兔肉、目鱼、鱿鱼、老豆腐	100
鸡蛋、鸭蛋	55	河蚌、蚬子、豆腐、豆腐脑	200

注：每份鱼肉豆类食物交换份提供蛋白质 9g，脂肪 6g，能量 90kcal

表实 3-6　等值奶类交换表

食品名称	质量(g)	食品名称	质量(g)
奶粉	20	无糖酸奶	130
脱脂奶粉、乳酪	25	牛奶、羊奶	160

注：每份乳类食物交换份提供蛋白质 4g，脂肪 5g，碳水化合物 6g，能量 90kcal

表实 3-7　等值油脂类交换表

食品名称	质量(g)	食品名称	质量(g)
豆油、玉米油、花生油(1 汤匙)	10	猪油、牛油、羊油、黄油	10
菜籽油、香油、红花油(1 汤匙)	10	花生米、核桃仁、杏仁、芝麻酱、松子、葵花子	15

注：每份油脂类食物交换份提供脂肪 9g，能量 90kcal

2. 食谱编制步骤

(1) 判断患者的体型：BMI=85÷1.7^2=29.4，BMI≥28，该患者体型肥胖。

(2) 计算标准体重：标准体重 =170–105=65（kg）

(3) 确定能量需要量和各类食物份数：按 20~25kcal/（kg·bw）计算，能量需要量 =65×20~25kcal=1300~1625kcal。因为该患者肥胖，按总能量为 1400kcal 设计食谱。参考表实 3-1 确定全天各类食物份数。

(4) 根据患者病情，确定餐次及每餐食物量，见表实 3-8。

表实 3-8　一天各类食物份及三餐分配

餐次	主食类(份)	蔬菜类(份)	鱼肉豆类(份)	乳类	油脂类
全天	9	1.0	3	2	1.5
早餐	3	0.3	1		0.5
午餐	3	0.4	1		0.5
晚餐	3	0.3	1		0.5
加餐				2	

(5) 制定食谱:根据表实 3-8 为该患者设计一日食谱,见表实 3-9。

表实 3-9　糖尿病病人一日营养食谱

餐次	内容	食物份数	食物用量(g)
早餐	玉米面发糕	玉米面 3 份	玉米面 75g
	海带炖豆腐	海带 0.1 份、豆腐 1 份	鲜海带 50g、豆腐 200g
		烹调油 0.5 份	烹调油 5g
	蒜泥西兰花	西兰花 0.2 份	西兰花 70g
午餐	二米饭	小米 1 份、大米 2 份	小米 25g、大米 50g
	肉丝苦瓜	瘦猪肉 1 份、苦瓜 0.2 份	瘦猪肉 25g、苦瓜 100g
		烹调油 0.5 份	烹调油 5g
	花生拌菠菜	花生仁 0.5 份、菠菜 0.1 份	花生仁 5g、菠菜 50g
加餐	牛奶	牛奶 2 份	牛奶 320g
晚餐	糙米饭	糙米 3 份	糙米 75g
	鱼丸萝卜汤	鲤鱼 1 份、萝卜 0.2 份	鲤鱼 50g、萝卜 80g
	清炒油菜	油菜 0.2 份、烹调油 0.5 份	油菜 100g、烹调油 5g

能量:1394kcal　蛋白质:61g　脂肪:41g　碳水化合物:206g

能量:1530Kcal　蛋白质:55g　脂肪:50.5g　碳水化合物:209g

四、评价与思考

以上述糖尿病病人一日营养食谱为基础,结合食物的含糖量、GI 值等用食品交换单位法,为此病人编制出一周食谱。

（杨　芳）

附录一 中国居民膳食蛋白质、碳水化合物、脂肪和脂肪酸的参考摄入值

年龄(岁)/生理阶段	蛋白质				总碳水化合物	亚油酸	α-亚麻酸	EPA+DHA
	EAR(g/d)		RNI(g/d)		EAR(g/d)	AI(E%)	AI(E%)	AI(mg)
	男	女	男	女				
0~	–	–	9(AI)	9(AI)	–	7.3(150mg[a])	0.87	100[b]
0.5~	15	15	20	20	–	6.0	0.66	100[b]
1~	20	20	25	25	120	4.0	0.60	100[b]
4~	25	25	30	30	120	4.0	0.60	–
7~	30	30	40	40	120	4.0	0.60	–
11~	50	45	60	55	150	4.0	0.60	–
14~	60	50	75	60	150	4.0	0.60	–
18~	60	50	65	55	120	4.0	0.60	–
50~	60	50	65	55	120	4.0	0.60	–
65~	60	50	65	55	120	4.0	0.60	–
80~	60	50	65	55	120	4.0	0.60	–
孕妇(早)	–	+0	–	+0	130	4.0	0.60	250(200[b])
孕妇(中)	–	+10	–	+15	130	4.0	0.60	250(200[b])
孕妇(晚)	–	+25	–	+30	130	4.0	0.60	250(200[b])
乳母	–	+20	–	+25	160	4.0	0.60	250(200[b])

注:①E%为占能量的百分比;②[a]为花生四烯酸,[b]为DHA;③未制定参考值者用"–"表示

附录二　中国居民膳食矿物质的推荐摄入量或适宜摄入量

年龄（岁）/生理阶段	钙 mg/d	磷 mg/d	钾（AI） mg/d	镁 mg/d	钠（AI） mg/d	铁 mg/d 男	铁 mg/d 女	锌 mg/d 男	锌 mg/d 女	碘 μg/d	硒 μg/d	铜 mg/d	氟（AI） mg/d
0~	200（AI）	100（AI）	350	20（AI）	170	0.3（AI）	0.3（AI）	2.0（AI）	2.0（AI）	85（AI）	15（AI）	0.3（AI）	0.01
0.5~	250（AI）	180（AI）	550	65（AI）	350	10	10	3.5	3.5	115（AI）	20（AI）	0.3（AI）	0.23
1~	600	300	900	140	700	9	9	4.0	4.0	90	25	0.3	0.6
4~	800	350	1200	160	900	10	10	5.5	5.5	90	30	0.4	0.7
7~	1000	470	1500	220	1200	13	13	7.0	7.0	90	40	0.5	1.0
11~	1200	640	1900	300	1400	15	18	10	9.0	110	55	0.7	1.3
14~	1000	710	2200	320	1600	16	18	12	8.5	120	60	0.8	1.5
18~	800	720	2200	330	1500	12	20	12.5	7.5	120	60	0.8	1.5
50~	1000	720	2000	330	1400	12	12	12.5	7.5	120	60	0.8	1.5
65~	1000	700	2000	320	1400	12	12	12.5	7.5	120	60	0.8	1.5
80~	1000	670	2000	310	1300	12	12	12.5	7.5	120	60	0.8	1.5
孕妇（早）	+0	+0	+0	+40	+0	—	+0	—	+2	+110	+5	+0.1	+0
孕妇（中）	+200	+0	+0	+40	+0	—	+4	—	+2	+110	+5	+0.1	+0
孕妇（晚）	+200	+0	+0	+40	+0	—	+9	—	+2	+110	+5	+0.1	+0
乳母	+200	+0	+400	+0	+0	—	+4	—	+4.5	+120	+18	+0.6	+0

注：未制定参考值者用"—"表示；"+"表示在同龄人群参考值上额外增加量

附录三　中国居民膳食维生素的推荐摄入量或适宜摄入量

年龄(岁)/生理阶段	维生素A μgRAE/d 男	维生素A μgRAE/d 女	维生素D μg/d	维生素E (AI)mg a-TE/d	维生素K (AI) μg/d	维生素B₁ mg/d 男	维生素B₁ mg/d 女	维生素B₂ mg/d 男	维生素B₂ mg/d 女	维生素B₆ mg/d	维生素B₁₂ mg/d	叶酸 μgDFE/d	烟酸 mgNE/d 男	烟酸 mgNE/d 女	维生素C mg/d
0~	—	300(AI)	10(AI)	3	2		0.1(AI)		0.4(AI)	0.2(AI)	0.3(AI)	65(AI)		2(AI)	40(AI)
0.5~	—	350(AI)	10(AI)	4	10		0.3(AI)		0.5(AI)	0.4(AI)	0.6(AI)	100(AI)		3(AI)	40(AI)
1~		310	10	6	30		0.6		0.6	0.6	1.0	160		6	40
4~		360	10	7	40		0.8		0.7	0.7	1.2	190		8	50
7~		500	10	9	50		1.0		1.0	1.0	1.6	250	11	10	65
11~	670	630	10	13	70	1.3	1.1	1.3	1.1	1.3	2.1	350	14	12	90
14~	820	620	10	14	75	1.6	1.3	1.5	1.2	1.4	2.4	400	16	13	100
18~	800	700	10	14	80	1.4	1.2	1.4	1.2	1.4	2.4	400	15	12	100
50~	800	700	10	14	80	1.4	1.2	1.4	1.2	1.6	2.4	400	14	12	100
65~	800	700	15	14	80	1.4	1.2	1.4	1.2	1.6	2.4	400	14	11	100
80~	800	700	15	14	80	1.4	1.2	1.4	1.2	1.6	2.4	400	13	10	100
孕妇(早)	—	+0	+0	+0	+0	—	+0	—	+0	+0.8	+0.5	+200	—	+0	+0
孕妇(中)	—	+70	+0	+0	+0	—	+0.2	—	+0.2	+0.8	+0.5	+200	—	+0	+15
孕妇(晚)	—	+70	+0	+0	+0	—	+0.3	—	+0.3	+0.8	+0.5	+200	—	+0	+15
乳母	—	+600	+0	+3	+5	—	+0.3	—	+0.3	+0.3	+0.8	+150	—	+3	+50

附录四　中国居民膳食能量需要量

年龄(岁)/生理阶段	能量(MJ/d)						能量(Kcal/d)					
	轻体力活动水平		中体力活动水平		重体力活动水平		轻体力活动水平		中体力活动水平		重体力活动水平	
	男	女	男	女	男	女	男	女	男	女	男	女
0~	-	-	0.38MJ/(kg·d)	0.38MJ/(kg·d)	-	-	-	-	90kcal/(kg·d)	90kcal/(kg·d)	-	-
0.5~	-	-	0.33MJ/(kg·d)	0.33MJ/(kg·d)	-	-	-	-	80kcal/(kg·d)	80kcal/(kg·d)	-	-
1~	-	-	3.77	3.35	-	-	-	-	900	800	-	-
2~	-	-	4.60	4.18	-	-	-	-	1100	1000	-	-
3~	-	-	5.23	5.02	-	-	-	-	1250	1200	-	-
4~	-	-	5.44	5.23	-	-	-	-	1300	1250	-	-
5~	-	-	5.86	5.44	-	-	-	-	1400	1300	-	-
6~	5.86	5.23	6.69	6.07	7.53	6.90	1400	1250	1600	1450	1800	1650
7~	6.28	5.65	7.11	6.49	7.95	7.32	1500	1350	1700	1550	1900	1750
8~	6.9	6.07	7.74	7.11	8.79	7.95	1650	1450	1850	1700	2100	1900
9~	7.32	6.49	8.37	7.53	9.41	8.37	1750	1550	2000	1800	2250	2000
10~	7.53	6.9	8.58	7.95	9.62	9.00	1800	1650	2050	1900	2300	2150
11~	8.58	7.53	9.83	8.58	10.88	9.62	2050	1800	2350	2050	2600	2300
14~	10.46	8.37	11.92	9.62	13.39	10.67	2500	2000	2850	2300	3200	2550
18~	9.41	7.53	10.88	8.79	12.55	10.04	2250	1800	2600	2100	3000	2400
50~	8.79	7.32	10.25	8.58	11.72	9.83	2100	1750	2450	2050	2800	2350
65~	8.58	7.11	9.83	8.16	-	-	2050	1700	2350	1950	-	-
80~	7.95	6.28	9.20	7.32	-	-	1900	1500	2200	1750	-	-
孕妇(早)	-	+0	-	+0	-	+0	-	+0	-	+0	-	+0
孕妇(中)	-	+1.25	-	+1.25	-	+1.25	-	+300	-	+300	-	+300
孕妇(晚)	-	+1.90	-	+1.90	-	+1.90	-	+450	-	+450	-	+450
乳母	-	+2.10	-	+2.10	-	+2.10	-	+500	-	+500	-	+500

注:①未制定参考值者用"-"表示;"+"表示在同龄人群参考值上额外增加量
②此表数据摘自《中国居民膳食营养素参考摄入量》2013版,其中儿童的能量需要量的解释是:6岁以下儿童没有体力活动水平(PAL)分级,6岁以上儿童体力活动水平分轻、中、重三级,中国1~17岁青少年不同体力活动水平的能量需要量是根据日本的各年龄PAL及Henry的人体每日的基础能耗(BEE)计算公式,采用因素加算法推算而来的

附录五 中国居民膳食宏量营养素的可接受范围（U-AMDR）

年龄（岁）/生理阶段	总碳水化合物（E%）	糖*（E%）	总脂肪（E%）	饱和脂肪酸（E%）	n-6多不饱和脂肪酸（E%）	n-3多不饱和脂肪酸（E%）	EPA+DHA（g/d）
0~	60（AI）	-	48（AI）	-	-	-	-
0.5~	85（AI）	-	40（AI）	-	-	-	-
1~	50~65	-	35（AI）	-	-	-	-
4~	50~65	≤10	20~30	<8	-	-	-
7~	50~65	≤10	20~30	<8	-	-	-
11~	50~65	≤10	20~30	<8	-	-	-
14~	50~65	≤10	20~30	<8	-	-	-
18~	50~65	≤10	20~30	<8	2.5~9	0.5~2.0	0.25~2.0
50~	50~65	≤10	20~30	<10	2.5~9	0.5~2.0	0.25~2.1
65~	50~65	≤10	20~30	<10	2.5~9	0.5~2.0	-
80~	50~65	≤10	20~30	<10	2.5~9	0.5~2.0	-
孕妇（早）	50~65	≤10	20~30	<10	2.5~9	0.5~2.0	-
孕妇（中）	50~65	≤10	20~30	<10	2.5~9	0.5~2.0	-
孕妇（晚）	50~65	≤10	20~30	<10	2.5~9	0.5~2.0	-
乳母	50~65	≤10	20~30	<10	2.5~9	0.5~2.0	-

注：①*外加的糖；②E%为占能量的百分比；③未制定参考值者用"-"表示

附录六　常用食物营养成分表

一、谷类及其制品营养成分表

食物名称	食部(g)	能量(kJ)	能量(kcal)	水分(g)	蛋白质(g)	脂肪(g)	膳食纤维(g)	碳水化物(g)	灰分(g)	胡萝卜素(μg)	视黄醇当量(μg)	硫胺素(mg)	核黄素(mg)	烟酸(mg)	维生素E(mg)	钾(mg)	钠(mg)	钙(mg)	镁(mg)	铁(mg)	锌(mg)	铜(mg)	磷(mg)	硒(μg)
稻米(粳,标一)	100	1435	345	13.7	7.7	0.6	0.6	77.4	0.6	–	–	0.16	0.08	1.3	1.01	97	2.4	11	34	1.1	1.45	0.19	121	2.50
稻米(早籼,标一)	100	1474	352	12.3	8.8	1.0	0.4	77.2	0.7	–	–	0.16	0.05	2.0	–	124	1.9	10	57	1.2	1.59	0.23	141	2.05
稻米(晚籼,标一)	100	1448	346	13.5	7.9	0.7	0.5	77.3	0.6	–	–	0.17	0.05	1.7	0.22	112	1.5	9	53	1.2	1.52	0.16	140	2.83
糯米(粳)	100	1440	344	13.8	7.9	0.8	0.7	76.7	0.8	–	–	0.20	0.05	1.7	0.08	125	2.8	21	42	1.9	1.77	0.24	94	3.30
小麦[龙麦]	100	1416	339	–	11.9	–	10.8	75.2	1.6	20	3	0.40	0.10	4.0	1.82	289	6.8	34	4	5.1	2.33	0.43	325	4.05
小麦粉(标准粉)	100	1458	349	12.7	11.2	1.5	2.1	73.6	1.0	–	–	0.28	0.08	2.0	1.80	190	3.1	31	50	3.5	1.64	0.42	188	5.36
挂面(标准粉)	100	1454	348	12.4	10.1	0.7	1.6	76.0	0.8	–	–	0.19	0.04	2.5	1.11	157	15.0	14	51	3.5	1.22	0.44	153	9.90
高粱米	100	1505	360	10.3	10.4	3.1	4.3	74.7	1.5	–	–	0.29	0.10	1.6	1.88	281	6.3	22	129	6.3	1.64	0.53	329	2.83
荞麦	100	1410	337	13.0	9.3	2.3	6.5	73	2.4	20	3	0.28	0.16	2.2	4.40	401	4.7	47	258	6.2	3.62	0.56	297	2.45
大麦	100	1367	327	13.1	10.2	1.4	9.9	73.3	2.0	–	–	0.43	0.14	3.9	1.23	49	–	66	158	6.4	4.36	0.63	381	9.80
小米	100	1511	361	11.6	9.0	3.1	1.6	75.1	1.2	100	17	0.33	0.10	1.5	3.63	284	4.3	41	107	5.1	1.87	0.54	299	4.74
玉米(黄)	100	1457	348	13.2	8.7	3.8	6.4	73.0	1.3	100	17	0.21	0.13	2.5	3.89	300	3.3	14	96	2.4	1.70	0.25	218	3.52
玉米面(黄)	100	1472	352	12.1	8.1	3.3	5.6	75.2	1.3	40	7	0.26	0.09	2.3	3.80	249	2.3	22	84	3.2	1.42	0.35	196	2.49
燕麦片	100	1536	367	9.2	15.0	6.7	5.3	61.6	2.2	–	–	0.30	0.13	1.2	3.07	214	3.7	186	177	7.0	2.59	0.45	291	4.31
油条	100	1624	388	21.8	6.9	17.6	0.9	51.0	2.7	–	–	0.01	0.07	0.7	3.19	227	585.2	6	19	1.0	0.75	0.19	77	8.60
油面筋	100	2061	493	7.1	26.9	25.1	1.3	40.4	0.5	–	–	0.03	0.05	2.2	7.18	45	29.5	29	40	2.5	2.29	0.50	98	22.80
方便面	100	1975	472	3.6	9.5	21.1	0.7	60.9	4.2	–	–	0.12	0.06	0.9	2.28	134	1144.0	25	38	4.1	1.06	0.29	80	10.49

二、干豆类及其制品营养成分表

食物名称	食部(g)	能量(kJ)	能量(kcal)	水分(g)	蛋白质(g)	脂肪(g)	膳食纤维(g)	碳水化合物(g)	灰分(g)	胡萝卜素(μg)	视黄醇当量(μg)	硫胺素(mg)	核黄素(mg)	烟酸(mg)	维生素E(mg)	钾(mg)	钠(mg)	钙(mg)	镁(mg)	铁(mg)	锌(mg)	铜(mg)	磷(mg)	硒(μg)
黄豆(大豆)	100	1631	390	10.2	35.0	16.0	15.5	34.2	4.6	220	37	0.41	0.20	2.1	18.90	1503	2.2	191	199	8.2	3.34	1.35	465	6.16
黑豆(黑大豆)	100	1678	401	9.9	36.0	15.9	10.2	33.6	4.6	30	5	0.20	0.33	2.0	17.36	1377	3.0	224	243	7.0	4.18	1.56	500	6.79
豇豆	100	1407	336	10.9	19.3	1.2	7.1	65.6	3.0	60	10	0.16	0.08	1.9	8.61	737	6.8	40	36	7.1	3.04	2.10	344	5.74
绿豆	100	1376	329	12.3	21.6	0.8	6.4	62.0	3.3	130	22	0.25	0.11	2.0	10.95	787	3.2	81	125	6.5	2.18	1.08	337	4.28
扁豆	100	1420	339	9.9	25.3	0.4	6.5	61.9	2.5	30	5	0.26	0.45	2.6	1.86	439	2.3	137	92	19.2	1.90	1.27	218	32.00
蚕豆(去皮)	100	1450	347	11.3	25.4	1.6	2.5	8.9	2.8	300	50	0.20	0.20	2.5	6.68	801	2.2	54	94	2.5	3.32	1.17	181	4.83
豌豆	96	1359	334	10.4	20.3	1.1	10.4	65.8	2.4	250	42	0.49	-	-	8.47	823	9.7	97	118	4.9	2.35	0.47	259	1.69
豆浆	100	66	16	96.4	1.8	0.7	1.1	1.1	0.2	90	15	0.02	0.02	0.1	0.80	30	3.0	10	9	0.5	0.24	0.07	30	0.14
豆腐	100	342	82	82.8	8.1	3.7	0.4	4.2	1.2	-	-	0.04	0.03	0.2	2.71	125	7.2	164	27	1.9	1.11	0.27	119	2.30
油豆腐	100	1024	245	58.8	17.0	17.6	0.6	4.9	1.7	30	5	0.05	0.04	0.3	24.70	158	32.5	147	72	5.2	2.03	0.30	238	0.63
豆腐干	100	592	142	65.2	16.2	3.6	0.8	1.5	3.5	-	-	0.03	0.07	0.3	-	140	76.5	308	102	4.9	1.76	0.77	273	0.02
千张	100	1096	262	52.0	24.5	16.0	1.0	5.5	2.0	30	5	0.04	0.05	0.2	23.38	94	20.6	313	80	6.4	2.52	0.46	309	1.75
素鸡	100	810	194	64.3	16.5	12.5	0.9	4.2	2.5	60	10	0.02	0.03	0.4	17.80	42	373.8	319	61	5.3	1.74	0.27	180	6.73
腐竹	100	1928	461	7.9	44.6	21.7	1.0	22.3	3.5	-	-	0.13	0.07	0.8	27.84	553	26.5	77	71	16.5	3.69	1.31	284	6.65

三、鲜豆类营养成分表

食物名称	食部(g)	能量(kJ)	能量(kcal)	水分(g)	蛋白质(g)	脂肪(g)	膳食纤维(g)	碳水化合物(g)	灰分(g)	胡萝卜素(μg)	视黄醇当量(μg)	硫胺素(mg)	核黄素(mg)	烟酸(mg)	抗坏血酸(mg)	维生素E(mg)	钾(mg)	钠(mg)	钙(mg)	镁(mg)	铁(mg)	锌(mg)	铜(mg)	磷(mg)	硒(μg)
毛豆(青豆)	53	550	131	69.6	13.1	5.0	4.0	10.5	1.8	130	22	0.15	0.07	1.4	27	2.44	478	3.9	135	70	3.5	1.73	0.54	188	2.48
扁豆(鲜)	91	172	41	88.3	2.7	0.2	2.1	8.2	0.6	150	25	0.04	0.07	0.9	13	0.24	178	3.8	38	34	1.9	0.72	0.12	54	0.94

食物名称	食部(g)	能量(kJ)	能量(kcal)	水分(g)	蛋白质(g)	脂肪(g)	膳食纤维(g)	碳水化物(g)	灰分(g)	胡萝卜素(μg)	视黄醇当量(μg)	硫胺素(mg)	核黄素(mg)	烟酸(mg)	抗坏血酸(mg)	维生素E(mg)	钾(mg)	钠(mg)	钙(mg)	镁(mg)	铁(mg)	锌(mg)	铜(mg)	磷(mg)	硒(μg)
蚕豆(鲜)	31	463	111	70.2	8.8	0.4	3.1	19.5	1.1	310	52	0.37	0.10	1.5	16	0.83	391	4.0	16	46	3.5	1.37	0.39	200	2.02
刀豆(鲜)	92	165	40	89.0	3.1	0.3	1.8	7.0	0.6	220	37	0.05	0.07	1.0	15	0.40	209	8.5	49	29	4.6	0.84	0.09	57	0.88
豇豆(鲜)	97	139	33	90.3	2.9	0.3	2.3	5.9	0.6	250	42	0.07	0.09	1.4	19	4.39	112	2.2	27	31	0.5	0.54	0.14	63	0.74
绿豆芽	100	81	19	94.6	2.1	0.1	0.8	2.1	0.3	20	3	0.05	0.06	0.5	6	0.19	68	4.4	9	18	0.6	0.35	0.10	37	0.50
豌豆(鲜)	42	465	111	70.2	7.4	0.3	3.0	21.2	0.9	220	37	0.43	0.09	2.3	14	1.21	332	1.2	21	43	1.7	1.29	0.22	127	1.74

四、嫩茎、叶、苔花类营养成分表

食物名称	食部(g)	能量(kJ)	能量(kcal)	水分(g)	蛋白质(g)	脂肪(g)	膳食纤维(g)	碳水化物(g)	灰分(g)	胡萝卜素(μg)	视黄醇当量(μg)	硫胺素(mg)	核黄素(mg)	烟酸(mg)	抗坏血酸(mg)	维生素E(mg)	钾(mg)	钠(mg)	钙(mg)	镁(mg)	铁(mg)	锌(mg)	铜(mg)	磷(mg)	硒(μg)
菜花(花椰菜)	82	110	26	92.4	2.1	0.2	1.2	4.6	0.7	30	5	0.03	0.08	0.6	61	0.43	200	31.6	23	18	1.1	0.38	0.05	47	0.73
小白菜(青菜,白菜)	81	72	17	94.5	1.5	0.3	1.1	2.7	1.0	1680	280	0.02	0.09	0.7	28	0.70	178	73.5	90	18	1.9	0.51	0.08	36	1.17
大白菜	83	70	17	95.1	1.4	0.1	0.9	3.0	0.4	80	13	0.03	0.04	0.4	28	0.36	90	48.4	35	9	0.6	0.61	0.04	28	0.39
油菜	87	103	25	92.9	1.8	0.5	1.1	3.8	1.0	620	103	0.04	0.11	0.7	36	0.88	210	55.8	108	22	1.2	0.33	0.06	39	0.79
芹菜(白茎)	66	71	17	94.2	0.8	0.1	1.4	3.9	1.0	60	10	0.01	0.08	0.4	12	2.21	154	73.8	48	10	0.8	0.46	0.09	50	–
韭菜	90	120	29	91.8	2.4	0.4	1.4	4.6	0.8	1410	235	0.02	0.09	0.8	24	0.96	247	8.1	42	25	1.6	0.43	0.08	38	1.38
芦笋	90	93	22	93.0	1.4	0.1	1.9	4.9	0.6	100	17	0.04	0.05	0.7	45	–	213	3.1	10	10	1.4	0.41	0.07	42	0.21
莴苣笋	62	62	15	95.5	1.0	0.1	0.6	2.8	0.6	150	25	0.02	0.02	0.5	4	0.19	212	36.5	23	19	0.9	0.33	0.07	48	0.54
大蒜(蒜头)	85	536	128	66.6	4.5	0.2	1.1	27.6	1.1	30	5	0.04	0.06	0.6	7	1.07	302	19.6	39	21	1.2	0.88	0.22	117	3.09
茭白	74	110	26	92.2	1.2	0.2	1.9	5.9	0.5	30	5	0.02	0.03	0.5	5	0.99	209	5.8	4	8	0.4	0.33	0.06	36	0.45

五、根茎类食物营养成分表

食物名称	食部(g)	能量(kJ)	能量(kcal)	水分(g)	蛋白质(g)	脂肪(g)	膳食纤维(g)	碳水化物(g)	灰分(g)	胡萝卜素(μg)	视黄醇当量(μg)	硫胺素(mg)	核黄素(mg)	烟酸(mg)	抗坏血酸(mg)	维生素E(mg)	钾(mg)	钠(mg)	钙(mg)	镁(mg)	铁(mg)	锌(mg)	铜(mg)	磷(mg)	硒(μg)
芋艿[地栗]	78	256	61	83.6	1.2	0.2	1.1	14.2	0.8	20	3	0.02	0.02	0.7	7	0.65	306	15.7	4	12	0.6	0.34	0.07	44	0.70
甘薯(白心)	86	444	106	72.6	1.4	0.2	1.0	25.2	0.6	220	37	0.07	0.04	0.6	24	0.43	174	58.2	24	17	0.8	0.22	0.16	46	0.63
胡萝卜(红)	96	162	39	89.2	1.0	0.2	1.1	8.8	0.8	4130	688	0.04	0.03	0.6	13	0.41	190	71.4	32	14	1.0	0.23	0.08	27	0.63
姜	95	194	46	87.0	1.3	0.6	2.7	10.3	0.8	170	28	0.02	0.03	0.8	4	–	295	14.9	27	44	1.4	0.34	0.14	25	0.56
萝卜	95	94	23	93.4	0.9	0.1	1.0	5.0	0.6	20	3	0.02	0.03	0.3	21	0.92	173	61.8	36	16	0.5	0.30	0.04	26	0.61
马铃薯	94	323	77	79.8	2.0	0.2	0.7	17.2	0.8	30	5	0.08	0.04	1.1	27	0.34	342	2.7	8	23	0.8	0.37	0.12	40	0.78
藕	88	304	73	80.5	1.9	0.2	1.2	1.0	20	3	–	0.09	0.03	0.3	44	0.73	243	44.2	39	19	1.4	0.23	0.11	58	0.39
春笋	66	106	25	91.4	2.4	0.1	2.8	5.1	1.0	30	5	0.05	0.04	0.4	5	–	300	6.0	8	8	2.4	0.43	0.15	36	0.66

六、瓜类、茄营养成分表类

食物名称	食部(g)	能量(kJ)	能量(kcal)	水分(g)	蛋白质(g)	脂肪(g)	膳食纤维(g)	碳水化物(g)	灰分(g)	胡萝卜素(μg)	视黄醇当量(μg)	硫胺素(mg)	核黄素(mg)	烟酸(mg)	抗坏血酸(mg)	维生素E(mg)	钾(mg)	钠(mg)	钙(mg)	镁(mg)	铁(mg)	锌(mg)	铜(mg)	磷(mg)	硒(μg)
冬瓜	80	52	12	96.6	0.4	0.2	0.7	2.6	0.2	80	13	0.01	0.01	0.3	18	0.08	78	1.8	19	8	0.2	0.07	0.07	12	0.22
黄瓜(胡瓜)	92	65	16	95.8	0.8	0.2	0.5	2.9	0.3	90	15	0.02	0.03	0.2	19	0.49	102	4.9	24	15	0.5	0.18	0.05	24	0.38
葫芦	87	67	16	95.3	0.7	0.1	0.8	3.5	0.4	40	7	0.02	0.01	1.4	11	–	87	0.6	16	7	0.4	0.14	0.04	15	0.49
丝瓜	83	90	21	94.3	1.0	0.2	0.6	4.2	0.3	90	15	0.02	0.04	0.4	5	0.22	115	2.6	14	11	0.4	0.21	0.06	29	0.86
西瓜	59	142	34	91.2	0.5	微	0.2	7.9	0.2	80	13	0.02	0.04	0.4	7	0.03	79	4.2	10	11	0.5	0.10	0.02	13	0.08
番茄(西红柿)	97	85	20	94.4	0.9	0.2	0.5	4.0	0.5	550	92	0.03	0.03	0.6	19	0.57	163	5.0	10	9	0.4	0.13	0.06	2	0.15
辣椒(尖、青)	84	114	27	91.9	1.4	0.3	2.1	5.8	0.6	340	57	0.03	0.04	0.5	62	0.88	209	2.2	15	15	0.7	0.22	0.11	3	0.62
茄子	93	97	23	93.4	1.1	0.2	1.3	4.9	0.4	50	8	0.02	0.04	0.6	5	1.13	142	5.4	24	13	0.5	0.23	0.10	2	0.48

七、菌藻类、酱菜类营养成分表

食物名称	食部 (g)	能量 (kJ)	能量 (kcal)	水分 (g)	蛋白质 (g)	脂肪 (g)	膳食纤维 (g)	碳水化物 (g)	灰分 (g)	胡萝卜素 (μg)	视黄醇当量 (μg)	硫胺素 (mg)	核黄素 (mg)	烟酸 (mg)	抗坏血酸 (mg)	维生素E (mg)	钾 (mg)	钠 (mg)	钙 (mg)	镁 (mg)	铁 (mg)	锌 (mg)	铜 (mg)	磷 (mg)	硒 (μg)
金针菇	100	133	32	90.2	2.4	0.4	2.7	6.0	1.0	30	5	0.15	0.19	4.1	2	1.14	195	4.3	–	17	1.4	0.39	0.14	97	0.28
香菇(干)	95	1148	274	12.3	20.0	1.2	31.6	61.7	4.8	20	3	0.19	1.26	20.5	5	0.66	464	11.2	83	147	10.5	8.57	1.03	258	6.42
银耳(白木耳)	96	1092	261	14.6	10.0	1.4	30.4	67.3	6.7	50	8	0.05	0.25	5.3	–	1.26	1588	82.1	36	54	4.1	3.03	0.08	369	2.95
海带(干)	98	374	90	70.5	1.8	0.1	6.1	23.4	4.2	240	40	0.01	0.10	0.8	–	0.85	761	327.4	348	129	4.7	0.65	0.14	52	5.84
紫菜	100	1046	250	12.7	26.7	1.1	21.6	44.1	15.4	1370	228	0.27	1.02	7.3	2	1.82	1796	710.5	264	105	54.9	2.47	1.68	350	7.22
萝卜干	100	279	67	67.7	3.3	0.2	3.4	14.6	14.2	–	–	0.04	0.09	0.9	17	–	508	4203.0	53	44	3.4	1.27	0.25	65	–
乳黄瓜[嫩黄瓜]	100	149	36	81.3	1.7	0.3	1.8	7.4	9.3	–	–	0.03	0.03	0.3	7	0.21	220	3087.1	44	33	3.1	0.55	0.29	21	1.57
榨菜	100	139	33	75.0	2.2	0.3	2.1	6.5	16.0	490	82	0.03	0.06	0.5	2	–	363	4252.6	155	54	3.9	0.63	0.14	41	1.93
大头菜(酱)	100	172	41	74.8	2.4	0.3	2.4	8.4	14.1	–	–	0.03	0.08	0.8	5	0.16	286	4623.7	77	57	6.7	0.78	0.14	41	1.40

八、鲜果类营养成分表

食物名称	食部 (g)	能量 (kJ)	能量 (kcal)	水分 (g)	蛋白质 (g)	脂肪 (g)	膳食纤维 (g)	碳水化物 (g)	灰分 (g)	胡萝卜素 (μg)	视黄醇当量 (μg)	硫胺素 (mg)	核黄素 (mg)	烟酸 (mg)	抗坏血酸 (mg)	维生素E (mg)	钾 (mg)	钠 (mg)	钙 (mg)	镁 (mg)	铁 (mg)	锌 (mg)	铜 (mg)	磷 (mg)	硒 (μg)
苹果	76	227	54	85.9	0.2	0.2	1.2	13.5	0.2	20	3	0.06	0.02	0.2	4	2.12	119	1.6	4	4	0.6	0.19	0.06	12	0.12
葡萄	86	185	44	88.7	0.5	0.2	0.4	10.3	0.3	50	8	0.04	0.02	0.2	25	0.70	104	1.3	5	8	0.4	0.18	0.09	13	0.20
香蕉	59	389	93	75.8	1.4	0.2	1.2	22.0	0.6	60	10	0.02	0.04	0.7	8	0.24	212	256	7	43	0.4	0.18	0.14	28	0.87
草莓	97	134	32	91.3	1.0	0.2	1.1	7.1	0.4	30	5	0.02	0.03	0.3	47	0.71	131	4.2	18	12	1.8	0.14	0.04	27	0.70
柑	77	215	51	86.9	0.7	0.2	0.4	11.9	0.3	890	148	0.08	0.04	0.4	28	0.92	154	1.4	35	11	0.2	0.08	0.04	18	0.30
桂圆(鲜)	50	298	71	81.4	1.2	0.1	0.4	16.6	0.7	20	3	0.01	0.14	1.3	43	–	248	3.9	6	10	0.2	0.40	0.10	30	0.83

续表

食物名称	食部(g)	能量(kJ)	能量(kcal)	水分(g)	蛋白质(g)	脂肪(g)	膳食纤维(g)	碳水化物(g)	灰分(g)	胡萝卜素(μg)	视黄醇当量(μg)	硫胺素(mg)	核黄素(mg)	烟酸(mg)	抗坏血酸(mg)	维生素E(mg)	钾(mg)	钠(mg)	钙(mg)	镁(mg)	铁(mg)	锌(mg)	铜(mg)	磷(mg)	硒(μg)
红果	100	1051	251	11.1	4.3	2.2	49.7	78.4	4.0	60	10	0.02	0.18	0.7	2	0.47	440	9.9	144	–	0.4	0.61	0.41	440	2.70
橘(蜜橘)	76	189	45	88.2	0.8	0.4	1.4	10.3	0.3	1660	277	0.05	0.04	0.2	19	0.45	177	1.3	19	16	0.2	0.1	0.07	18	0.45
梨(鸭梨)	82	187	45	88.3	0.2	0.2	1.1	11.1	0.2	10	2	0.03	0.03	0.2	4	0.31	77	1.5	4	5	0.9	0.10	0.19	14	0.28
枇杷	62	170	41	89.3	0.8	0.2	0.8	9.3	0.4	700	117	0.01	0.03	0.3	8	0.24	122	4.0	17	10	1.1	0.19	0.06	8	0.72
菠萝	68	182	44	88.4	0.5	0.1	1.3	10.8	0.2	200	33	0.04	0.02	0.2	18	–	113	0.8	12	8	0.6	0.14	0.07	9	0.14
鲜枣	87	524	125	67.4	0.3	1.1	1.9	30.5	0.7	240	40	0.06	0.09	0.9	243	0.78	375	1.2	22	25	1.2	1.52	0.06	23	0.80
柿	87	308	74	80.6	0.4	0.1	1.4	18.5	0.4	120	20	0.02	0.02	0.3	30	1.12	159	0.8	9	19	0.2	0.08	0.06	23	0.24
桃	86	212	51	86.4	0.9	0.1	1.3	12.2	0.4	20	3	0.01	0.03	0.7	117	1.54	166	5.7	6	7	0.8	0.34	0.05	20	0.24
杏	91	160	38	89.4	0.9	0.1	1.3	9.1	0.5	450	75	0.02	0.03	0.6	4	–	226	2.3	14	11	0.6	0.2	0.11	1	0.2

九、坚果类营养成分表

食物名称	食部(g)	能量(kJ)	能量(kcal)	水分(g)	蛋白质(g)	脂肪(g)	膳食纤维(g)	碳水化物(g)	灰分(g)	胡萝卜素(μg)	视黄醇当量(μg)	硫胺素(mg)	核黄素(mg)	烟酸(mg)	抗坏血酸(mg)	维生素E(mg)	钾(mg)	钠(mg)	钙(mg)	镁(mg)	铁(mg)	锌(mg)	铜(mg)	磷(mg)	硒(μg)
核桃(干)	43	2704	646	5.2	14.9	58.8	9.5	19.1	2.0	30	5	0.15	0.14	0.9	1	43.21	385	6.4	56	131	2.7	2.17	1.17	294	4.62
花生仁(生)	100	2400	574	6.9	24.8	44.3	5.5	21.7	2.3	30	5	0.72	0.13	17.9	2	18.09	587	3.6	39	178	2.1	2.50	0.95	324	3.94
莲子(干)	100	1463	350	9.5	17.2	2.0	3.0	67.2	4.1	–	–	0.16	0.08	4.2	5	2.71	846	5.1	97	242	3.6	2.78	1.33	550	3.36
山核桃(干)	24	2576	616	2.2	18.0	50.4	7.4	26.2	3.2	30	5	0.16	0.09	0.5	–	65.55	237	250.7	57	306	6.8	6.42	2.14	521	0.87
西瓜子(炒)	43	2434	582	4.3	32.7	44.8	4.5	14.2	4.0	–	–	0.04	0.08	3.4	–	1.23	612	187.7	28	448	8.2	6.76	1.82	765	23.44

十、畜、禽肉类及制品营养成分表

食物名称	食部 (g)	能量 (kJ)	能量 (kcal)	水分 (g)	蛋白质 (g)	脂肪 (g)	碳水化物 (g)	灰分 (g)	维生素A (μg)	视黄醇当量 (μg)	硫胺素 (mg)	核黄素 (mg)	烟酸 (mg)	抗坏血酸 (mg)	维生素E (mg)	钾 (mg)	钠 (mg)	钙 (mg)	镁 (mg)	铁 (mg)	锌 (mg)	铜 (mg)	磷 (mg)	硒 (μg)
猪肉(瘦)	100	598	143	71.0	20.3	6.2	1.5	1.0	44	44	0.54	0.1	5.3	—	0.34	305	57.5	6	25	3.0	2.99	0.11	189	9.5
羊肉(瘦)	90	494	118	74.2	20.5	3.9	0.2	1.2	11	11	0.15	0.16	5.2	—	0.31	403	69.4	9	22	3.9	6.06	0.12	196	7.18
狗肉	80	485	116	76.0	16.8	4.6	1.8	0.8	12	12	0.34	0.20	3.5	—	1.40	140	47.4	52	14	2.9	3.18	0.14	107	14.75
牛肉(瘦)	100	444	106	75.2	20.2	2.3	1.2	1.1	6	6	0.07	0.13	6.3	—	0.35	284	53.6	9	21	2.8	3.71	0.16	172	10.55
酱牛肉	100	1029	246	50.7	31.4	11.9	3.2	2.8	11	11	0.05	0.22	4.4	—	1.25	148	869.2	20	27	4.0	7.12	0.14	178	4.35
鸡	66	699	167	69.0	19.3	9.4	1.3	1.0	48	48	0.05	0.09	5.6	—	0.67	251	63.3	9	19	1.4	1.09	0.07	156	11.75
鹅	63	1050	251	61.4	17.9	19.9	0	0.8	42	42	0.07	0.23	4.9	—	0.22	232	58.8	4	18	3.8	1.36	0.43	144	17.68
鸽	42	841	201	66.6	16.5	14.2	1.7	1.0	53	53	0.06	0.20	6.9	—	0.99	334	63.6	30	27	3.8	0.82	0.24	136	11.08
鸭	68	1004	240	63.9	15.5	19.7	0.2	0.7	52	52	0.08	0.22	4.2	—	0.27	191	69.0	6	14	2.2	1.33	0.21	122	12.25
北京烤鸭	80	1824	436	38.2	16.6	38.4	6.0	0.8	36	36	0.04	0.32	4.5	—	0.97	83.0	35	13	2.4	–	0.12	0.12	175	10.32

十一、鱼、虾类营养成分表

食物名称	食部 (g)	能量 (kJ)	能量 (kcal)	水分 (g)	蛋白质 (g)	脂肪 (g)	碳水化物 (g)	灰分 (g)	维生素A (μg)	视黄醇当量 (μg)	硫胺素 (mg)	核黄素 (mg)	烟酸 (mg)	抗坏血酸 (mg)	维生素E (mg)	钾 (mg)	钠 (mg)	钙 (mg)	镁 (mg)	铁 (mg)	锌 (mg)	铜 (mg)	磷 (mg)	硒 (μg)
大黄鱼(大黄花鱼)	66	406	97	77.7	17.7	2.5	0.8	1.3	10	10	0.03	0.10	1.9	—	1.13	260	120.3	53	39	0.7	0.58	0.04	174	42.57
小黄鱼	63	414	99	77.9	17.9	3.0	0.1	1.1	—	—	0.04	0.04	2.3	—	1.19	228	103.0	78	28	0.9	0.94	0.04	188	55.20
带鱼	76	531	127	73.3	17.7	4.9	3.1	1.0	29	29	0.02	0.06	2.8	—	0.82	280	150.1	28	43	1.2	0.70	0.08	191	36.57
黄鳝(鳝鱼)	67	372	89	78.0	18.0	1.4	1.2	1.4	50	50	0.06	0.98	3.7	—	1.34	263	70.2	42	18	2.5	1.97	0.05	206	34.56
鲢鱼	61	435	104	77.8	17.8	3.6	—	1.2	20	20	0.03	0.07	2.5	—	1.23	277	57.5	53	23	1.4	1.17	0.06	190	15.68
鲤鱼	54	456	109	76.7	17.6	4.1	0.5	1.1	25	25	0.03	0.09	2.7	—	1.27	334	53.7	50	33	1.0	2.08	0.06	204	15.38

续表

食物名称	食部(g)	能量(kJ)	能量(kcal)	水分(g)	蛋白质(g)	脂肪(g)	碳水化物(g)	灰分(g)	维生素A(μg)	视黄醇当量(μg)	硫胺素(mg)	核黄素(mg)	烟酸(mg)	抗坏血酸(mg)	维生素E(mg)	钾(mg)	钠(mg)	钙(mg)	镁(mg)	铁(mg)	锌(mg)	铜(mg)	磷(mg)	硒(μg)
草鱼	58	473	113	77.3	16.6	5.2	–	1.1	11	11	0.04	0.11	2.8	–	2.03	312	46.0	38	31	0.8	0.87	0.05	203	6.66
泥鳅	60	402	96	76.6	17.9	2.0	1.7	1.8	14	14	0.10	0.33	6.2	–	0.79	282	74.8	299	28	2.9	2.76	0.09	302	35.30
墨鱼	69	347	83	79.2	15.2	0.9	3.4	1.3	–	–	0.02	0.04	1.8	–	1.49	400	165.5	15	39	1.0	1.34	0.69	165	37.52
对虾	61	389	93	76.5	18.6	0.8	2.8	1.3	15	15	0.01	0.07	1.7	–	0.62	215	165.2	62	43	1.5	2.38	0.34	228	33.72
河虾	86	364	87	78.1	16.4	2.4	0	3.9	48	48	0.04	0.03	–	–	5.33	329	133.8	325	60	4.0	2.24	0.64	186	29.65
蟹(河蟹)	42	431	103	75.8	17.5	2.6	2.3	1.8	389	389	0.06	0.28	1.7	–	6.09	181	193.5	126	23	2.9	3.68	2.97	182	56.72
蟹(梭子蟹)	49	397	95	77.5	15.9	3.1	0.9	2.6	121	121	0.03	0.30	1.9	–	4.56	208	481.4	280	65	2.5	5.50	1.25	152	90.96

十二、蛋类及其制品类营养成分表

食物名称	食部(g)	能量(kJ)	能量(kcal)	水分(g)	蛋白质(g)	脂肪(g)	碳水化物(g)	灰分(g)	维生素A(μg)	视黄醇当量(μg)	硫胺素(mg)	核黄素(mg)	烟酸(mg)	抗坏血酸(mg)	维生素E(mg)	钾(mg)	钠(mg)	钙(mg)	镁(mg)	铁(mg)	锌(mg)	铜(mg)	磷(mg)	硒(μg)
鸡蛋	88	653	156	73.8	12.8	11.1	1.3	1.0	194	194	0.13	0.32	0.2	–	2.29	121	125.7	44	11	2.3	1.01	0.07	182	14.98
鸭蛋	87	753	180	70.3	12.6	13.0	3.1	1.0	261	261	0.17	0.35	0.2	–	4.98	135	106.0	62	13	2.9	1.67	0.11	226	15.68
鹅蛋	87	820	196	69.3	11.1	15.6	2.8	1.2	192	192	0.08	0.30	0.4	–	4.50	74	90.6	34	12	4.1	1.43	0.09	130	27.24
鹌鹑蛋	86	669	160	73.0	12.8	11.1	2.1	1.0	337	337	0.11	0.49	0.1	–	3.08	138	106.6	47	11	3.2	1.61	0.09	180	25.48

十三、乳类营养成分表

食物名称	食部(g)	能量(kJ)	能量(kcal)	水分(g)	蛋白质(g)	脂肪(g)	碳水化合物(g)	灰分(g)	维生素A(μg)	视黄醇当量(μg)	硫胺素(mg)	核黄素(mg)	烟酸(mg)	抗坏血酸(mg)	维生素E(mg)	钾(mg)	钠(mg)	钙(mg)	镁(mg)	铁(mg)	锌(mg)	铜(mg)	磷(mg)	硒(μg)
牛乳	100	226	54	89.8	3.0	3.2	3.4	0.6	24	24	0.03	0.14	0.1	1	0.21	109	37.2	104	11	0.3	0.42	0.02	73	1.94
牛乳粉(全脂)	100	2000	478	2.3	20.1	21.2	51.7	4.7	141	141	0.11	0.73	0.9	4	0.48	449	260.1	676	79	1.2	3.14	0.09	469	11.80
酸奶	100	301	72	84.7	2.5	2.7	9.3	0.8	26	26	0.03	0.15	0.2	1	0.12	150	39.8	118	12	0.4	0.53	0.03	85	1.71

十四、糕点及小吃类营养成分表

食物名称	食部(g)	能量(kJ)	能量(kcal)	水分(g)	蛋白质(g)	脂肪(g)	膳食纤维(g)	碳水化合物(g)	灰分(g)	维生素A(μg)	视黄醇当量(μg)	硫胺素(mg)	核黄素(mg)	烟酸(mg)	抗坏血酸(mg)	维生素E(mg)	胡萝卜素(μg)	钾(mg)	钠(mg)	钙(mg)	镁(mg)	铁(mg)	锌(mg)	铜(mg)	磷(mg)	硒(μg)
饼干	100	1820	435	5.7	9.0	12.7	1.1	71.7	0.9	24	37	0.08	0.04	4.7	1	4.57	80	85	204.1	73	50	1.9	0.91	0.23	88	12.47
蛋糕	100	1456	348	18.6	8.6	5.1	0.4	67.1	0.6	54	86	0.09	0.09	0.8	—	2.80	190	77	67.8	39	24	2.5	1.01	1.21	130	14.07
开口笑(麻团)	100	2170	519	5.3	8.4	30.0	3.1	55.3	1.0	—	12	0.05	0.06	5.9	—	27.79	70	143	68.2	39	81	4.4	0.52	0.19	133	11.95
面包	100	1308	313	27.4	8.3	5.1	0.5	58.6	0.6	—	—	0.03	0.06	1.7	—	1.66	—	88	230.4	49	31	2.0	0.75	0.27	107	3.15
月饼(枣泥)	100	1784	427	11.7	7.1	15.7	1.4	64.9	0.6	—	8	0.11	0.05	2.7	—	1.49	50	178	24.3	66	23	2.8	0.81	0.18	62	2.43

十五、糖及制品营养成分表

食物名称	食部(g)	能量(kJ)	能量(kcal)	水分(g)	蛋白质(g)	脂肪(g)	膳食纤维(g)	碳水化合物(g)	灰分(g)	胡萝卜素(μg)	视黄醇当量(μg)	硫胺素(mg)	核黄素(mg)	烟酸(mg)	抗坏血酸(mg)	维生素E(mg)	钾(mg)	钠(mg)	钙(mg)	镁(mg)	铁(mg)	锌(mg)	铜(mg)	磷(mg)	硒(μg)
红糖	100	1628	389	1.9	0.7	—	—	96.6	0.8	—	—	0.01	—	0.3	—	—	240	18.3	157	54	2.2	0.35	0.15	11	4.20
白糖(绵白糖)	100	1657	396	0.9	0.1	—	—	98.9	0.1	—	—	微	—	0.2	—	—	2	2.0	6	2	0.2	0.07	0.02	3	0.38
冰糖	100	1662	397	0.6	—	—	—	99.3	0.1	—	—	0.03	0.03	—	—	—	1	2.7	23	2	1.4	0.21	0.03	—	—
巧克力	100	2463	589	1.0	4.3	40.1	1.5	53.4	1.2	—	—	0.06	0.08	1.4	3	1.62	254	111.8	111	56	1.7	1.02	0.23	114	1.20

十六、淀粉类及制品营养成分表

食物名称	食部 (g)	能量 (kJ)	能量 (kcal)	水分 (g)	蛋白质 (g)	脂肪 (g)	膳食纤维 (g)	碳水化合物 (g)	灰分 (g)	硫胺素 (mg)	核黄素 (mg)	烟酸 (mg)	钾 (mg)	钠 (mg)	钙 (mg)	镁 (mg)	铁 (mg)	锌 (mg)	铜 (mg)	磷 (mg)	硒 (μg)
粉丝	100	1402	355	15.0	0.8	0.2	1.1	82.6	0.3	0.03	0.02	0.4	18	9.3	31	11	6.4	0.27	0.05	16	3.39
凉粉	100	159	38	90.5	0.2	0.3	0.6	8.9	0.1	0.02	0.01	0.2	5	2.8	9	3	1.3	0.24	0.06	1	0.73
藕粉	100	1556	372	6.4	0.2	—	0.1	92.9	0.4	—	0.01	0.4	35	10.8	8	2	17.9	0.15	0.22	9	2.10

十七、油脂类营养成分表

食物名称	食部 (g)	能量 (kJ)	能量 (kcal)	水分 (g)	蛋白质 (g)	脂肪 (g)	碳水化合物 (g)	灰分 (g)	维生素 A (μg)	视黄醇当量 (μg)	硫胺素 (mg)	核黄素 (mg)	烟酸 (mg)	维生素 E (mg)	钾 (mg)	钠 (mg)	钙 (mg)	镁 (mg)	铁 (mg)	锌 (mg)	铜 (mg)	磷 (mg)	硒 (μg)
花生油	100	3761	899	0.1	—	99.9	0	0.1	—	—	—	—	微	42.06	1	3.5	12	2	2.9	0.48	0.15	15	—
玉米油	100	3745	895	0.2	—	99.2	0.5	0.1	—	—	—	—	—	50.94	2	1.4	1	3	1.4	0.26	0.23	18	—
茶油	100	3761	899	0.1	—	99.9	—	—	—	—	—	—	—	27.90	2	0.7	5	2	1.1	0.34	0.03	8	—

表内数据摘自：中国疾病预防控制中心营养与食品安全所．中国食物成分表．2版．北京：北京大学医学出版社，2009

中英文名词对照索引

参 考 文 献

［1］季兰芳．营养与膳食．第 3 版．北京：人民卫生出版社,2014.
［2］中国营养学会．中国居民膳食指南(2016).北京：人民卫生出版社,2016.
［3］中国营养学会．中国居民膳食营养素参考摄入量(2013 版).北京：科学出版社,2014.
［4］孙长颢．营养与食品卫生学．北京：人民卫生出版社,2017.
［5］蔡美琴．特殊人群营养学．北京：科学出版社,2018.
［6］袁继红,李海燕,刘英华．膳食营养与治疗护理手册．北京：科学出版社,2017.
［7］季兰芳,陈灵娟．膳食营养与食品安全．北京：化学工业出版社,2016.
［8］林杰,闫瑞霞．营养与膳食．北京：人民卫生出版社,2016.
［9］杨柳清,贺生．营养与膳食．北京：人民卫生出版社,2016.
［10］中国营养学会．中国学龄儿童膳食指南(2016).北京：人民卫生出版社,2016.
［11］中国科学技术协会．营养学学科发展报告(2014—2015).北京：中国科学技术出版社,2016.
［12］于康．临床营养治疗学．第 2 版．北京：中国协和医科大学出版社,2010.
［13］孙建琴．营养与膳食．上海：复旦大学出版社,2015.
［14］任顺成．食品营养与卫生．北京：中国轻工业出版社,2011.
［15］吕晓华．合理饮食与健康．四川：四川教育出版社,2015.
［16］贺生,刘俊须．营养与膳食．北京：科学出版社,2014.
［17］蔡东联,糜漫天．营养师必读．第 3 版．北京：人民军医出版社,2014.
［18］葛均波,徐永健．内科学．第 8 版．北京：人民卫生出版社,2013.
［19］中国成人血脂异常防治指南修订联合委员会．中国成人血脂异常防治指南(2016 年修订版).中国循环杂志,2016,31
　　 (10):937-953.
［20］中华医学会内分泌学分会肥胖学组．中国超重/肥胖医学营养治疗专家共识(2016 版).
［21］中国疾病预防控制中心营养与食品安全所．中国食物成分表．第 2 版．北京：北京大学医学出版社,2009.
［22］蔡东联．实用营养师手册．北京：人民卫生出版社,2009.